伝記 シグネ ブルンストローム

理学療法の先駆者、臨床の大家
そして誰よりも人々を愛し、愛された女性の物語

Jay Schleichkorn, PhD, 理学療法士　著

古澤 正道・ラトン 桃子　訳

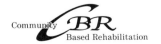

Authorized translation of English edition,
"Signe Brunnstrom: Physical Therapy Pioneer, Master Clinician
and Humanitarian" by Jay Schleichkorn
©1990-1999 by SLACK Inc.
SLACK Inc. 6900 Grove Road, Thorofare, New Jersey, 08086
©First Japanese edition 2018 by CBR-Publishers, Inc., Tokyo

私の妻、マリアンへ

【正誤表】

この度は『伝記シグネブリレンストローム』をご購入いただきまして誠にありがとうございます。本書第1刷（2018年11月10日発行）に以下の誤りがありましたので、ここに訂正し、謹んでお詫び申し上げます。恐れ入りますが、本正誤表をご確認の上、ご利用いただきますようお願い申し上げます。

ページ・行	誤	正
p.121 12行目	彼女は既に結婚しており、結婚後の姓はエルフリード・ワースマン (Elfriede Werthmann) となっていた。彼女とシグネは1932年に（ニューヨークで初めて出会った。当時エルフリードはまだ肢体不自由者病院 (Hospital for Ruptured and Crippled) の理学療法過程の学生であった。	エルフリード［旧姓ワースマン (Werthmann)］とシグネは1932年に（ニューヨークで初めて出会った。当時、彼女はまだ肢体不自由者病院 (Hospital for Ruptured and Crippled) の理学療法課程の学生であった。
p.240 8行目	silent	sound
p.240 11行目	無声	有声
p.241 論文2	The Physiother. Rev., Vol. 21, No. 1, 1940.	The Physiother. Rev., Vol. 20, No. 2, 1940.
p.246 14行目	理学療法士	作業療法士
p.248 25行目	Ingegerd Brunnstrom, 妹, Westerlund, Lund	Ingegerd Brunnstrom Westerlund, 妹, Stockholm

Contents

著者ジェイ・シュライコーンによる謝意 ……………………………… *vii*

理学療法教育専門家のブラウン女史による序言 …………………… *ix*

著者ジェイ・シュライコーンによる序文 ………………………………… *xii*

第 *1* 章　若き日 …………………………………………………………… *1*

第 *2* 章　ニューヨークでの体験 ……………………………………… *10*

第 *3* 章　第二次世界大戦—戦時中の日々 ………………………… *29*

第 *4* 章　フルブライトの指導者—ギリシアでの 6 カ月 ………… *58*

第 *5* 章　著作活動 ……………………………………………………… *89*

第 *6* 章　シグネの辞書に引退という言葉はない ………………… *150*

第 *7* 章　幾多の試練をこえて ……………………………………… *180*

第 *8* 章　晩年のシグネおばさん ……………………………………… *209*

付記 I　　シグネ・ブルンストロームの著書・映画の紹介 …………… *237*

付記 II　　シグネ・ブルンストロームによる執筆論文 ………………… *241*

付記 III　　伝記ブルンストロームの情報収集のために
　　　　　連絡をとった方々 ……………………………………………… *245*

付記 IV　　シグネ・ブルンストローム女史の栄誉ある名を
　　　　　賞の名に残した経緯について ……………………………… *249*

著者ジェイ・シュライコーンの紹介 …………………………………… *250*

訳者の言葉 ………………………………………………………………… *252*

訳者略歴 …………………………………………………………………… *254*

著者ジェイ・シュライコーン
による謝意

　私はこの伝記を完成するため，多くの方々の協力と援助をいただきました
ことに深くお礼を申し上げます．とりわけシグネ・ブルンストローム女史の
姉妹のスウェーデンのルンド（Lund）に住むエルサ・ブルンストローム・
ディール（Elsa Brunnstrom Diehl）さんと，ストックホルムに住むインゲゲ
ルド・ブルンストローム・ウェスタールンド（Ingegerd Brunnstrom West-
erlund）さん，そしてアメリカのコネティカット州ウェストポート（West-
port）に住む姪のエルサ・ディール（Elsa Diehl）さんに感謝いたします．こ
れらのご親族の方々が大切に保管されていた手紙，論文，写真，書類，書籍
がなければ，シグネの伝記は完結しなかったかもしれません．

　また，シグネ・ブルンストローム女史と交流のあった多くのご親友や同僚
の方々，なかでもメアリ・エリーナ・ブラウン（Mary Eleanor Brown），メ
アリ・キャラハン（Mary Callahan），アンソニー・デローザ（Anthony
DeRosa），ルース・ディッキンソン（Ruth Dickinson），サム・ファイテル
バーグ（Sam Feitelberg），メアリ・フリキンガー（Mary Flickinger），ジャッ
ク・ホフコッシュ（Jack Hofkosh），ジェネヴァ・ジョンソン（Geneva John-
son），アルシア・ジョーンズ（Althea Jones），ジーン・ラヴィン（Jeanne
LaVigne），L・ドン・レムカル（L. Don Lehmkuhl），カースティン・ルンド
ブラッド（Kerstin Lundbladh），スチュワート・マクロバーツ（Stuart Mac-
Roberts），エルフリード・プリンス（Elfried Prins），キャサリン・ソーナー
（Kathy Sawner），サラ・シーマンズ（Sarah Semans），ルーシー・ゴア・ス
テッド（Lucy Gore Stead），フランシス・タッパン（Francis Tappen），ロ
バート・テケマイアー（Robert Teckemeyer），G・ゴードン・ウィリアムソ
ン（G. Gordon Williamson）の各氏からも誠意溢れる対応により，情報の迅
速な共有と提供をいただきました．これらの方々を含め，付記Ⅲに掲載しま
した100名以上の方々に，個人としての見解，当時の具体的な情報，逸話等

をお忙しい中ご提供していただきました．このすべての方々のご協力に感謝申し上げます．

ジェイ・シュライコーン（PhD，理学療法士）

理学療法教育専門家の
ブラウン女史による序言

　アンナ・シグネ・ソフィア・ブルンストローム（Anna Signe Sophia Brunnstrom）女史は，理学療法の世界を啓発し活力を与えた，永遠に輝く流れ星のような人物でした．ブルンストローム女史の遺産は，理学療法士のジェイ・シュライコーン博士によって，理学療法の魅力ある包括性の象徴ともいうべきこの女性の心惹かれる伝記の中で語られています．

　女史は，臨床的研究やその研究の応用を通して，ヒューマンムーブメントについての神経生理学的基盤を発展させただけでなく，日常生活や仕事の中で様々な曲折を経ながらも，効果的な治療を見つけ出してはそれを活字にすることで，保健医療分野で働く専門職全体へ大きな影響を及ぼしました．

　この伝記で語られる数々の魅惑的な冒険の舞台は，スウェーデンから様々な国と地域へ移り変わっていきます．情報の聴き取り先を求めて，シュライコーン博士はスウェーデンに足を運ぶこともして，膨大な人数におよぶ同僚や女史のもとで学んだ人々を訪問しています．私も訪問を受けた一人でした．私はシグネ・ブルンストローム女史をつむじ風のように活発さに溢れ，私たちに臨床診療・研究の地平を広げてくれた自由の女神像のような存在であると感じています．

　私の記憶の中に生きるシグネは，患者や同僚，学生，友人の力となり，また彼女自身の専門職者としての発展のために必要なエネルギー，たくましさ，慈愛の心，親切さ，快活さ，勤勉さ，規格外の意欲の高さ，高い知性，真実を追究する科学への情熱にあふれた精力的な女性です．

　スポーツマンのように体を動かすことが好きで，人当たりのよい明るい性格の彼女は，身体を最大限まで活発に動かして人生を送った人でした．考えるときも，読書をするときも，研究をするときも常に全力でした．さらに絵も描き，園芸もし，田舎の自宅の造作さえもこなし，様々な問題を解決し，旅行もし，どんなに複雑な状況であっても果敢に仕事に取り組みました．

私にとってシグネ・ブルンストローム女史は，理学療法分野における最高のものを凝縮したような人物です．彼女は最も道義にかなった行いをする人であり，ブルンストローム流の仕事の仕方は実に創造的でした．業務スケジュールも，効果的な治療方法を見つけるという目的を徹底追求できるように組まれていました．ブルンストローム流の日常生活の送り方や働き方をみると，どんな専門職であれ，それに必要な「自信」を構築する上で規律と誠実さがいかに大切かわかります．彼女流のそうしたやり方は，理学療法実践のための授業の中にたくさん取り入れられています．彼女は「自分を知る」ことの重要性を強調していますが，私は，そうした彼女の姿勢をとても気にいっていました．ほとんどの人が見つけることのできない筋肉を，彼女は自分自身の体で触診して見つけました．私は受身的に講義を受ける生徒や学生というのではなく，積極的に見つけるべきものを見つけにいく「学習者」でした．彼女は数か国語の論文を読むことができ，非常に難解な論文の中から，患者への神経生理学的アプローチを創造するための知識を取り出してきました．そうして構築されたアプローチが功を奏したときの患者，学生，同僚，聴衆の嬉しそうな反応，そして誰よりもシグネ自身がみせる溢れんばかりの笑顔を思い起こすと，私の心の中にも自然に喜びがあふれてきます．

　本書では晩年シグネが愛したアメリカからスウェーデンへの帰国に関わる悲惨な状況について，物語のように記述されています．シュライコーン博士は，集中的に仕事をする期間の中に，これらの悲劇的なエピソードをうまく織り込んでいます．その不遇にもめげず，この活気溢れる女性は内容が凝縮された人生の中で自分自身を輝かせ，きわめて貴重な洞察と手順を私たちに残してくれました．

　この伝記を執筆したシュライコーン氏は，偉大な理学療法士のシグネを知らない人たちのために，彼女の人生とその業績の記録を残してくれました．伝記や他の作品も手がけてきたこの熟練した伝記作家は，さりげない文体，豊富な引用文，シグネの日記に書かれた内容，多くの写真と挿絵を使うことで，この題材の強化を図っています．その仕事の質の高さからは，途方もない勤勉さ，細部までの理解，人に寄り添う心，そして羨望するほどの歴史感

覚が感じられます.

　この伝記は, 理学療法と作業療法, 医学, そしてリハビリテーションの歴史の重要なひとこまです. 本書はまた個人が社会の中で機能する, つまりシグネがそうであったように, 高い意欲をもった人が, 障害を抱えた一部の人, イヌ, ウマ, そして生命をもつ自然のすべてのものに対して自分のもつエネルギーを注ぎ, またそのエネルギーを発揮できる様々な態様を示した社会学的な記録でもあります.

　ジェイ・シュライコーン氏は, 徒手体操の先進国スウェーデン出身の理学療法士が, 一介の若手の「体操指導者」から人間の動作 (human motion) の神秘を探る新たな道を示す臨床医の大家 (master clinician) へと進化していく過程を 1 冊の愉快な本にまとめてくれました.

　感動的な冒険の物語「シグネ・ブルンストロームの冒険」が読者を待っています.

メアリ・エリーナ・ブラウン (Mary Eleanor Brown)

著者ジェイ・シュライコーンによる序文

　スウェーデンは，歴史的に，芸術，科学，工学，外交，そして医学の分野をはじめ，人類への貢献において傑出した人材を輩出してきた国です．非常に高名な人々の中でも，特に，女優のバーグマン（Bergman），スウェーデン王室の祖のベルナドット（Bernadotte），オペラ歌手のビョルリング（Bjoerling），女優のガルボ（Garbo），国連事務総長のハマーショルド（Hammarskjold），ソプラノ歌手のリンド（Lind），18世紀末からの理学療法士で医療体操を発展させたリン（Ling），ソプラノ歌手のニルソン（Nilsson），化学者のノーベル（Nobel），劇作家のストリンドベリ（Strindberg）が有名です．その誰もが，スウェーデンと世界に対して，独自かつ永続的な貢献をしています．

　スウェーデン出身の著名人が書かれたすべての名簿に，シグネ・ブルンストローム女史の名は書き加えられるべきです．彼女は，教育者であり，臨床家であり，研究者であり，執筆家であり，人道主義者でありました．彼女の業績は，主に，理学療法と作業療法，および身体的なリハビリテーション関連の専門職者に共有されてきました．彼女の貢献は，「ブルンストローム　アプローチ」を受けた患者をはじめ，これまでも数えきれないほどの人々に影響と利益を与えてきましたし，今後もそれは変わることはないでしょう．

　彼女が多くの専門スタッフおよびその患者の人生にどのように影響を及ぼしてきたのかは，シグネの90年以上の生涯と経歴を年代順に辿ることによって，最もうまく描写することができます．彼女は晩年，自分のニーズに依存しながらナーシングホームで過ごしました．かつては行動的で，情熱にあふれ，精力的で，障害者のリハビリ方法を他の者に教えながら人生を歩んできたこの女性が，自分自身の全身の機能低下が全身に及んでいるのを経験することになろうとはなんと皮肉なことでありましょう．この最も素晴らしい女性に心動かされた経験のあるすべての専門職者は，彼女のことをかつての彼

女の姿のままに記憶すべきです．シグネ・ブルンストローム女史はリハビリ
テーションの歴史上，特別な存在でした．私たちは，彼女が理学療法とリハ
ビリテーションの歴史の中で果たした重要な役割を忘れてはなりません．そ
の記録をとどめるため，本書は，強力な歴史的研究を経て，また多くの方々
の協力と情報提供を得て執筆されました．

　医療や健康科学の分野に従事する読者の中から，女史を見習って人類の利
益のために療法士という職業と患者に対して，圧倒的なエネルギーを以て責
任，献身，そして奉仕の心をもつ療法士が現れてくることを確信しています．

ジェイ・シュライコーン

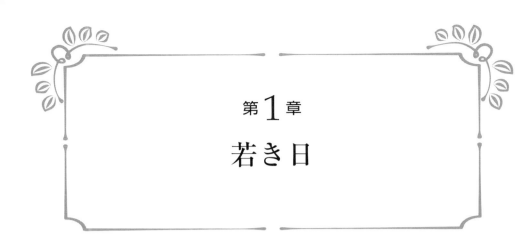

第1章
若き日

　次の文章は，シグネ・ブルンストロームによるものである．「第二次世界大戦よりもかなり前のことです．片麻痺患者の治療を任され，うまくいかず悩んだことはありましたが，私が実際に片麻痺患者の問題に本格的に取り組み始めたのは戦後になってからです．その当時の診療所は，切断や対麻痺といった戦傷者のための態勢はある程度とられていたものの，片麻痺患者はなおざりにされ，どの場所でも使われていたのは"ポリオへのアプローチ"でした」．シグネ・ブルンストロームが発したこの言葉から，その後の片麻痺患者のリハビリテーションに変革をもたらす彼女の情熱あふれる取り組みの基盤が築かれたのである．

　どこで，そしてどのようにして，すべてが始まったのだろうか．聡明でありながらもまだ内気だったこのスウェーデン人の人生に何が大きな影響を与えたのだろうか．国際的な名声を得ながらも孤独を余儀なくされたのは何故なのか．生前のシグネと知り合う幸運に恵まれた人々にとって，彼女は忘れることのできない存在だった．彼女と接する機会のなかった人々にとっても，彼女が専門職に及ぼした影響やその献身的姿勢については聞き及んでいることであろう．

　シグネの人生の記述を始めるのにふさわしい場面は，1880年代中頃にある．ブルンストロームの家族は，スウェーデンにそのルーツをもつ．1860年8月14日，スウェーデンのヘルシンボルグ（Helsingborg）のヴァストラ・

ラムローザ（Vastra Ramlosa）で，ファビアン・ウィルヘルム・ルドルフ・ブルンストローム（Fabian Wilhelm Rudolf Brunnstrom）とクリスティーナ・エリザベス・エングストローム（Christina Elisabeth Engstrom）夫妻に，息子が誕生した．彼は，マグナス・ルドルフ・モーリッツ・エドヴィン・ブルンストローム（Magnus Rudolf Mauritz Edvin Brunnstrom）と名付けられ，エドヴィンと呼ばれた（シグネ・ブルンストロームの父親の誕生である）．後には娘のハンナ（Hanna）と，ほかの2人の息子，ファビアン（Fabian）とレオポルド（Leopold）が誕生した．

　ブルンストローム家はピルシュルト（Pilshult）に農場を所有していたが，エドヴィンは農民にはならなかった．彼はハルムスタッド（Halmstad）の学校に入り，そこでやがて妻となるヘドウィグ・ソフィア・リドマン（Hedwig Sofia Lidman）と知り合った．

　エドヴィンの家族は，代々，軍に入隊する伝統をもっていたため，彼の兄，父，祖父，そして祖父の兄弟に次いで職業軍人となった．1878年には，ノース・スキャニア（North Scania）で歩兵連隊に所属し，1880年には，高級将校への昇進試験に合格し少尉となった．1880年から1899年にかけての軍隊での地位は下級将校だったため，彼の収入は結婚して家族を支えるのに十分な額ではなかった．1890年の大尉昇進で状況は変わった．1894年，長い婚約期間を経て，エドヴィンはヘドウィグと結婚した．その頃には，ヘドウィグもすでにストックホルムの師範学校（Teacher Training College）を卒業していた．

　結婚して1年後の1895年12月21日，ブルンストローム夫妻に第1子のエルサ・ソフィア・クリスティーナ（Elsa Sophia Kristina）が誕生した．3年後，2人目の子どもの妊娠中に，おもしろい出来事があった．そしてそれは家族のなかで面白話として，後に語り継がれることとなった．

　ガラパーティーへ出かけることを想像してほしい．一番お気に入りのドレスを着て，暖かいタクシーに乗り，心地よい気分になっていたまさにそのとき，このタクシーが急に停止させられ，乗客は下車するよう命じられたのである．車外から下車を命じたのは，犯罪者でも警察官でもなく，外套を着て，

小さな皮の黒いバッグを持った中年婦人である．彼女は助産師だった．患者，つまり出産間近の母親のところへいくための交通手段を必要としていたのである．あなたも，あなたの同伴者も，長い間楽しみにしていたパーティーが台無しになるという状況でも，きっとその助産師の頼みに応じることだろう．これは，1898 年元旦前日の 1897 年 12 月 31 日のストックホルムでの出来事だった．この時代，助産師は自分たちの重要な義務を果たすために，自動車を徴用する権限を与えられていたのだ．

カールバーグ・キャッスル（Karlberg Castle）にあるスウェーデン軍事学校（the Swedish Military Academy）では，ヘドウィグ・ブルンストロームが第 2 子分娩の準備に入っていた．将校であった夫のエドヴィンは，学校に 1 台しかなかった電話で助産師を呼んだ．1898 年 1 月 1 日の真夜中過ぎ，助産師が到着する間もないまま，ブルンストローム夫妻は 2 番目の娘を出産した．彼女は，アンナ・シグネ・ソフィア（Anna Signe Sofia）と名付けられた．このようにして，のちに理学療法，リハビリテーション，そして障害者の治療に大いなる貢献を果たすことになるシグネの人生が始まった．

1905 年 8 月 2 日には，夫妻に 3 番目の娘，インゲゲルド・ソフィア（Ingegerd Sofia）が生まれた（ブルンストローム大尉は，できることなら入隊の伝統ある家系を継承する男子を欲しがっていたのだろうか．次女のシグネがここからやがて軍人となり，この家族の伝統を引き継ぐことになろうとは想像もしていなかった）．

軍隊の将校は待遇がよく，よい生活が送れると思われているが，ブルンストローム夫妻の生活は楽ではなかった．1908 年，父親のエドヴィンはカルマン（Kalman）の地で連隊長をしていた．彼は地形測量部の参謀として夏季を 5 度過ごした．職業軍人であったことから，任務遂行のため，長期にわたって家を空けることも多かった．また，異動による転居も必要であった．ブルンストローム家は，リュングバイヘド（Ljunghbyhed），ロンバイ（Ronneby），ジョンコピング（Jonkoping），エクスジョ（Eksjo）といった土地への引っ越しを何度も経験した．転勤が多かったことは，ブルンストローム夫妻の子どもたちの教育に相当な影響があった可能性はあるが，母親のヘド

ウィグ・ソフィア・ブルンストロームが高い教育を受けた女性であることを忘れてはならない．彼女は，フランス語・ドイツ語・英語の教師だった．そこで彼女は母親としてやるべきことに加え，子どもたちへの教育の責任も引き受けた．ヘドウィグの教育能力は，学校関係者による抜き打ちの家庭訪問により認められた．彼らは，ヘドウィグによる授業を観察して，子どもたちの教育水準の高さに大きな感銘を受けた．母親による家庭での教育は，父親のエドヴィンがエクスジョに配属され，連隊の司令官となった1909年まで続いた．エクスジョでシグネとエルサは学校に入学したが，カリキュラムを難なくこなすことができた．授業は彼女たちにとっての生活の大部分を占めてはいたが，なんとか時間を見つけては体操，スキー，アイススケート，さらには乗馬にも相当な程度まで打ち込んでいた．また，ガールスカウトの一員となり，自然と接する活動や，動物愛護活動，それにスウェーデンの歴史学習にも参加していた．シグネの動物への愛情やスポーツ活動への関心が明確になったのはこの頃である．そしてこれらへの彼女の関心は，一生続くことになる．

　1984年12月，執筆者の私は，ストックホルムでシグネの妹のインゲゲルド・ブルンストローム・ウェスターランド（Ingegerd Brunnstrom-Westerlund）から話を聞くことができた．そのとき彼女は，エクスジョのある冬の日に起こった，シグネの馬に対する思いやりの強さを象徴する出来事について語ってくれた．彼女は動物に対する思いやりの強さのあまり，馬の蹄にかかる負担が少しでも軽減されるようにと，すでに雪かきの済んでいた歩道に雪を戻すよう友人たちに協力を求めたのである．

　しかし，こうしたエクスジョでの平和な生活は，長くは続かなかった．1914年7月28日にオーストリアとハンガリーがセルビア（Serbia）に宣戦布告して第一次世界大戦が始まったことから，国中が不安に覆われていた．戦争は遠くの地での出来事ではあったが，スウェーデン内でも不安が広がっていた．インゲゲルドは，1914年当時に彼女の父親が所属する連隊の兵士が教会の礼拝に参加していた様子や，彼らがその危険を深く感じていた様子を覚えていた．第一次世界大戦中，スウェーデンは中立を維持したが，食糧や

衣類，日用品の不足のため人々の生活は困窮していた．エルサやシグネたちも，配給の魚やほかの食糧を購入するための長い列によく並んだ．しかし，それでも購入できず，必要な配給品を買って帰れない日も多くあった．

　シグネはそのとき16歳で，義務教育を終え，次の段階の教育を受ける時期に入っていた．運動が好きでスポーツに関心のあった彼女は，体育学を学ぶことに決めた．ウプサラ専修学校（Uppsala College）では科学を専攻し，物理学・化学・数学そして生物学を学び，またその傍ら，宗教学・哲学・フランス語・英語・歴史学・地理学・体育学も学んだ．成績のほとんどが「A評価」の優秀な学生であった彼女は，さらにストックホルムの王立体育研究所（Royal Gymnastic Institute）で，体育学と理学療法学の勉学を続けた．彼女がニューヨーク市に住んでいたときに書いた1935年6月4日付の手紙の抜粋には，1915年から1919年の間に彼女が受けた教育の軌跡についての記述がある．以下が，その内容である．

　　スウェーデンの教育過程と，アメリカの高等学校（high school）・専修学校（college）・大学（university）の課程ではかなり違っています．スウェーデンの高等学校（secondary school）と専修学校（college）では，「学生試験（Student-examen）」と呼ばれる最終試験があり，それが学士号へとつながっていきます．それは，ドイツのマチュリテッツイグザメン（Maturitetsexamen）や，フランス教育省が実施する大学入学試験資格を取得するための教育レベル認証の国家資格バカロレア（Baccalaureat）に相当するものです．私は，1917年にスウェーデンのウプサラ専修学校でこの学生試験に合格しました．

　　私は，スウェーデンの学科とアメリカの専修学校を比較できる立ち位置にいたのでわかりますが，スウェーデンの体育学における「学生試験（Student-examen）」は，内容的にだいたいはアメリカの学士号に相当するものです．しかし，アメリカの大学は，スウェーデンの専門学校（ジムナジアム）での履修単位は最大で2年までしか認定してくれませんでした．

　　ウプサラの専修学校を卒業後，私はストックホルムにある王立中央体育学研究所（The Royal Central Institute for Gymnastics）へ入学しました．この学校は，

体育学と理学療法学を教育する 2 年制の学校です．1919 年 5 月 30 日に「体育学指導者（Gymnastikdirektor）」の称号と合わせて学位を取得しました．この学校は 2 年制でしたが，入学前の教育と合わせて 4 年制大学教育の立場を取り，卒業生はスウェーデン国内で理学療法を提供し，体育教育を指導する資格を与えられます．

　王立中央体育学研究所で学んでいる間，シグネは同級生から「旗（Ensign）」というニックネームをもらっていた．なぜなら彼女はクラスの中で一番背が高く，リーダー的存在であったからである．ウェブスター辞典によると，旗（Ensign）とは「記章，象徴，また権威や権限を示すもの，旗手」を意味する．シグネ・ブルンストロームへ 1934 年 11 月 26 日に発行されたアメリカの市民権の証明書には，身長は 177.8 cm と書かれている．

　シグネは，学校では徒手体操を得意としていた．彼女は，そのテクニックが王立研究所でも教えられていたというスウェーデンの有名な体操家，パー・ヘンリック・リン（Per Henrik Ling，1776〜1839 年）の研究内容に，大きな影響を受けていた．このスウェーデン式の徒手体操こそが，様々な障害者へのシグネのアプローチの基礎となったのである．スイス，ギリシア，ニューヨークで撮影された写真を見ると，シグネが生涯を通じて様々な治療現場でリンの体操を導入していることがよくわかる．

　リンの成果を取り入れるその姿勢から，シグネの科学的思考と臨床を統合する能力がよくわかる．エドガー・ビック（Edgar Bick）は『整形外科の源流（Source Book of Orthopedics）』の中で，リンのテクニックや研究内容について次のように述べている．

　リンは，古代ギリシアの徒手体操の技を，根拠のある解剖学的生理学的原理に基づいた科学へと発展させた．彼は，筋肉よりも動作（motions）の観点から考察した人物で，運動器系についての教育こそが，側弯症や円背，強い前弯（hollow back），足の虚弱化などの特発性の変形の出現を予防するための最高の方法であると考えていた．リンは治療手技を完成させるために集中して研究に取り組み，

その結果，彼は自国スウェーデンにおいてこの専門職への関心を高めることに成功し，また，今や有名になった理学療法士養成校を同国に設立しただけでなく，ほかの国々の専門職への関心をも高めたのである．リンが世に関心をもたらしてからは，筋道立った徒手体操による，科学に基づく体づくりが，虚弱な児童あるいは成人のための治療方法として認められるようになった．また，リンのその考え方と治療方法が，すべての文明国にある体育学校のカリキュラムに採用されていた予防医学の授業計画の中で，その必須部分として組み込まれるようになったのである（資料提供元：ニューヨーク医学アカデミー図書館）．

1919 年に王立アカデミーを卒業後，シグネの初めての勤務先となったのはスウェーデンのメデヴィ（Medevi）の専門の温泉保養地で，彼女がそれまでに学んできた徒手体操の知識や技術はここで重要な役割を果たした．この施設にはすべての客人が朝食後の散歩に参加するという伝統があった．朝食の粥を食べたあとに，パレードのように何人もの旗手と，鼓笛隊が先頭に立って客人のグループを引き連れていたことから，この伝統は「粥の行進（Porridge Parade）」として知られていた．このパレードはその後，シグネによる戸外での朝の体操と，クロスカントリー走へと続きました．ジョギングが一般化するかなり前から，シグネはすでにこれを取り入れていたのである．

シグネは「赤い星（Red Star）」として知られている組織にも関わっていた（興味深いのは，旧ソビエト連邦がシンボルとして赤い星を採用したときに，この組織の名称が「青い星（Blue Star）」に変更されていることである）．この組織は女性の馬術グループで，軍人による監督や指導を受けていた．騎手として熟練していたシグネは騎手のケアについて教授するため，第一次世界大戦後にフィンランドへの配属を希望していたが，それは実現しなかった．しかし，それでも彼女は馬について多くのことを学んでいた．

1920 年，シグネ・ブルンストロームはスウェーデンからスイスのベルンに住居を移し，ノルウェー人の理学療法士が経営する小さなクリニックで働き始めた．その後，スイス損害保険協会とのつながりを通して，1921 年にルッ

ツェルンのドライリンデン通り（Dreilinden strasse）12番地のポメッタ（Pometta）医師の家の地下に，理学療法士として小さなクリニックを開いた．

　理学療法士としてのシグネの評判は急速に広がり，気が付けばスケジュールは満杯になっていた．シグネは，障害児の治療に興味をもち，ほとんど無償で治療を提供した．その代わり，旅行者としてルッツェルンを訪れた富裕な患者に対してはそれ相応の負担を求めた．またシグネは，働く女性たちにもエクササイズのプログラムが必要と考え，地域の学校の体育館を借りて，仕事帰りに立ち寄れるよう，夕方以降の時間帯にエクササイズの教室を立ち上げた．ポリオ患者への在宅訪問にも多くの時間を費やした．どの活動でもルッツェルン各所への移動が必要であったため，シグネは初めて自動車を購入した．それはシトロエン社製の車で，おそらく1923年のことであった．シグネは，休息とリラクゼーションのため，乗馬，テニス，スキー，カヌーのような野外でのスポーツにも関心をもち続けていた．

　経済的に余裕が出てくると，妹のインゲゲルドが教育を受けられるよう援助の手を差し伸べた．インゲゲルドが1923年4月から1924年3月までルッツェルンの市立女子商業学校で学べるよう手配した．シグネはまたインゲゲルドの寮費も払っていた．これは，シグネの周囲に対する寛大さと思いやりのある人柄のわかる行動のほんの一例である．彼女は，まず生涯を通じて贅沢な環境に身を置こうと考えたことはなく，物欲に傾倒することもなかった．あるものを所有するよりも，共有・提供しようとすることを好んだのである．

　1925年頃になると，それまでのクリニックでは手狭になってきたのと，市の中心部へ場所を移す必要が出てきたことから，カッペル広場5番地（Kappelplatz 5）へ施設を移した［1925年10月に，親友の一人のマーギット・フォン・シュベリン（Margit von Schwerin）は，ルッツェルンでの臨床場面を写した1冊のアルバムを彼女に贈っている[注1]．

　シグネが仕事上のパートナーを見つけたのはこの頃である．理学療法士がシグネに加えて1人増えることで，シグネの仕事量が軽減し，その分の空いた時間に新分野の開拓をしようと考えていた．シグネが最もやりたかったこ

との一つは，工場で働く女性向けのエクササイズプログラムを構築すること
だった．関心をもってくれるのはせいぜい15〜20名程度だろうと考えていた
が，いざプログラムを発表してみると，予想に反してなんと150通もの申込
書が届いたのである．残念ながら，シグネの同僚は病気を患い作業量をこな
せなくなってしまったため，シグネはそれまでの2倍働いて，厳しいスケ
ジュールをこなした．こうした事例は，彼女がその先の人生においても何度
も経験することになる．パートナーとの共同事業は1927年に解消され，シグ
ネはスイスを離れてアメリカで臨床家になることを決意した．

訳注
注1：この中の写真の一部は第5章に掲載．

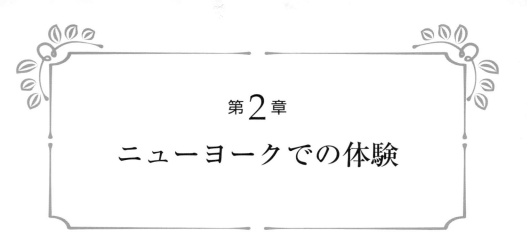

第2章
ニューヨークでの体験

　1928年，シグネ・ブルンストロームはニューヨークへ到着した．大都市でほかの多くの人々と同様，そこには自分が最もやりがいを感じる仕事を探し求めるシグネの姿があった．彼女にとってその仕事とは，患者に理学療法を実施し，またこれを教えることであった．ニューヨークでの最初の数年間は，シグネにとって苦労の多い時代であったと妹のインゲゲルドは語っている．ニューヨークの人々は彼女の人思いなやさしい性格を利用し，そこにつけこむことがあった．そんな中，彼女は東42番街の身体障害者病院（the Hospital for Ruptured and Crippled）の理学療法室に勤務することになった．直属の上司は，クリスチャン・ハンソン（Kristieng Hansson）医師であった．就業時間は長く，休暇もほとんどなかったが，人にものを教える技術を高めると同時に「理学療法」の治療を実践する機会を得た．

　ここで一つ書き留めておくべきことがある．シグネは体操療法が主流であるスウェーデンで理学療法を学んだため，今日の専門教育課程のカリキュラムを直接学んではいない（つまり，異国ニューヨークで理学療法士として働くには，これは大きなハンディになった）．しかし，彼女は自分のもつすべての知識と経験を統合する能力を生まれながらにもっていた．彼女のこの能力については，1931年に同じ病院に勤務していたスウェーデンの理学療法士でストックホルムに住むバーギッド・アンマーク（Birgit Ahnmark）氏の話が裏付けている．以下の文は，1985年5月にバーギッドがインゲゲルド宛てに

書いたものである.

　ニューヨークの身体障害者病院の理学療法科では，私たち14名のスカンジナ
ビア人が勤務していました．シグネに出会ったのは，彼女がこの病院で働き始め
て数年が経過したときです．彼女は理学療法の分野でリーダーを務めており，
様々な仕事を通して多くの経験を積んでいました．彼女は容姿端麗，髪はブロン
ドで，人をホッとさせるような茶色の目をもつ，有能な女性でした．また旅の経験
も豊富な方でした．私はアメリカへ移住して間もない頃で，どんな相談にでも耳
を傾けてくれた彼女は寛大な友人のような存在であり，とても大きな心の支えに
なっていました．また，彼女は信じられないくらい忍耐強い人物でした．──────
よき同僚で親友であったシグネ・ブルンストローム，彼女のことを思うと深く温
かな感謝の気持ちが胸に湧き上がってきます．

　1929年，シグネはニューヨーク市マンハッタン区アッパー・ウェスト・サ
イド地区のリバーサイド・ドライブ360番地（360, Riverside Drive, Upper
West Side, Manhattan）に住んでいた．その周辺にはハドソン川を眺望でき
る並木道があり，おそらく彼女にとってもヨーロッパでの記憶を彷彿とさせ
る場所であったに違いない．また，彼女は経済的事情によって，かけもちで
メトロポリタン生命保険会社の体育館で体育指導員（physical training
instructress）としても働いた．そこでは彼女がスイスでも進めてきたよう
な，働く女性たちに体育活動に参加させるアイデアを適用することができ
た．彼女の指導の下，女性従業員が非常に活動的な健康/エクササイズ・プロ
グラムへ参加した．メトロポリタン生命保険会社は，1970年代に勤労者の
フィジカル・フィットネスの概念が一般化するはるか以前から，その必要性
を認識していたのである．レッスンは火曜日と木曜日の夕方と晩に，マディ
ソン通り1番地（One Madison Avenue）のメトロポリタン生命保険会社の
大型体育館で開かれた．シグネは1回のセッションで10名を相手に，徒手体
操，器械体操，姿勢調整を教え，さらに女性のバスケットボールチームやバ
レーボールチームのコーチも務めた．メトロポリタン生命保険会社の給与簿

によると，当初の数年間の彼女の給与は週当たり 20 ドルであった．その 20 年後の給与は，週 40 ドルになっていた．ニューヨークの多くの人々にとって，1929 年 10 月 29 日の株式市場の大暴落に続く数年間は，非常に厳しい時代だった．シグネにとってもそれは同様で，そんな時代の中での追加収入は，経済的に大きな助けになっていたことだろう．

　シグネの履歴書には，友人で東 8 番街 20 番地に住むマーギット・アデン（Margit Aden）の名が緊急連絡先に挙げられていた．アデンさんは，理学療法士で，何年もの間ずっとシグネと非常に親しい友人であった．

　精力的に活動の場を求めるシグネであったため，ほかの雇用の機会や専門的活動を見つけるのもそれほど時間はかからなかった．病院とメトロポリタン生命保険会社での業務に加えて，ニューヨーク大学でのいくつかの運動療法の授業で補佐として勤務し，またコブ（Cobb）医師の患者の評価や治療も担当していた．さらには肢体不自由者研究所（the Institute for Crippled and Disabled：ICD）で顧問を務め，当時では珍しく，スウェーデン式マッサージによる，今でいう「個別治療」の理学療法の提供も開始した．その後，まもなくして，彼女は市内の一部の裕福な患者を担当することとなった．ジョセフ・ウィレム・メンゲルベルク（Josef Willem Mangelberg）もその中の一人だった．メンゲルベルク氏はオランダ出身で，1911 年から 1914 年までの間，ロンドン管弦楽団の指揮者を務めた人物である．アメリカではナショナル交響楽団を指揮し，楽団合併後の1921年から1929年までの9年間はニューヨーク・フィルハーモニックを指揮した．メンゲルベルク夫妻は，シグネが文化活動の大ファンであることを知っていたので，いつも彼女のためにコンサートのチケットが入手できるよう便宜を図っていた．非常に親しい友人関係を築き，1930 年 1 月，シグネに医療が必要となったときには，メンゲルベルク夫妻は彼女の援助まで買って出た．彼女は，月経痛が悪化の一途をたどったため腫瘍の摘出手術を勧められたのだ．しかし，彼女はニューヨークで目にした医療サービスに心底幻滅していたため，どんな外科手術であってもニューヨークで受けることを躊躇した．それに対し，メンゲルベルク夫妻はヨーロッパでの入院治療を強く勧め，彼女のドイツ行きに同行した．1930

年2月22日，手術後，シグネはドイツのヘッセン州ギーセン（Giessen）から妹のインゲゲルドに手紙を送った．日頃から体調管理を徹底していたことが幸いし，婦人科の疾患に関するシグネの手術は彼女の活動を長期間制限することにはならなかった．ニューヨークに戻った彼女は，再び忙しい日々を送ることとなった．

　シグネとメトロポリタン生命保険会社との関係は，1953年まで続いた．事実，1931年8月7日付の給与明細記録には，「ブルンストロームの留守中，女性向けのレッスンの日は体育館を閉館する」ことが示されていた．講演のための出張，指導業務など，シグネが無償で行っていた活動によって，関係性は何度も中断した．妹のインゲゲルドは「メトロポリタン生命保険会社はそんなシグネの無償の努力を評価して休暇を取らせてくれた」ことを強調している．

　シグネがメトロポリタン生命保険会社の社員たちの人生にどのような影響を与えたかは，会社の同僚が『メトロポリタン同友会誌（Metropolitan's Alumni Magazine)』に投稿しているコメントを見ればわかる．その1985年5月号では，伝記に掲載される可能性があるため，読者に各々のシグネとの思い出を投稿するよう求める記事が掲載された．ピーター・イングリッシュ（Peter English）編集長に，4名から返信が届いた．

　以下は，ニューヨーク市のマリアン・M・オリーヴァ（Marian M. Oliva）さんからの手紙の内容である．

　　私はメトロポリタン生命保険会社で45年間勤務した後，1983年，最高意志決定者の秘書をしていたときに退職しました．ブルンストロームさんとメトロポリタン体育館で出会ったのは1940年代初め頃で，私はまだ入社して間もない新入社員でした．勤務終了後からの時間に彼女のクラスを受け始めるようになってから，気がつけば1950年代初頭までの約10年間，私は彼女のクラスにずっと参加していました．
　　最初にクラスに参加したとき，私と私の女友達は異なる理由で不安を抱いてい

ました．当時の私は「痩せ過ぎ」だったので体重の減少を恐れていたのですが，友人はその反対に「太り過ぎ」と感じており，痩せられないのではないかと心配していたのです．私たちがこの異なる2つの悩み事をブルンストロームさんに相談したところ，「1日に3回，テーブルに両手を当てて全力で腕立て伏せを行うこと」が，私たちが数ポンド体重調整をするための唯一の機能訓練で，これをやれば必ず調整できると約束してくれた．この助言は，私がこれまでに得たものの中でも最良のものでした．

　彼女のクラスはとても楽しく，今振り返ってみると時代を先取りしたものであったと感じられます．なぜなら約45年後の現在，多くの人や企業がシグネのように，健康でいることに対する何かしらの働きかけを行うようになっているからです．私は退職以来，ここマンハッタン53番街のYWCAの体育教室へ通っていますが，そこで行う運動や体操のかたちは，ブルンストロームさんが教えてくれたものとほとんど同じものです．

　次の手紙は，オハイオ州クリーブランドハイツ（Cleveland Heights）のジョン・R・スティーブンス（John R. Stevens）さんからのものである．

　彼女の理学療法士としての仕事のおかげで，私は，運動療法を通して自分の健康を改善することができました．私は，青色児（心疾患や肺疾患により，チアノーゼを起こして生まれてくる新生児）として生まれたのですが，メトロポリタン生命保険会社で勤務していたある男性社員が，シグネのやっている活動を私に紹介してくれたのが改善のきっかけでした．私はメトロポリタンに長年勤め上げて退職しました．高齢にはなりましたが，今でも，縄跳び，懸垂，三点倒立などをしています．シグネが私にその効用を教えてくれたからです．きっとほかにも多くの人が彼女の考え方に影響を受けていることと思われます．

　1985年6月のミュリエル・マホン（Muriel Mahon）さんからの報告である．

シグネ・ブルンストロームさんのことははっきりと覚えています。古き良き思い出として，彼女はあの体育館で私によく上下肢のストレッチをしてくれたのを覚えています。そんなときの彼女はいつも笑みを浮かべていながらも，私たちがきっちりできているかをよく見てくれていました。とても魅力的な人柄でした。私にとって彼女は理学療法界のグレタ・ガルボ（Greta Garbo，スウェーデン生まれのハリウッドの映画女優）でありました。

次はフロリダ州セント・ピーターズバーグ（St. Petersburg）に住むメトロポリタン生命保険会社の元地区管理担当者であったマーガレット・メアリ・ブラウン（Margaret Mary Brown）さんからの手紙の内容である。

あの素晴らしい女性のことは今でもはっきり覚えています。私が入社してまだ間もない頃でした。この職場は，自ら選んだ仕事であるオフィスワークを最初に経験した場所でした。私はその頃まだ16歳で，若いエネルギーに満ちあふれていました。そんな私にとって体育館は，天からの恵みのように思えたものです。私は非常に活発なスポーツマンだったので，ブルンストロームさんの体育教室は，まさに私が望んでいたものでした。そこには不快感をともなう規律は一つもなく，あるのは彼女の体育教室へ参加するメリットについてのよい助言だけでした。また彼女の体育教室に参加すると，訓練に関する助言だけでなく，体作りに関する最高のガイダンスが受けられ，知識を共有してもらえるという大きなメリットがありました。私の中ではとりわけ器械の利用についてブルンストロームさんが注意を促されていた内容を，印象深く覚えています。彼女は運動の器械についても，どのマシンが各々のニーズに合っているかを説明するので，使うときには，必ず自分に相談するようにと助言してくれました。彼女が何年も前にあの体育館で私に指導してくれた体操の内容や促してくれた注意事項は，今日もなお支持されていますし，彼女からもらった注意と同様の内容は，その後何年もの間，多くの人の口から繰り返し聞くことができました。私は実によい指導者と出会えたおかげで，それらの知識に加えて器械を使うときにどれほど注意深くあるべきかを知ることができたのです。ブルンストロームさんは，マシンはすべてのことをしてくれるわ

けではない，との理論を紹介してくれたり，食事療法や，適度な戸外活動の必要性についても話してくれました．また両側のつま先に触れ，そこからゆっくりと脊椎を１つずつ起こしていきながら起き上がる方法は，この素晴らしい婦人が編み出した教義の一つでした．もちろん，これはファッショナブルなヘルス・スパが登場するずっと以前のことです．

　私は，この素晴らしい婦人がどこへ行ってしまわれたのか全然知りませんでした．なので，こうして彼女に，あなたのことを忘れたことは一度もないことを伝えることができ，本当に嬉しく思います．彼女はいつも明るくてやさしく，メトロポリタン生命保険会社の女性たちのことを気にかけてくれていました．生徒であったときに受けた恩恵を今も享受している者が「ありがとう」と感謝していたと，あの素晴らしい婦人に伝えてください．

　メトロポリタン生命保険会社の体育事業のためのシグネの計画は周到に考え抜かれ，時代に先行したものであったことは明らかである．今日に存在する勤労者向けの運動教室などの数を見れば，シグネが1930年代初めから1940年代の時点でいかに先見の明をもっていたかが伺える．

　シグネはつつましい暮らしと形容できるほどにお金を注意深く管理していた．その結果，妹のインゲゲルドを再び援助するのに十分な貯蓄もできた．1931年8月から1932年6月まで，インゲゲルドはボストンのプリンス学校（Prince School）で経済学を専攻した．財政的援助はシグネがすべて行った．夏の週末になると，二人の姉妹はよくマサチューセッツ州東端のケープコッド（Cape Cod）で一緒に時を過ごした．そして，日の光を浴びながら，砂浜でくつろぐ時間や海水浴を楽しんだ．

　シグネ自身の勉学を継続することも重要だった．1931年9月，彼女はマンハッタンにあるバーナード大学（Barnard College）へ学部長代行により，入学条件を十分に満たしていると認められ，編入を許可された．そこで彼女は，医学部予科の科学講座を学ぶ聴講生として登録された．彼女は化学を9単位，英語の講座を3単位取得した．すべての履修科目をBレベルで合格した．

　彼女はまたニューヨーク大学にも登録し，1932～1933学年度の講座を受講

している．数ある講座の中から彼女が選んだのは「体育学とその組織化の方法論的原理」，「検査と効率試験」，「体育学の原理」，「教育社会学」，「アメリカの教育学：過去と今後の展望」であった．

大学での学業に加えて，シグネは『不良姿勢，脊柱側弯と虚弱な足の治療のための矯正体操』という題の小冊子を作ることを決めた．完全なダブルスペースの書式で作成された104個のイラスト入りの71ページの原稿は，彼女個人の持ち物の中から見つかった．シグネは「このパンフレットの目的は，矯正体育（corrective gymnastics）のインストラクターに補助教材として役立てることです」と書いている．スフィンクス商標のビジネス紙の空箱の中に保管された原稿には，シグネが主にスウェーデンとスイスで何年も行っていた様々な機能訓練の内容も含まれていた．目次の項目には，全体の原理，検査と記録，学名分類，不良姿勢，脊柱の円背と前弯，側弯症，虚弱な足，治療プログラム，そして参考文献と記載されていた．すべてのイラストは，手書きで描かれた後，輪郭が浮き上がるよう影が付けられていた．その前文から，原稿は1932年にニューヨークで作成されたことがわかる．またシグネは小冊子に『矯正体育学の教育者のためのハンドブック（A Handbook of Corrective Physical Education）』と副題を付けていた．4年前にアメリカへ来たばかりで，英語が第一言語ですらないことを考えると，その原稿は，その後の著作活動の積極性を明確に示すものであった．この原稿は出版された形跡はなく，かび臭い箱の中にしまわれたままになっていた．

1934年に一つの決断が下された．それは，医師になるには費用と時間がかかりすぎるため，その計画は断念するというものだった．1935年6月4日，シグネは次のように書いている．

　　私は医学を学べる状況ではありませんでした．なぜなら私には，4年間の医学教育を支えられるだけのお金がなかったからです．計画を変更し，ニューヨーク大学の体育学科の修士課程で学ぶことを決めました．夏期講座の終了時には課程を修了し，今年の夏の終わりには学位を受けられる予定です．

第2章　ニューヨークでの体験　　17

1934 年 11 月 26 日はとても特別な日であった．36 歳にして，シグネはアメリカ合衆国の市民となったのだ．彼女の帰化は，ニューヨーク市南部地区でなされた．同時に裁判所の判定の下，彼女の公式の氏名はアンナ・シグネ・ソフィア・ブルンストローム（Anna Signe Sofia Brunnstrom）から，シグネ・ブルンストロームへと変わった．彼女の住所は，リバーサイド通り 500番地（500, Riverside Drive）に決まった．

1935 年の 10 月には，ニューヨーク大学は彼女に文科系の教育学修士号を授与した．シグネは修士号を受けたあとも，ニューヨーク大学で 1935～1936学年度と 1938～1939 学年度の講座を受講し勉学に励んだ．「ボディメカニックス（身体力学）の基礎」，「教育心理学の原理」，「性格と社会適応」などである．成績証明書には，1 科目を除いて全科目に「合格」と書かれていた．「姿勢障害の矯正方法と分析」だけが，なぜか講座を終了できていなかったため，不合格になっていた．

ちょうどこの頃，ハンソン医師はシグネの指導力の高さを認め，病院での理学療法士のための教育プログラムのインストラクターに彼女を抜擢した．この頃のシグネをよく知る理学療法士からの手紙が何通かある．その中の 1通はフロリダ州ブラデントン（Bradenton）に住むエミリー・スー・フェアバンクス（Emily Sue Fairbanks）さんからのものであった．彼女は病院でのプログラム終了後，アメリカ陸軍で理学療法士として働いていた．以下は彼女からの手紙である．

　私は，1935～1936 学年度のシグネ・ブルンストローム女史の学生でした．当時，彼女は身体障害者病院でハンソン医師の下で運動療法のインストラクターをしていました．当時の彼女の専門は，側弯症やその他の筋骨格系障害への運動療法でした．

もう 1 通は，同様に前述の病院で学んだニューヨーク州ニューウィンザー（New Windsor）に住むハリー・B・ドッペルト（Harry B. Doppelt）さんからのものである．

シグネとは古くから親交があり，私が病院で理学療法学専攻の学生として学び始めた 1935 年からのお付き合いです．彼女は，私が理学療法の分野で出会った最初の人物でした．彼女は，1935 年から 1936 年にかけては，体育館で指導と治療の両方を行っていました．彼女の物理療法に対する関心の薄さは，今でも印象に残っています．

　クリニックで勤務していたときに，人員が足りず，彼女も急遽駆り出されたときのことでした．彼女は長波治療機器の電極の正しい取り付け方がわからず，当時まだ学生であった私に聞きに来たのです．彼女の得意とすることは，運動学，そしてこれを治療に応用した運動療法でした．私も彼女と同様に，体育分野ではある程度の経歴をもっていたので，彼女の気持ちにはどこか共感できるものがありました．シグネはまた，ものすごく分析的な考えをもった人でした．機能訓練の動作は，その筋群の作用に正確に基づくものであることが絶対に必要でした．そのため私は筋の作用（muscle function）に非常に夢中になり，ありったけの資料を読み尽くしたものです．

　またシグネは社会的な意識も高い人でした．それは彼女の北欧人としての背景があったからだと思われます．1936 年時点では，ニューヨーク州で理学療法に携わる資格を取得する途はただ一つ，4 年制大学を卒業することしかなかったのです．シグネと私を含む理学療法士は小さいグループを作り，法律の改定に向けた活動を行いました．私たちは，当時の労働組合（the State, County and Municipal Workers of America：SCMWA）に加入し，組合の弁護士とも何度か会合をもちました．残念ながら医療系の他団体から圧力がかかったため，大した変化をもたらすには至りませんでしたが，この活動は療法士の認知度を高める初期の取り組みとなりました．

　多忙な業務と勉学のスケジュールにかかわらず，シグネは風景を描くことに興味をもち始めた．水彩画から入った彼女は初めのころ，ニューヨーク市内を流れるイーストリバーの河畔に何時間も座り，建築物などが空を背景にして作る輪郭（スカイライン）を描いていた．水彩画の趣味は，後に彼女がカリフォルニアで過ごした頃まで続く．その頃には，屋上の緑化や熱帯植物

が彼女の目を引いていた．このようにして描かれた絵は9点しか現存していないが，すべての絵が現代的な画題に対して，独特な色彩の配合で描かれている．

　創造的な知性をもったシグネは，自身の観察から得られた気づきや知識をとにかく共有したがった．執筆や出版はその最高の方法だったのである．シグネは1934年の後半，アメリカへやってきてまだ6年しか経っていないときに，英語で初めて論文を執筆した．その論文は，「誤った荷重：大腿と足部の位置関係に着目して（Faulty Weight Bearing：With Special Reference to Position of Thigh and Foot）」で，雑誌『Physiotherapy』（1935年 第15巻 第3号）の「Review」にて掲載された．これは後にブルンストロームが執筆することとなる22編の論文，書籍のいくつかの章，数々の抄録，書評，3点の長大な研究報告書，そして自身の遺産ともいえる3冊の有名な専門書の先駆けとなるものであった．さらに，彼女にとって大きな仕事でもあった，補助金を勝ち取るための複数の提案書や5本の映画の制作も，これらと並行して進められている．ハリー・ドッペルトは，この頃，シグネに時折会っているが，その頃のことを次のように語っている．

　　しばらくの間，彼女はニューヨーク市マンハッタン区の病院に近いテューダー・シティ（Tudor City）地区に住んでいました．やがて同じマンハッタン区のダウンタウンのグリニッジ・ヴィレッジ（Greenwich Village）地区へ引っ越しましたが，パットナム郡（Putnam County）のカーメル（Carmel）には鶏小屋を改築した夏用の別荘も建てました．その後，より手の込んだ建物を元々の別荘のすぐ近くに建てました．

　　1937年のあるとき，シグネは私と，後に私の妻となった友達を，ジェネシー郡のデリエン（Darien）にある夏用のコテージに招待してくれました．私たちは，近くの湖へ泳ぎにいったのですが，途中で雨が降り出してきました．寒くなってきたので，私はコテージへ戻りました．しかし，シグネは雨などものともせず，湖に飛び込んで泳いでいました．寒いなどということは彼女にはどうでもよいことだったのです．このたくましい女性を，どれほどうらやましく思ったことでしょう！

まさにシグネらしい話である．シグネは戸外での活動や体を動かすことが大好きであった．彼女は複数の仕事，教育を受けること，個人契約の患者を診ること，夏用のコテージで過ごすこと，乗馬，造園，そして専門職として務めることのすべてをこなしていた．それと同時に彼女の分析的な脳は，運動と治療体操の概念に疑問を投げかけていた．

　1936 年 10 月 3 日，シグネはニューヨーク市の旅券申請事務所を通してパスポートを申請し，1937 年の夏に家族と会うため，スウェーデンへ戻った．そのとき彼女は，スウェーデンのセラフィム病院（Seraphim Hospital）でいくつかの講演も行っていた．そうして直接訪問することで，彼女はセラフィム病院と彼女が働く肢体不自由者研究所の間で交換職のプログラムを作ろうとした．高名な神経外科医のニルス・シルフバースキオルド（Nils Silfverski-old）医師は，1937 年 9 月 29 日付でシグネに「親愛なる学友へ」という書き出しの手紙を書いた．彼は，シグネが訪問し，講演をしてくれたことへの感謝の言葉を述べた．またシグネとの交換職の提案に関して，シルフバースキオルド医師は次のように返事をした．

　————もしこのようなことが実現できるとしたら，つまり，あなたの研究所の方が交換で当病院に来ていただけるなら，私たちにとってそれは大きな利益となるでしょう．そのような幸運を得られるのであれば，私はもちろん本件に関して全面協力させていただきます．

　1938 年，シグネは正式にニューヨーク大学の講師に任命された．彼女の運動療法への関心と身体障害者病院での業務や実績により，彼女の評判は徐々に広まっていった．彼女は 1942 年の春までこの大学で勤務した．その後，1948 年にはリハビリテーション医学研究所（the Institute for Rehabilitation Medicine）の研究員となり，退役軍人庁とニューヨーク大学の後援を受けて，吸着式ソケットの研究を行った．

　1938 年，シグネは何年も前に出会ったある人物との旧交を温めることとなった．そのある人物とは，有名な理学療法士であり，教育者であり，文筆

家であり，また研究者であったメアリ・エリーナ・ブラウン（Mary Eleanor Brown）である．彼女はシグネとの個人的な思い出を以下のように語ってくれた．

　　旧友で憧れの的であったシグネに初めて出会ったのは，メトロポリタン生命保険会社の最上階にある，ニューヨーク市内のマディソン・スクエアを見下ろせる広くて大きな体育館の中でした．1930年代のとある日の，体育館は職員でいっぱいになっていました．私は活気にあふれたバレーボールの試合が進行する中，ホイッスルを吹いているたくましい金髪の女性コーチに目が釘づけになっていました．また，目の前にいる選手たちを見て，この先私の顧客になるかもしれないと感じ，自分が将来開きたいと思っている訓練室のイメージまで思い浮かべました．根っからのダンサーであった私は，振付師のマーサ・グラハム（Martha Graham）さんに，その振りつけの中で手足をねじ曲げるような動きをする際に，具体的にどの筋肉の働きが必要かをしつこく質問して，辟易させていました．またそのときは，『メンセンディック体系（Mensendieck System）の機能訓練』を見つけたのに加え，その著者のベス・M・メンセンディック（Bess M. Mensendieck）医師にも出会えました．高名な彼女の指導の下，どの筋肉についても彼女の体系に習い，また実践しました．そしてついにはインストラクターになり，個人の教室も始めました．メトロポリタン生命保険会社の保健課は，その素晴らしさを認め，私にこれを試す機会を与えてくれようとしており，私自身も今すぐにでも始めたいと思っていました．しかしシグネは「メンセンディック体系は実に素晴らしいのですが，ヨーロッパで人気のあった独特の体系です．アメリカ人には受け入れてもらいにくいかもしれません．ニューヨーク大学へいき，体育学の学位を獲得し，私の筋肉テスト[注1]のクラスに来て，理学療法を見てみてください．理学療法は広く開かれた分野で，可能性は無限大です．あなたのような人は必ず必要とされるでしょう．失業することも絶対にないですから」と語ってくれました．

　メアリは，1941年にニューヨーク大学の教育学部で姿勢とボディメカニクス（身体力学）を専攻し修士号を取得した．メアリはそこでベス・アダム

ズ（Beth Addoms）さんと知り合った．やがて彼らは親友となり，メアリは
ベスをジョージ・ディバー（George Deaver）医師と引き合わせた．その結
果，ベスはディバー医師の励ましの下，理学療法を研究し，ニューヨーク大
学の理学療法学科長になった．一方，メアリはディバー医師の下で勤務し，
夕刻の授業をいくつか担当していた．彼女は夜間と土曜日に理学療法を学
び，1945 年に理学療法士の資格を取得した．

　メアリが取っていた授業には，シグネが教えていた筋肉テストに関する授
業もあった．ディバー医師もまたその学科課程で，体育学と理学療法学を学
ぶ学生を相手に授業をしていた．シグネは，ディバー医師のことを「人柄の
いい信頼できる人」だと思っていたが，ディバー医師もまた，彼女のことを
最も偉大な教師であると思っていた．

　ちょうど第二次世界大戦の前，シグネは大変つつましい生活を送ってい
た．メアリの話によると，次のようであった．

　　彼女は私のように生活に困っていた学生を気にかけてくれました．シグネは私
　に「自分は所持品を必要最小限にし，簡素な服を着て，食事は自動販売機式の食
　堂か居室で済ませ，言葉通り病院で働くために生きている」と言っていました．
　彼女は私の中では知識人の巨匠であり，完璧な学者だったのです．彼女にとって，
　授業や図書館が家そのものでした．みずから得た新たなあらゆる洞察に目を輝か
　せ，熱中している彼女の姿は，周囲のすべての人々に前進の息吹を与えていまし
　た．

　1939 年 9 月，第二次世界大戦がヨーロッパで勃発した．シグネは，「日常
とは，ニューヨーク大学，身体障害者病院，コブ医師の診察室，グールド
（Gould）注2やメトロポリタン生命保険会社での夜診，ニュージャージー市立
大学（New Jersey City University）A・ハリー・ムーア校（A. Harry Moore
School）のフェルプ（Phelp）医師のクリニック等々で通常通り仕事をするこ
とである」と述べていた．

　1940 年 6 月，シグネはカリフォルニア州スタンフォード（Stanford）で開

かれたアメリカ理学療法協会（当初の名称 American Physiotherapy Association）の年次総会へ出席した．そこで彼女は，筋肉テストの（出席者に序列を定めない形式の）円卓会議に参加した．ここでの討議がまた新たな論文の執筆につながり，『アメリカ理学療法協会雑誌（APA Journal)』（1941 年 21 巻 1 号）に「筋肉テスト（Muscle Testing)」として掲載された．

　シグネはニューヨーク市内で働いてはいたが，地方で静かにゆっくり過ごせる場所がほしいと思っていた．そんな憩いの地が，ニューヨーク州パットナム郡のカーメル郊外に見つかった．また，1940 年 10 月 4 日，彼女はパターソン（Patterson）という町のバレットホール通り（Bullet Hole Road）からはずれたおおよそ 8 エーカー（32,374 m^2）の土地を，ジョージ・ラング（George Lang)/アンナ・ラング（Anna Lang）夫妻から購入した．郡の書記事務所によれば，その総額は 1986 年当時で 3,500 ドルであったと推察される（この額は，譲渡証書の収入印紙の金額とその当時の価値に基づいて算出されたものである）．その土地には，古い納屋と「鶏小屋」があった．後にシグネが改築して地方での最初の彼女の家にしたのは，この「鶏小屋」であった．隣人であったラング一家は，その後 30 年以上に渡って親しい友人であった．初めのうち，シグネはたまの週末にしかカーメルで過ごすことができなかった．鶏小屋を修繕し，また最終的にもっとしっかりしたものを建てるにはお金と時間が必要だったが，土地はすでに彼女のものだったので焦る必要はなかった．シグネはそれからの 40 年間，バレットホール通りの土地が憩いの場所となった．そこで自然散策や乗馬を楽しみ，動物を観たり，小屋の修繕などの作業をした．コスト面で効率のよい建設労働者を見つけることは容易ではなかったので，シグネ自身が屋根に上り，手にハンマーを持って作業したり，溝を掘ったり，庭を造る姿は普通の光景となっていた．

　そしてついに 1949 年 1 月 16 日，鶏小屋を彼女の本当の住居とするためにコンクリートブロックでの土台づくりが開始された．そうこうして建て替えた鶏小屋や納屋や果樹園は，シグネに大きな喜びを与えてくれたが，それ以上にバレットホール通りに面する，彼女が愛したこの土地そのものが，何年も後になってシグネの心身が弱ったときに，回復につながる要の場となるの

である.

シグネが地方に休息できる場所を作るという選択をした二つ目の大きな要因として，執筆活動のために一人でいられる時間を必要としていたことである．彼女は週末を鶏小屋で過ごし，そこで自然と心を通わせていた．シグネの自然と動物に対する愛情は，ある晩に彼女が中庭で見たことを記述した内容からも伺える．彼女の記述からは彼女の分析的な物事の捉え方や，彼女の優れた観察能力とそれを文書にまとめあげる能力の高さが伺える．リングノートから引きちぎった2ページの用紙に，彼女は次のように書いている.

1941年2月9日，午後10時現在，長い脚の牡鹿と優美な牝鹿は，果樹園の中にいて，ラング一家が放った凍ったリンゴやジャガイモの皮を食べているところです．月は満月に近く，雪が積もり凍結した坂の上で輝いています．外はまるで昼間のように明るいものの，シカの影はより暗いため，距離が歪んでいるようにさえ感じられます．ドアを開けた瞬間，4本のものすごく長い脚と黒い体が目に入りました————あるいはそれは果樹園の中で樹の生えていない空間と数本の枝だったのかもしれません．私は反射的にまぶしい月明かりの下から屋根の影の中に入ろうと，壁のほうへ身を寄せました．私は身動きもできず息を殺したまま立ち尽くしていました．もし汝が牡鹿であるなら，たとえ汝が逃げだすのを待っている間に私の両足が地面に凍りついたとしても，私は汝から目を離すことは絶対にないだろう．牡鹿は頭こそリンゴの木の影に隠れていましたが，明らかに私のほうをじっと見つめながら，身動きせずに立っていました．しかし，それ以上の物音が聞こえず，動きも見られなかったので，牡鹿はほどなくして警戒を解き，安心した様子に戻りました．彼は頭を地面にゆっくりと下ろし，一歩踏み出し，地面を引っ掻いてから，再び動き始めました————そしてついに牡鹿の体全体が雪を背景にくっきり映し出されました．何という牡鹿でしょう！　馬のように大きく，前脚と肩はとても重そうです．ヘラジカみたいに．いや，もしかすると本当にヘラジカだったのかもしれません．普通の牡鹿があんなに大きくなるなんてあり得ないことですから．絶対にありえません．それとも，月明かりが彼をとてつもなく大きく映し出しているのでしょうか．今は，彼が歩くたびに雪が音を立てるのが聞こえて

きます．しかし，彼は再び影の中に入ってしまいました．家の壁に沿って部屋の角まで歩けば，もっとはっきりとシカを見ることができます．途中までは音を立てずに進むことができたので，すべてがうまくいくかと思われたとき，両足の下の氷が割れて音を立ててしまったのです．牡鹿はその音を聞いた瞬間，石垣の塀を飛び越えて逃げていきました．そしてなんと驚くべきことに私にとても近いところ，それも牡鹿よりもよほど近いところから走り去るシカがもう1頭いたのです．また，丘の高いところにもさらにもう1頭いたような気がします．2頭目に見えたのは，「優美な牝鹿」で，長い脚の牡鹿よりいっそう静かに動いていました．3頭目に見えたのは，おそらく2歳未満くらいの子鹿だったのではないかと思います．私は，シカの家族を怖がらせないように反対方向へ向かって月明かりの下で散歩をすることに決めました．10分後に戻って来たときには牡鹿は再び果樹園にいました．このときは，雪から突き出す薄黒い枝のような脚だけでなく，脚の毛も見えました．毛はふさふさとしっかり生えており，脚の下半分は淡い色を帯びていました．

1941年春の3月25日，シグネは軍病院で理学療法を実施したいという希望を書き込んだ就職希望申請書を赤十字社に提出した．しかし，彼女がなぜこのような決断をしたのか，その時点では誰も説明を聞いていなかった．もしかすると彼女は，アメリカがもうすぐ世界大戦に巻き込まれるであろうと感じ，その中で積極的な役割を果たしたいと思ったのかもしれない．また，これが，軍人であった亡き父が喜ぶことになる軍隊へ入るよい機会と思ったのかもしれない．

　申請書を提出してからすぐにはなにも変わらなかったので，彼女は自分の仕事を続けた．アメリカ理学療法協会の会員向けの報告書を書き始め，ニューヨーク大学ではボディメカニックスの講義を開始し，肢体不自由者研究所では映画を撮り始め，ニューヨーク病院では理学療法科向けに理学療法技術者（Physical Therapy Technicians）のアメリカでの資格登録について話をし，ペンシルベニアホテルで行われた理学療法カンファレンスに出席した．そして1941年4月3日には，ニューヨーク市マンハッタンの東9番街の10番地のアパートを賃貸に出し，カーメル郊外の家に移り住んだ．

その翌月，ワシントン D.C. のウォルター・リード病院（Walter Reed Hospital）へ講義に向かおうとしていたとき，スウェーデンに住む妹のインゲゲルドから，父のエドヴィンが逝去したとの無線電報が届いた．エドヴィンは5月23日に，スウェーデン南部スコネ（Scania）県の都市ヘルシンボーグ（Helsingborg）にて葬られた．シグネと家族は大西洋に隔てられていたので，専門職としての職務を果たすこと以外に彼女にできることはなかった．予定されていた講義は3日後に行われた．

市外に引っ越したシグネは，ニューヨーク大学と肢体不自由者研究所へ通勤して仕事を続けていた．肢体不自由者研究所にいるとき，シグネは理学療法士の募集があることを聞きつけた．そして，さっそく友人のメアリ・エリーナ・ブラウンへ電話をして，月収30ドルの仕事があるからとディバー医師に会いにいくことを勧めた．この件について，メアリは次のように語っている．

　私がその職を得てほどなくして，シグネは軍務に就きました．私自身も海軍に加わりたかったので，ディバー医師にそう話すと「それはだめだ．あなたは，この先，傷痍軍人のためのリハビリテーションセンターへ配属される，アメリカ合衆国とカナダの国軍に入隊した男子兵員向けのトレーニング課程を手助けするために，ここ肢体不自由者研究所に召集されたのです．つまり，あなたは，シグネ・ブルンストロームの交代要員なのです」と言われました．当時，まだ理学療法士の資格すらもっていなかった私に，そのような任務を与えるとはなんと無茶なことかと思いました．

1941年12月7日，アメリカは戦争へ突入した．その次の1年間は，シグネ・ブルンストロームにとり人生に大きな変化をもたらした．赤十字社は，シグネの申請を受け入れ，シグネは，彼女を新たに採用してくれた国に尽くす職務への召集に対して，使命をもって応えることになった．

訳注

注1：筋肉テスト（Muscle Test）には，現代の徒手筋力テスト（Manual Muscle Test, MMT）以外に，筋の観察や触診を通じて機能傷害を評価する意味を含む．

注2：グールド（Gould）．原本に詳細な解説がないため，原本の言葉をそのまま訳文とした．

第3章
第二次世界大戦
～戦時中の日々～

　赤十字社から，いよいよ新たな任務への招集がかかった．メトロポリタン生命保険会社に送付された職務中止を知らせる伝票には，1942年8月28日付で「アメリカ赤十字社任務へ志願．駐屯地テキサス州シェパード・フィールド」と記載されている．

　シグネは民間人の理学療法士として，テキサス州ウィチタ・フォールズ（Wichita Falls）にあるシェパード・フィールド（Sheppard Field）の陸軍航空隊基地病院に派遣されたが，そこは喧騒の街ニューヨーク市とは大違いの街であった．それにもかかわらず，彼女は普段はできないような新しい経験ができることに期待と希望をもって任務を受けた．そこからの1年間，彼女は実に様々な活動をし，いろいろな場所に足を運び，新しい友人に出会い，そして軍務がどのように機能するかを学んだ．シグネは8月30日のテキサスへの移動とシェパード・フィールドでの職務について，リングノートの日記に次のように記述している．

　　テキサスへの移動はまるで豪華な旅行のようでした．飛行機は満席で，ほとんどの座席が軍の将校で埋まっていました．テキサス州北部タラント郡にあるフォートワース（Fort Worth）への夜間飛行はあっという間で，午前9：05に到着．夜は月明かりが美しく，朝は，雲の上での日光を浴びることができました．着陸に際しては，すべてのカーテンが閉められ，どの飛行場でも到着時は目隠し状

態でした．戦時統制です．フォートワースからウィチタ・フォールズへ向かうローカルバスは満員でした．大きな帽子をかぶり，立派な革のベルトをしたレンジャー部隊員がどんどん乗り込んで来るので，車内はいっそう暑くなりました．ぎらぎらと照りつけるテキサスの太陽の下でバスは何マイルも何マイルも，山地のまっすぐな道路を際限なく走り続けました．まるで世界の果てまでいってしまうかのように感じられました．

暑く不快な環境であったにもかかわらず，シグネは周囲の環境の美しさを次のように記述している．

　このあたりの土地は非常に平坦で，開墾された畑はほとんどなく，1つの牧場から隣の牧場まではかなりの距離があります．牧場の草は乾燥しているように見えて，楢や柳の木の実や葉が散らばっています．そして白や紫のサボテンの藪があり，馬やラバや雌牛がいます．幹線道路からは直角に分かれる赤っぽいレンガ色の道があり，土埃が舞っています．沼地があり，2羽の真っ白いサギが見えます————

ウィチタ・フォールズに着くと，シグネは「ザ・ケンプ（The Kemp）」（「羊のよじれ毛」を意味する）という名前の，そこでは一番大きなホテルの一室に泊まった．彼女の記録によると「ホテルの部屋はもの寂しく，清潔度は中くらい，部屋代は2.25〜3.75ドルの間で，管理状態は悪く，ひどく古びた家具が置かれていた」ようである．彼女は代わりに賃貸マンションを探すことに決めた．しかし，何時間歩き続けても，返事はどこも同じで「————申し訳ないのですが，つい先ほど借り手がついたところです」と言われた．ウィチタ・フォールズは兵隊であふれていたのであった．

シェパード・フィールドは街から約8kmで，バスで30分ほどの場所にあった．シグネは，1942年の9月1日の午前8時に基地病院の1210棟に着任することになっていた．空軍技術司令部は，シェパード・フィールドに置かれていた．シグネによると「推定65,000名くらいの男子下士官兵と将校た

ちによって，平原が小さな町になっていた」のである．また彼女は，着任日の時間がどのようなことに使われたかをこのように記述していた．「各種用紙への記入，数限りない文書の作成，健康診断，認証用の指紋登録，写真撮影，さらには軍の使用地に入るための公式許可証の取得等々」．

ホテルへ戻る途中，シグネは自動車を購入しようと決めた．

　私はその日の午後に中古の自動車販売店に立ち寄り，クライスラー社 1939 年製のプリムスが 495 ドルで売りに出ているのを見つけました．店の販売員と経営者からはその夜デートの誘いまで受けました．ウィチタ・フォールズを案内しようといってくれたのです．何と仕事の早いことでしょうか．この地域の人はとても親切で，人によっては親切すぎるのではないかと思われるくらいいい人たちばかりでした．

シグネがシェパード基地の理学療法部門へ赴任をしたときの話に入る前に，語られなければいけない話がある．イリノイ州ヒンズデイル（Hinsdale）に住むメアリ・G・フリキンガー（Mary G. Flickinger）さんからの話である．

　1942 年 3 月，私フリキンガーは米国陸軍に理学療法士として務めることを申し出ました．私はテキサス州シェパード・フィールドの基地病院へ配属されました．当時，女性軍人の職種は看護師のみで，理学療法士は軍に所属はするものの非軍人の待遇でした（その後，幸いにも女性の理学療法士でも軍人になれる法案が議会を通過し，1 年後に施行されました）．

　私は，1942 年 2 月にノースウェスタン大学で理学療法士の資格証明書を取得したばかりで，陸軍は私の最初の仕事でした．私は，シェパード・フィールドへ到着し，理学療法科が基地病院の中の一病棟全体を占めていることを知りました．そこには 7 台の検診台，ハバードタンク 1 台，上下肢用の渦流浴槽 1 台，6 台の温熱照射用の光線療法機器，そして 1 台の紫外線装置があり，それらの機器が私の担当になっていました．そこでは，6 名の志願兵が理学療法科に配属されていました．彼らが唯一施行可能であった治療は，温熱用の光線療法を，1 人の患者

当たり20分間照射することくらいでした．そこには理学療法士がいなかったため，誰一人として機能訓練を受けている患者はいませんでした．1日に約80名の患者が，理学療法科へやってきます．彼らの大半は軍隊での障害物通過訓練の犠牲者で，多くが膝の術後でした．卒業したてで，まだ臨床経験も浅い未熟な私が，そこへ配属され，そんな環境下で理学療法科を任されたのです．私は何とかして，治療プログラムを作成し，何人かの衛生兵に簡単なマッサージの仕方と，日常で行う治療体操をいくつか指導しました．複雑な傷害をもつ患者は，私が個別に治療を行いました．私がもっと歳と経験を重ねた人間であったら，おそらく任せられた仕事のあまりの膨大さに茫然自失し，やり遂げることができなくなっていたでしょう．私は病院の指揮官のところへ行き，今切実にもう1名アシスタントを必要としていることを伝えました．数カ月後，私が新しいアシスタントが夏の間に到着する予定であると伝えられたときの嬉しさがわかっていただけるでしょうか．そして，それと同時に，その新しいアシスタントが「シグネ・ブルンストローム女史」その人であると知ったときの私の困惑がどれほどであったかわかってもらえるでしょうか？　養成校を卒業したばかりの新米の私が，そこでシグネと一緒の新兵として働くことになったのです．

1942年9月2日，メアリ・フリキンガーは病気で入院してしまった．シグネはメアリの仕事を引き継ぐ必要があった．シグネは，そのときの状況を次のように回想している．

メアリの分も働く必要がありましたから，私は即座に仕事に取りかかりました．私は，医療班に所属する6名の兵士の指揮を執ることになりました．全員が病院で短期のトレーニングを受けてきており，マッサージと温熱療法について少し知っていました．どの青年も本当に感じがよく，彼らはすべての仕事を自分たちだけでこなそうとしました．1名は水治療法を実施し，もう1名は足底板の製作をし，ほかの1名は事務仕事をしました．ほかの3名は温熱療法や紫外線療法やマッサージをしました．ほとんどの患者が腰痛，筋炎，関節炎と診断されていました．複雑すぎる症例は陸軍ではあまり馴染みのないものでした．

シグネの高い評価能力によって，「筋炎」と診断されていた一人の兵士が実は「頸肋による典型的な前斜角筋症候群」であったことが判明した．彼女はまず初めに，主治医に相談すべきであると考えた．主治医は整形外科のコール（Cole）医師で，1942年4月1日以降，一度しかリハビリテーション科へは訪れていなかった．シグネは相談をもちかけたが，コール医師からは「私は忙しくてできないから，あなたが思うようにやりなさい」と言われたようである．シグネは，そのとおりに自分の裁量でこの件を進めることにした．

メアリ・フリキンガーとシグネは，1942年の残りの日々を一緒に働き，衛生兵の男性たちも含めて互いに親しい関係になった．メアリは次のように書いている．

　シグネ，私，歯科衛生士と6名の衛生兵は小さな家族のようでした．私たちは皆，家族や友人から遠く離れていたので，互いに支え合いながら暮らしていました．その当時，私たちは軍の直属ではなかったので，駐屯地から離れて住むことを許可されていました．シグネは中古のおんぼろ車を購入し，私たちをあちこちへ乗せていってくれました．ガソリンは配給制であったので，配給切符を頼み込んで借用したりして車を使えるようにしていましたが，そうしたことが私たちにとって大きな楽しみになっていました．私たちは，少なくとも1週間に1回は乗馬に出かけました．マメ科のメスキートやテキサスの茂みの中をギャロップしながら駆け抜けました．シグネは乗馬に熟練しており，編隊の組み方を知っていましたので，私たちが編隊を組めるように先導してくれました．私たちは，ほかにもピクニックへ出かけたり，野外でバーベキューをしたり，シグネの家で夕食にスウェーデン風のパンケーキを食べたりしました．私たちにとってこのような活動のすべてが，軍の駐屯地内に隔離された単調な繰り返しの毎日の中で息抜きのできる貴重な時間になっていました．

　また，シグネは毎日正午に私たちを集め，徒手体操を教えてくれました．体操のあとは，シグネの指導の下で解剖学の復習をしました．限られた予備知識しかない衛生兵たちにとって，シグネが教えてくれることをすべて吸収するのは相当大変なことです．それぞれの元の職業は，幸運にも作業療法士であった1名以外

は，カウボーイ，料理人，肉屋，トラックの運転手，在庫品係であったのですから．この種の活動は，彼女の知識に対する持続的で絶えることのない探究心と，教育に関して視野をさらに広げていこうとする彼女の意欲がどのように適用されていたかを如実に示しています．彼女以外，私たちにこのようなことをさせる人はいませんでした．そして私は，彼女の成長し続けることに対する思いを常に携えながら自分のキャリアを生き抜いてきました．

　民間人の理学療法士としての1年間の職務が終了したあと，もし正規の兵籍に入らなければ，もはや陸軍に留まることはできませんでした．私は，オクラホマ州の北部都市イーニッド（Enid）に駐屯している夫と合流するためテキサスを去ることになりました．その後の年月が過ぎる中で，シグネと再会したのは1回限りで，何年も前に彼女がシカゴで講義をしたときのことです．それでも私は，並はずれた能力をもつ女性で真のプロフェッショナルであった彼女を決して忘れることはありません．

　1942年9月6日，日曜日，シグネは街を歩き，郵便局や公共図書館（午後3時まで閉鎖されていた）を見て回った．そして，アメリカ陸軍兵士への支援と娯楽の提供を行う非営利組織の「米軍慰問団（United Service Organizations：USO）」について知った．彼女は，会議やダンスパーティー，コンサートを開催している米軍慰問団の仕事に感銘を受けた．アルフレッド・ジグラー（Alfred Zigler）さんと出会ったのも，この米軍慰問団でのことであった．彼女はそのときの出会いを次のように書き留めている．

　私はオレゴン州からやって来た兵士とゆっくり話をしました．実際に彼が生きてきた人生のほぼすべてのことと，家族のことを話してくれました．彼は，各国の政府へ技術関連の機器を納入する会社に勤務していたため，その装置を取り付けるため世界各地を飛び回っていました．そして，最終的に本部勤めをすることとなり，オレゴン州内の彼の故郷で家族と一緒に暮らしていたのです．しかし，そんな中，1942年4月に徴兵されたのです．そして今，彼は技術学校の兵士です．明日は9月の第1月曜日の「レイバー・デー（労働の日）」ですので，彼に駐屯地

の周辺や，公開されている技術学校の建物を案内してもらう予定です．また彼は私を，毎週日曜日の午前9時からやっているジャワクラブ（Java Club）へ招待してくれました．そこではみんなが集まって，コーヒーを飲みながらドーナツを食べます．オランダの家系をもつジグラー兵士は，教養があり，よく読書をし，短編や詩を書きました．彼の書いた詩が米軍慰問団新聞に掲載されたこともありました．

　翌日，シグネは，理学療法科に立ち寄ってから，ジグラー兵士と軍の現場を回った．彼のニックネームはアルで，アルはシグネに典型的な兵舎を見せてくれた．そこで彼女は，兵舎内の物が「点検を行うためには最適の順番に並べられ，申し分ないほどに整頓されている」ことを知った．その後，2人はいくつかの格納庫へ出かけた．そこでシグネは職員教育に役立つ機器がかなり揃っていることに感心させられた．続いて，社交クラブを訪問した．そこで彼女は，アルの友人たちと出会った．その中には，私生活では彫刻家であった人物もいた．

　社交クラブのレストランが混雑していたので，アルとシグネはバスで町に出かけ素敵なディナーを食べた．「―――――アルはまるで何週間もの間，誰とも話す機会がなかったかのように，話し続けました」．その後，彼らはゲイリー・クーパー（Gary Cooper）主演の『ヨーク軍曹（Sergeant York）』の映画を見た．「アルと別れたのは午後6時前でしたが，私たちはその時間まで本当に楽しい一日を一緒に過ごしました」．

　1週間後，シグネはもう一日アルと一緒に過ごした．最初に「ジャワクラブ」へ出かけ，そのあと午後1時にディナーにいった．「オレゴン州もしくはアラスカ州で，アルがどのように製材業を起こしたかを聞いて，彼は本当にすごい人だと思いました」とシグネは書き留めている．彼らは町の居住区を散策して回り，米軍慰問団へ行き，卓球をし，夕方の礼拝に出席した．その後は「アルとロイ・ジョゲガン（Roy Geoghegan）との飲み会」があった．住んでいる宿舎，交通機関，テキサスの暑さ，そして軍務のそれぞれに問題があったものの，シグネは短い間ながら自分の思いや考えを共有できる相手を見つけたのであった．

しかし，残念ながら2人の関係は長くは続かなかった．シグネの日記によると彼女の親友のアル・ジグラー氏は「1942年11月6日にカリフォルニア州サンタモニカ（Santa Monica）にて」解雇されていたことが記録されている．

シグネは軍人として務めることに，徐々に慣れていった．彼女はそこで起こった出来事や経験のすべてを，新しく学んだこととして日記に書き留めた．

私は，用語や英語独特の言い回しに慣れつつあります．「P. X.」は"Post Exchange"の略称で駐屯地の売店を意味し，そこではソーダなどの飲物，タバコ，ノート類が購入できます．「K. P.」は炊事当番兵（kitchen police）の略称で，ほかの言葉に言い換えると，厨房の職務（kitchen duty）を意味します．「Gold-bricks（怠け者）」とは，良くなることを望んでいない患者のことで，彼らは訓練を避けるために理学療法へやってきます．そして徒手体操（calisthenics）になるとどうやら苦痛のようで，逃げ出します．徒手体操のあとに背部痛を訴える人の数の多さを考慮すると，実際徒手体操は本当に拷問のようだったのかもしれません．

私は混雑しているセルフサービスの食堂で，トレー（盆）をどのように持つかも学びました．私たちは食器類一式をすべて取るのではなく，普通の皿，カップ，グラスを取ります．カウンターのポスターには「好きな食物を食べたい分だけ取ってよいが，食べ残しは厳禁」と書かれています．しかし，それでも，アメリカ人の多くは皿の上に大量の残飯を残したまま捨てる傾向にありました．

シグネは，周囲の環境も楽しんでいたようで，景観に心惹かれていた．それは自然のものに限らず，人が造った建造物についても同様であった．彼女は，当時の景観について下記のように記述している．

朝，駐屯地に出かける時刻には，美しい景色が広がっています．町を出ると，右手にコノコフィリップス石油会社（CONOCO）の製油所が見えます．何という眺めでしょうか．雄大な土地に黒色で縁取られた，銀白色に輝く数十基の石油

タンクが広がっているのです．数々の巨大な球体，煙突，パイプラインなど，石油タンクのすべてが，昇って来る太陽によって照らされていました．左手にはテキサス州最北部に出っ張っている地域の油井と，製油所があり，コノコほど美しくはないものの，灰色と赤色で似たような景色を見せています．平原をさらによく見渡すと，はるか遠くによりたくさんの油井の影が見えます．近頃は，太陽が昇り切る前の早朝の平原をみることが好きになってきました．空と平原は，青，緑，茶色の繊細な影をつくり，そこには独特なのどかさがあります．眺めを遮るものはなにもなく，広い水平線，静寂，のどかな平原，夜の闇が姿を消したあとの透き通った空気，そのすべてを目で捉えることができるのです．そして，2～3時間後には景色全体を耐え難く暑く，乾燥し，ぎらぎらと輝く一続きの土地へ一変させてしまう太陽が昇ってきます．黒いサングラスなしではとても直視などできない太陽ですが，日の出の間は，眼を傷めることもなく見ることができるのです．

また1942年10月のある日，シグネは，今度は「牧場77」へ乗馬に出かけた．そこで彼女は，再び目の前に広がる景色を実に詩的にとらえた．

　私は大草原の美しさを理解し始めました．太陽が沈みかけているとき，あるいは朝早くに昇って来るときの大草原の美しさといったら――――．「素晴らしい」のひと言に尽きます．繊細な色使い，花々，昆虫，鳥，これほどの美しさはこれまでに一度も見たことがありません．あら，ロバみたいな大きい耳と，長い脚のおかしなジャック・ラビット[注1]さん，こんにちは．あなたは，騎手の私が怖くないのかしら．いいえ，そういいながらジャック・ラビットは大きな耳をピクピクさせながらピョンピョンと逃げていきました．鞍の軋む音は心地のいいものでした．調教されたウマのショウ（Shaw）は老馬ですが協力的で足取りのしっかりしたウマです．西部劇に出てくるような鞍に青いジーンズを履いて乗馬する姿は，まるで本当のカウボーイのようでした．それにしてもあの大きなタカは一体何なのでしょうか．尾に横向きの白い縞模様があります．はてはて，今はタカのあの鋭い眼光と強力な嘴がよく見えるようになってきていますから，きっとタカたちが，円を描くようにして低空飛行を始めたのでしょう．

理学療法科には入れ替わり立ち代わり患者が来ていた．ウィリアム・マンスフィールド・ジェニングズ（William Mansfield Jennings）さんをはじめとする数名の特別なケースについて，シグネは日記に記録していた．彼は膝の再建術後のケースであった．シグネは次のように記述している．

————この患者は下肢が変形しており，大腿四頭筋と股関節屈筋群の麻痺があります．治療介入開始から数週間もあれば，理学療法士は患者のことを大変よく知ることができます．彼の場合はユタ州に牧場をもっていました．何としてでも私は彼の牧場に行きたいのです————彼は6万2,000エーカー（約2億5,000万 m²）の土地に，100頭のウマと2,000頭のウシと6,000頭のヒツジを飼っていました．まるで，映画で見るような光景です．ユタ州出身の彼は大卒で，元々サッカーのチームに所属し，1,400時間の飛行経験ももっていました．牧場のことを心から愛していて，根っからのカウボーイで，すてきな青年です．私は彼と一緒に懸命に治療を進めていますが，麻痺した筋群の改善はなかなかみられません．

1986年，ジェニングズさんを探し出すために，著者の私は，ユタ州ソルトレークシティ（Salt Lake City）の退役軍人業務課（Veterans Affairs Department）へ手紙を出した．しかし，ソルトレークシティにそのような課はなかったので，私の手紙は社会福祉課（Social Services）の退役軍人慈善（Veterans Benefit）部門の責任者へ差し向けられた．責任者のディロレス・ブッシュ（Delores Busch）さんによると，ジェニングズさんは1978年6月9日に逝去し，ユタ州ドレーパー（Draper）のサンセット・ガーデンズ墓地に埋葬されたとのことであった．責任者のディロレスさんのご協力に感謝申し上げたい．

このあとに続くシグネの患者についてのコメントからは，シグネが多くの軍人たちにどれほど深く思いやっていたかが読み取れる．

原因不明の脛骨神経麻痺を患ったリーヒー（Leahy）さんは，将校養成学校を

休学しています．第5指を脱臼したトレイナー（Traynor）さんは，将校候補者学校に入るため，依然待機中です．戦場の司令官のクラゲット（Clagget）大佐は，一日おきに治療のために通院してきます．理学療法科は常に忙しく，123名の患者を治療していました．今日はようやく整形外科医師のランバート（Lambert）大尉と話ができました．彼は理学療法のことにさほど関心を向けていませんでしたが，私シグネは，そのうちリハビリテーション部門にも立ち寄ってくれると信じています．

シグネを知るもう1名の軍籍のある理学療法士は，オクラホマ州デルシティ（Del City）出身のメアリ・J・トープ（Mary J. Torp）空軍少佐である．彼女はシェパード・フィールドにいる間，シグネが「理学療法士軍曹（Sergeant PT）」と呼ばれ，シグネの25歳の上司が「理学療法士伍長（Corporal PT）」と呼ばれていたことを振り返る．トープ少佐によれば，シグネは赤十字社での役割を完了したあと，軍隊で任務を務めることに関心をもっていたと述べている．シグネは，1943年3月の末にニューヨークの家路へ向かう途中，首都ワシントンD.C.でエンマ・ヴォーゲル（Emma Vogel）少佐と会う計画を立てた．

1943年4月1日，シグネはシェパード・フィールドを去り，テキサス州北部のダラス（Dallas）を経由しテネシー州西端の都市メンフィス（Memphis）へと旅立った．彼女は，このときの体験の一部を日記に書き残している．

洪水のため，私が乗車する予定であったジョージア州都アトランタ（Atlanta）行きの列車は運休になってしまいました．ジョージア州西部にリハビリテーションセンターを設立したウォーム・スプリングズ財団（Warm Springs Foundation）を訪れる予定になっていたのですが，メンフィスで丸一日過ごすことになってしまったため，ミシシッピ川に浮かぶ小船を眺めたり，黒人の居住地の中を散歩したりしました．ワシントンD.C.行きの夜行列車は，兵士や船員や海兵隊員で込み合っていました．そして彼らは通路でバッグや互いに寄りかかり合いながら寝ていました．豪華な寝台車が付いているプルマン式車両は用意されていなかったた

め，私シグネは自分の臀部が前日の足と同様に完全に疲れ果てるまで，大殿筋に
丸一晩と丸一日座わり続けました．食堂車内の順番待ちの列は，シェパード・
フィールドの水曜日の整形外科クリニック時の順番待ち並みに混んでいました．

ワシントン D.C. のユニオン駅に到着したシグネはあまりの人の多さに圧
倒されてしまった．彼女はそれを見て「まるでニューヨークの地下鉄のラッ
シュアワーのようです」と述べている．ヴォーゲル少佐との面会予定時間を
守るため，彼女は軍医総監事務所へタクシーで向かった．シグネはヴォーゲ
ル少佐について「非常に重要な地位の人が付けそうな真鍮らしい階級章をつ
けた青いユニホームを着た女性」と書いている．おそらく，面会はそれなり
のものであったことが推測される．

シグネは，正直にそして鋭い観察眼で，その会談の模様を記述した．

　私は氷のように冷たい接待を受け，年齢制限の 45 歳を超えてしまったために，
もう軍隊で勤務することはできないと言われました．これはシグネもほかの誰に
とっても，どうすることもできないことでした．軍隊内で理学療法士が立場を確立
したのがちょうどその頃であったため，過去の陸軍内部署での職務経歴は認めら
れませんでした．

数年後になってシグネはメアリ・J・トープ少佐に，ワシントン D.C. で
ヴォーゲル少佐と面会するまで，軍隊の職務に就くことへ不安があったこと
を語った．その心境の中であの冷たい面接と，ヴォーゲル少佐の態度を見て，
シグネは確実に陸軍への興味を失いかけていた．しかしながら，彼女には軍
に務めるための第二のプランがあった．海軍婦人予備部隊（Women
Accepted for Volunteer Emergency Service：WAVES）の新兵募集事務局
へいったのだ．状況は好転した．このことについてシグネは，次のように書
いている．

テキサスのダラスで保管されていた私の申請書は承認され，1943年5月10日のグループと一緒にトレーニングを開始することになりました．海軍士官学校（Officers Training School：O. T. S.）の終わりには待望の職務が待っているのです．私の陸軍時代は終わったみたいです━━━━これからは海軍だ！

次の2カ月，シグネはバレットホールの自宅で過ごした．気候は悪く，とても寒い日が続いていた．4月であるにもかかわらず吹雪に見舞われた日もあった．シグネは海軍に参加することを決意し，家をあける間，留守を見回ってくれる人も見つかった．

1943年6月5日，彼女はアメリカ海軍兵学校（U. S. Naval Midshipmen's Training School）で教練を受けるため，マサチューセッツ州ノーサンプトン（Northampton）のマウント・ホリヨーク大学（Mt. Holyoke College）に到着した．1943年7月27日，彼女は教科課程を修了し海軍中尉（Lieutenant Junior Grade）に任命された．彼女の指令は，1943年8月5日までにカリフォルニア州メア・アイランド（Mare Island）の「海軍病院」へ着任することであった．

ブルンストローム中尉がメア・アイランドへ到着したとき，ロバート・A・テケマイアー（Robert A. Teckemeyer）上級下士官の指揮の下に，うまく機能している理学療法科を見た（彼は後に理学療法士としてのキャリアの中で，ヴァージニア州都アレクサンドリアにあるアメリカ理学療法協会の運営部門の参事を務めることになる人物である）．テケマイアー氏は第二次世界大戦当時の日々を思い出しながら1985年2月20日付で記録を残している．

私ロバート・A・テケマイアーはウィスコンシン大学を卒業後，理学療法士の資格を取得し，1942年に海軍の兵籍に入りました．スザンヌ・ハート（Susanne Hirt）さんは，同級生の1人でした．私はウィスコンシン総合病院で理学療法士として6カ月従事した後，五大湖の海軍基地で兵籍に入り，まもなくしてカリフォルニア州バレーホ（Vallejo）のメア・アイランド病院へ赴任するよう指令が下されました．そして，理学療法科長として任命されました．同様にシグネも中尉とし

て到着したときに，科長として任命されました．私たち2人は，20名ほどの衛生
兵のために，海軍理学療法学校を設置することにしました．そこでは，基礎医学
と理学療法の治療テクニック，病院に送られて来るすべての症例の治療方法を教
えました．

　カナダ連邦ブリティッシュコロンビア州のバンクーバー在住のルーシー・
ゴア・ステッド（Lucy Gore Stead）さんは，海軍で作業療法士として務め
ていた．彼女は，軍務での日々についてこう語った．

　私が1943年6月にメア・アイランドに初めて赴任したとき，シグネは海軍少
佐のリハビリテーション科の医師の下で，2名のアシスタントと共に，設備状況の
不十分な環境で働いていました．そして，私も2名のアシスタントと共に，隣の
部屋で働いていました．赴任後の数カ月間は，整形外科患者ばかりが続いたため，
治療に少々困り，効果的に治療を進めていく方法を模索していました．臨床経験
の少なかった私は，シグネから多くを学びました．彼女は1943年から1946年に
かけて，私の師匠であると同時に友人でした．私たち全員にとって，個人として
も専門職としても成長した時期でした．それにより，私たちの友情は強く長く続く
こととなりました．その中でも，レントゲン技師のシャーリー・マインウェアリン
グ（Shirley Mainwaring）さんと私ステッドは，シグネと非常に懇意にしていまし
た．また自動車を所有していたのは，元英語教師兼図書館員で教育担当官のジー
ン・キャンベル（Jean Campbell）さんとシグネの2名のみでした．彼らは，ただ
でさえ貴重なガソリンを，日頃は節約して使うことで旅行にいくために必要なガ
ソリンを貯め，私たち5〜6人を乗せて州中央部のヨセミテ国立公園（Yosemite
National Park）とタホ湖（Lake Tahoe）へ2度，週末の旅行に連れて行ってくれ
ました．そのときのグループにいた心理指導員のナタリー・カーン（Natalie
Kahn）さんは今でも私の親友です．教育担当官のメイベル・パワーズ（Mabel
Powers）さんもそのときのグループのメンバーの一人です．私たちは海軍婦人予
備部隊員の士官により構成されたとても親密なグループでした．

そうして間もなく，シグネがその名を最も轟かせるきっかけにもなる大きな変化がメア・アイランドで起ころうとしていた．1943 年 10 月，アメリカ海軍（United States Navy：USN）大佐のヘンリー・H・ケスラー（Henry H. Kessler）医師が，メア・アイランドをアメリカ西海岸の肢切断患者向けのセンターにする新しい計画を始動するために赴任して来た．テケマイアー氏によると，少なくとも計画が始動するまでは「理学療法科に送られて来る患者のほとんどが戦傷者か，整形外科患者，神経学的疾患患者，火傷患者そして数多くのポリオ後遺症者でした」．1968 年，ケスラー医師は自叙伝『メスは十分ではない』の中で，みずからがもたらした変化と，新しいプログラムについて下記のように述べている．

　　私は，整形外科医師としてメア・アイランドへ異動して来たものの，職業訓練，相談助言（カウンセリング）や機能訓練（トレーニング），そして日常生活に復帰するための支援等々，リハビリテーションサービス全体の発展に強い関心をもっていました．このことについて指揮官のオーウェン（Owen）海軍大佐に話したところ，私の意見への賛同を得ることができました．結果，われわれは，ヘンリー・リンドグレン（Henry Lindgren）大尉を教育士官，シグネ・ブルンストローム氏を理学療法士官，ルーシー・ゴア・ステッド氏を作業療法士官，ナタリー・カーンを心理士，そしてエベリン・ガーデン（Evelyn Garden）と W・A・ハギンズ（W. A. Huggins）の 2 人をボランティアとして迎え，共に小さな組織を立ち上げました．

　ケスラー医師は，肢切断者センターを成功させるため，ありとあらゆる革新的なやり方を取り入れた．彼は資金調達のための基金を創設し，外部への広報活動を行い，様々な団体で講演を行い，肢切断患者の就職先を探し，また個人としても戦傷を負った多くの人々と交友を深めていた．彼は，肢切断者センターを設立するうえで原動力となる人物であった．ルーシー・ゴア・ステッドさんは，ケスラー医師が赴任したことにより起こった多くの変化について次のように話している．

ケスラー医師が整形外科とリハビリテーションの責任者として現場に赴任して来てから、多くの物事がうまく軌道に乗り始めました。新しいビルが建設され、職場環境は改善し、職員数も急増しました。人選は注意深く行ってはいたものの、急増した職員の大半は、まだほとんど教育を受けていない病院の衛生兵で、職務を教え込む必要がありました。しかし、シグネはそんな状況に屈することなく、彼らにとって素晴らしい教師となってくれたのです。

　そのころには、太平洋諸島上陸に際して負傷した多くの兵士たちが運び込まれて来ました。未熟な作業療法士であった私にとって、やや恐ろしいともいえるこのような任務を任されていた時期に、シグネがそばにいてくれて、本当に運がよかったといつも思うのです。また、ケスラー医師がそばにいてくださったこともとても幸運だったと思っています。彼は私たちの尻を叩いて前に押し出しつつも、サポートをきっちりとしてくれる人でした。彼は、まるで縦糸と横糸でしっかりと編まれた織物のように、リハビリテーション部を緊密で連携の強い部署へと作りあげました。前任のリハビリテーション科医師は辞めたので、シグネと私はケスラー医師の直属の部下となりました。彼は、リハビリテーションに関連するすべての部門の責任者が出席する週ごとのリハビリテーション会議で司会を務めていました。私たちはそこで様々な症例について討議を行い、治療計画を練りました。義肢部門が設立されたため、この部門で治療を開始し、義肢の使い方についても指導を行うようになりました。

　開始からまもなくして、上肢切断者を中心として、休暇で帰省するときに、義肢を装着せずスーツケースにしまって持ち帰る人があまりにも多いことに気がつきました。懸命な治療を行っている中で、このような行動は断じて受け入れられるものではなく、理学療法科と作業療法科の双方による合意の下で、海軍の規律に手を加えることにしました。私たちは義肢を装着した状態での運動達成度テストを開発し、作業療法科でそれを印刷し、一人ひとりの切断者たちがそのテストに合格するまでは退院ができないように規律を作りました。私は、厄介なことにこのテストを実施する側の役回りで、私たちはますます嫌われ者になっていきました。シグネのイニシアティブで、理学療法の予約をすっぽかした者に対する罰則を取り入れました。ガッシリとした大男が私のような身長150 cmほどの海軍婦人予備

44

部隊員に，理学療法を欠席したがために海軍大佐の前まで引きずられていく姿は，確かに笑い種といえるものでした．兵士たちは始めこそ不平をいっていましたが，結局はある程度その意味を受容してくれ，私たちのやり方に，実によく我慢してついて来てくれました．私は，シグネが職員や一部の患者向けに開いてくれたあるパーティーをよく覚えています．そこで，私は１人の水兵によって，海軍婦人予備部隊員の将校が「慈悲の天使」とならずに奴隷を酷使するようなやり方をしていることについて，悲しげにそして半ば真剣に非難されました．シグネの人格を知った人々なら，この現実的なアプローチにおける彼女の影響力を理解するときがいつか来るでしょう．同じ目標を共有し，重要な仕事をしているのだという自覚にあふれ，その過程で多くのことを学習したこの何年間かは，私たち全員にとって非常に充実した期間でした．シグネはこうしたことすべての要となる役割を果たしていましたが，常に控えめな人でした．彼女はメア・アイランドの肢切断者たちのアフターケアに対する考え方を構築し，それを私たち全員に教えてくれたのでした．彼女は仕事には常に懸命で，強い原動力とあふれんばかりの活力という２つの要素が見事に融合した人物でした．

多忙であったものの，シグネはあらゆる業務の合間に乗馬やハイキングをする時間を見つけていた．彼女にとってはパーティーもまた，楽しみの一つであった．1944年5月4日，シグネはサンフランシスコでのアメリカ理学療法協会の集会のあとのことを日記に記録している．ケスラー医師は集会に参加し，肢切断について講演をした．シグネによると，この集会後，彼らは将校の一人のマンションを訪れ「たくさんの飲物がふるまわれた」．また，バーン神父（Father Burne）の教会での「フィエスタ（fiesta）」の祭りに参加し，「ダンスや賭けをし，ビールを飲んだ」こともあった．

ボブ・テケマイアー（Bob Teckemeyer，前述のロバートの敬称）もまたシグネと交流する機会をたくさんもっていた．彼とフラン（Fran）夫人は，海軍基地の近くの浜辺にあるマンションの，シグネの部屋の真上の小さな一室を所有していた．規定で将校とほかの職員との親交は慎むように定められていたものの，シグネとボブとフランは各々のいずれかのマンションでカク

テルを飲み，夕食をとりながら，多くの晩を過ごした．そこでは職場のことや，リハビリテーション科が受けもっている患者数の多さについて意見を言い合った．ボブはシグネのことを「人と過ごすのが好きで，特にパーティーで楽しい時間を過ごすことが好きな人でした」と振り返っている．彼は，シグネの振る舞いや人柄について以下のように語っている．

彼女はよきスポーツマンで，体育会系の人物でした．彼女は煙草を吸い，夕食後に高級な葉巻を吸うことを本当に楽しんでいました．面白い冗談を聞くのも話すのも好きで，シグネ自身が優れた語り手でした．スウェーデンで育った彼女は，過去に接したことすべてに国際的な味付けをして話すのが常で，全員がそれを気に入っていたのです．

シグネとの交流について，ボブは最後にこう述べた．

彼女は優秀な教師で，自分自身に対しても，また周囲の人々に対しても完璧を求めました．私が多くの功績を残せたのは，シグネと公私共に交流した中で様々な知識や考え方を分け与えてくれたからだと考えています．戦後の彼女との交流は，クリスマスシーズンにカードと短い手紙のやりとりをし，時には，アメリカ理学療法協会の会議が西海岸で開催されていたため，そのときには顔を合わせる程度でした．サンフランシスコ湾岸地域で開催される際には彼女のほうから電話をくれ，カリフォルニア州北部のソノマ郡のサンタローザ（Santa Rosa）にある私宅に立ち寄ってくれました．

リハビリテーション科の心理士であったナタリー・カーンさんは，現在はカリフォルニア州サンタ・フェ・スプリングス（Santa Fe Springs）にお住まいで，ナタリー・ズッカー（Natalie Zucker）さんという名前となっている．1985 年 6 月の手紙では次のように書いている．

私は，メア・アイランドで愉快な海軍婦人予備部隊将校たち一団の心理士をし

ていました．私たちは専門家でしたが，シグネは専門家の真髄を究めた人物で，私たち若手が見習うべきお手本でした．今でも頭の中で，彼女が病院の廊下を，下り坂を滑降するスキーヤーのように上体を前方に曲げて急ぎ足で闊歩している姿を思い出します．彼女には，一生涯の間に達成したい目標が数えきれないほどありました．彼女は強くたくましく，誠実さの塊のような人物でした．私には，彼女がまるで強い樫の木のように見えました．私はシグネと近い関係にはありませんでした．一緒に働くという体験は共有しましたが，年齢が離れていたため世代としては別世代でした．また彼女は自分のことを人に多くは語らないタイプの人物で，人と親密な関係になることを望んではいないように感じられました————　一緒に働いた思い出があることを光栄に思っています．

ウィスコンシン州南東部のウォーキショー（Waukesha）に住む理学療法士のアリス・バーグ（Alice Berg）さんもまた，1945 年から 1946 年までメア・アイランドで勤務していた．彼女は 1984 年 9 月 17 日付で，次のように書いている．

　シグネは私たち全員によい刺激を与えてくれる存在でした．これまでのどの教師よりも探求心にあふれる人物でした．あるときのこと，彼女は医師相手に筋の作用についての説明を行っていたのを覚えています．図示したり，ほかの器具を使用するでもなく，被験者の協力を得て，実際の人を使って説明していました．説明を聞いた医師は思わず夢中になり「これぞ生きた解剖学だ！」と言いました．彼をはじめ，その場にいた私たち全員が，彼女の説明にとても感激しました．

シグネは職務以外の仕事として，若干名のスタッフを引率し，15 名の男性患者と 4 名の女性患者と共に首都ワシントン D.C. へ一緒に出かけることを了承した．その日は，1944 年 5 月 5 日であった．4 日間かけて，一行はベセスダ海軍病院（Bethesda Naval Hospital）へ無事に到着した．シグネは内科・外科局へ出向いたあと，急いでアーリントン（Arlington）の人事局へ向かい，そこからベセスダへ戻った．それから数日の休暇を取り，夜行列車で

ニューヨークへ向かった．そして5月10日からその週末にかけて「バレット
ホール」の田舎の家でゆっくりと休んだ．しかし，次の記述からも分かるよ
うに，それでも彼女の生活は分刻みでの忙しさであった．

　　バレットホールの果樹の花は咲き，渓谷のユリは球根から芽を出し，ライラック
　の花も開き始めています．私は，ラング夫妻に森林部分の土地のことについて話
　をしました．そして自分の土地に戻り，土地の図面を再度確認しました．休暇の最
　終日には，カエデを納屋の西側へ植え替えました．

1944年の夏，シグネは再び家を空けることとなったため，不在の間バレッ
トホールの小さな家の面倒をみてくれる人を探した．そして，見つかったと
ころで，シグネはペンシルベニアホテルで5月19日から21日に開催される
アメリカ理学療法協会の会議に出席するために，ニューヨーク市へ戻った．
さらに翌22日には，内科局に出向いたあと，西海岸に向かう列車に乗った．
5月26日の金曜日には，メア・アイランドでの職務に戻っていた．
　彼女は移動の合間でも，患者の治療中でも，職員への教育中でも，専門職
者向けに講義をする時間を必ず捻出していた．彼女は印象に残ったあるとき
の講義についてこう書き残している．

　　1944年8月8日　ルーシー・ゴアとジーン・キャンベルと私は，リハビリテー
　ションについて講義をするためスタンフォード大学（Stanford University）へ出向
　きました．サンフランシスコまでヘイゼル・ファースコット（Hazel Furscott）さ
　んが迎えに来てくれ，大学のあるサンタクララ郡パロアルト（Palo Alto）市まで
　車で送ってくれました．大学の理学療法学科で，2時間講義を行いました．参加
　者の中には，メア・アイランドで元患者であったキャサリン・ワーシンガム
　（Catherine Worthingham）さん，ルシール・ダニエルズ（Lucille Daniels）さん，
　そしてケネディ大尉がいました．このあと，キャサリン宅で夕食会がありました．

1985年1月25日付の手紙の中で，ルシール・ダニエルズさんはシグネの

伝記作成に際して，次のような意見を述べている．

　　キャサリン・ワーシンガムと私は，シグネがモリソン・リハビリテーション・セ
　ンター（Morrison Rehabilitation Center）で見せていた臨床能力や教師，執筆者
　としての活動に敬服していました．シグネの理学療法の仲間たちへの貢献は申し
　分のないもので，解剖学者をはじめ，整形外科医や外科医などの学究領域に関連
　する人々からの信頼も勝ち得ていました．

1994 年 9 月のニューヨークに遡るが，後にコロンビア大学理学療法学科の
准教授となるアルシア・M・ジョーンズ（Althea M. Jones）さんが，理学療
法を学ぶために専門外科病院のコースを受けた．本来ならそのコースはシグ
ネが指導する予定であったが，彼女は海軍に所属していたため，代わりの教
師が採用された．アルシアは 1986 年 2 月 5 日付の手紙で，当時の日々のこと
を思い出しながらこう綴っている．

　　学生であった私たちは，膝関節と足関節をまたいで付着している腓腹筋の作用
　に関するシグネの論文を読むことが課題として与えられました．彼女が行う筋活
　動や筋作用の注意深い分析は，読んでいてワクワクするものでした．その題材か
　ら非常に啓発的な議論に発展したことを今も覚えています．彼女の数々の著述は
　私の中では強烈に印象に残っており，生涯を通じて私の思考に大きな影響を与え
　てくれました．

シグネは様々な研究課題で多忙であったが，日記は書き続け，その当時の
重要な出来事も記録していた．近くの出来事に留まらず，パリの解放，マル
セイユ攻略，ルーマニア和平，米国艦船バーミンガムの沈没など，遠く離れ
た場所で起こったような出来事も記録していた．また彼女は，メア・アイラ
ンドでの死傷者の影響を記録することもとても気にかけていた．

　　1944 年 8 月 23 日の記録．肢切断患者がサイパン島から立て続けに入院してき

ています．今や 14, 15, 19, A, B, C 病棟は満床となっています．フィリピンで
の爆撃は続き，さらに 10 月 16 日には 21 病棟と 26 病棟が整形外科病棟へと加
えられました．患者は，島々からハワイのパールハーバーやカリフォルニアのハミ
ルトン飛行場経由で，48 時間以内にメア・アイランドへ到着しました．グアム島
での死傷者の人数は甚大でした．今は戦傷を負ったペルー人が運び込まれていま
す．

　シグネの仕事は「並外れた業績」であると認められ，1944 年 11 月 1 日，
彼女はアメリカ海軍婦人予備部隊員の医療サービス部隊で「海軍大尉（lieten-
ant）」の階級に昇進した．辞令証書には，海軍長官フランシス・P・マシュー
ズ（Francis P. Matthews）の署名がなされていた．昇進を祝って，海軍大佐
とグリア（Greer）夫人は将校たちのクラブでシグネのパーティーを開催し
た．出席者の中には，ケスラー海軍大佐，D・T・トッフェルマイアー（D.
T. Toffelmier）医師，ポール・オルソン（Paul Olson）医師，ジェシー・フィ
リップス（Jessie Phillips）大尉，ルーシー・ゴア大尉，ナタリー・カーン大
尉がいた．

　あらゆる職務の合間を縫って，シグネは論文を書くための時間を見つけ，
いくつかの映画を制作する準備にも入り始めた．論文の題目は，「下肢切断後
のアフターケアと理学療法（Physical Therapy in the Aftercare of Amputa-
tions of the Lower Extremity）」で，1944 年発刊の『アメリカ海軍医学紀要
（U. S. Naval Medical Bulletin）』の 43 巻，634～644 頁に掲載された．シグネ
のニューヨークの友人で理学療法士のマーギット・アデン（Margit Aden）
さんはその論文の写しを，アメリカ理学療法協会のミルドレッド・エルソン
（Mildred Elson）事務局長へ 1944 年 11 月 22 日に送った．マーギットさんは
同時に，シグネが昇進したことも伝えた．それを聞いたミルドレッド・エル
ソンさんは，1944 年 11 月 27 日付でシグネにこのように手紙を宛てた．

　アデンさんが，あなたの論文の写しを親切に送ってくださいました．実に優れ
た論文でした．あなた自身，そしてあなたが見せる進歩は私たち理学療法士全員

50

にとって大きな誇りです．あなたは，海軍の中での私たちの一つの大きな喜びです．送ってもらったこの論文を転写するか，元原稿を拝借できればと思っています．今後，ますますのご発展とご活躍を祈念します．

シグネはミルドレッド・エルソン事務局長とさらに手紙でのやりとりを続けた．その中で彼女は，海軍内科・外科局内に理学療法科の代表がいないことへの懸念を表明した．1945 年 1 月 24 日，シグネはニューヨーク市ブロードウェイ 1790 番地の国立事務局エルソン女史宛てにこのような手紙を書いた．

作業療法士の方たちが首都ワシントン D. C. の海軍内科・外科局の顧問として作業療法協会の一会員を配置したことを，ご存知でしょうか．顧問に指名された当時，彼女は海軍少尉でしたが，最近海軍大尉に昇進されました．私たち理学療法士もまた作業療法士の方々と同様に，代表者を必要としています．代表者を立てることができない限り，私たちが成功することは難しいでしょう．ワシントンのお役人の方々へ私から届けられる手紙は，手元に届くまでの手続きがあまりに多すぎます．私は機会あるごとに報告書を作成してきましたが，その努力もこれまでのところ無駄に終わっています．

私は海軍局の理学療法部門代表に，ヘイゼル・ファースコットさんのような方を置ければと考えています．彼女こそ適任者であると確信しています．この問題について，われわれ理学療法協会が何らかのかたちで取り組むことは可能でしょうか？　あなたが当然知っているように，海軍は有資格の理学療法士を非常に必要としているのです．それでいて，サンフランシスコの職業紹介所は，おそらくは上層部からの指示に従って，すべての応募者を不採用にしています．私の個人的に知っているアメリカ理学療法協会の会員が 2 名も，2 度にわたり不採用と通知されています．彼らが理学療法士としての職を得るためには，視覚障害の証明を発行することが必要でした．証明を発行することは手間のかかることではありますが，不可能ではなかったはずです．しかし，紹介所はそれさえも試みることなく拒否しました．

海軍での理学療法助手のトレーニングは，もう一つの悩みの種で，このうえなく困り果てています．私は海軍内で理学療法士と関連する物事のすべてに不満をもっています．なにか解決策はあるでしょうか？　形成外科や整形外科の医長が理学療法を評価してくださっている事実は，私個人の心の支えとなっていますが，これだけでは問題の解決にはなりません．

手紙に添付されたメモによると，この手紙を受け取ったエルソン女史が後にこの件をアメリカ理学療法協会の諮問委員会へ差し向けたようである．

海軍報道官によって撮影された2つの映画は，1945年中には完成した．1つ目の16 mm映画の表題は『下肢切断のアフターケア』で，無声のカラー映像で上映時間は約1時間であった．2つ目の16 mm映画の表題は『末梢神経損傷』で，同じく無声のカラー映像で上映時間は約20分であった．映画『下肢切断のアフターケア』は，1945年2月2日の全体スタッフ会議の開始前の時間を使って，初公開された．そこにはオーウェン大佐や，内科・外科のスタッフが出席していた．来賓にはニミッツ（Nimitz）さん，ティスデイル（Tisdale）さん，オーウェン夫人がいた．シグネは，語り手を務めた．2週間後，シグネと作業療法士のルーシー・ゴアさんは，サンフランシスコで開催されたアメリカ理学療法協会の会議に出席した．シグネは制作した映画の発表を行い，ルーシーは『上肢切断のアフターケア』がどのようなものかを説明した．いずれも，非常に好評であった．シグネの映画は戦後もしばらくの間使用されたが，残念ながら途中で郵送中にフィルムが紛失してしまった．

シグネは変わらず海軍に多くの不満をもち続けながらも，よりよい切断者の治療プログラムの作成，理学療法に関わる兵士たちのトレーニング，専門職者の集まりでの講義，理学療法協会などの集まりへの参加，論文や著作の執筆活動に向けて奔走し続けた．また彼女はそのほかの大事な出来事を，下記のように日記に書き留めた．

1945年2月19日，アメリカの艦隊が硫黄島の海岸を爆撃．4月12日，ルーズベルト大統領がジョージア州ウォーム・スプリングズ（Warm Springs）で逝去．

4月25日，サンフランシスコで国際安全保障会議が開催される．4月26日，ロシアがベルリンへ進撃．

　戦争は終結へと近づきつつあった．現在ニューヨークに在住するジャック・ホフコッシュ（Jack Hofkosh）さんは，1945年当時，海軍病院の衛生兵として勤務していたときに初めてシグネと出会った．「私は，カリフォルニア州オークランド（Oakland）にあるオーク・ノール海軍病院（Oak Knoll Naval Hospital）で，切断者のリハビリテーションの専門家として6週間の任務に当たりました．このとき，このプログラムを担当する海軍婦人予備部隊員の大尉がシグネ・ブルンストロームでした」と，ジャックは1987年8月11日付の手紙に書いている．ジャックはカリフォルニアを去ったあとに，フィラデルフィアの海軍病院で肢切断者へのリハビリテーション治療プログラムを編成し，その先頭に立って指揮してきた．彼は「カリフォルニアでシグネと出会ったことと，フィラデルフィアでの任務が，1947年に海軍を退職したあとも理学療法士として自己研鑽を続けていく最大の原動力となりました」と書いている．その後，1950年に，ジャックはニューヨーク大学を卒業し，ニューヨーク大学リハビリテーション医学研究所に勤務した．そして，その施設で33年間理学療法科長を務めた．やがて来る1956年，シグネとジャックはニューヨーク大学で再び一緒に勤務することになる．

　海軍で3年間勤務を続けたシグネは，ようやく功績に見合った表彰を受けられることになった．1945年11月14日，メア・アイランドの海軍病院の医療担当官C・W・ロス（C.W. Ross）大佐は，ワシントンの海軍局人事課へ簡潔な手紙を送った．件名は，シグネ・ブルンストローム大尉への功労賞授与のことについてであった．彼は次のように書いている．

1. 1943年8月5日付で当院での職務に就いて以来，上記のブルンストローム大尉は当院理学療法科を取りまとめている．この科は1944年4月以後，リハビリテーション活動を進める役割を果たしてきた．

2. ブルンストローム大尉は専門職者として，職務に対して全身全霊で向き合い，自身のすべてを捧げる献身的な姿勢を通じて，リハビリテーションプログラムに関係するスタッフを鼓舞激励した．彼女の仕事に向ける情熱に接した患者たちは，身体のリハビリテーションを加速させるための努力を払う決意を新たにし，治療に取り組んだ．

3. 前述の観点から，ブルンストローム大尉は熟練した理学療法士として，また理学療法科講師として称賛に値する職務を果たし，その卓越した職務遂行により，肢切断者やほかの戦傷者のリハビリテーション分野において，海軍およびアメリカ合衆国に計り知れない利益をもたらした．そしてそれらの偉業は，通常期待される高基準をはるかに凌ぐ卓越したやり方で実行されたと考えられる．

　海軍が実際にシグネの業績を表彰するまでには，時間がかかった．1946 年の新年にシグネはシアトルを訪れたが，1 月 4 日にはメア・アイランドへ戻り，冬季の間ずっとそして春季の間も，彼女は多忙なスケジュールをこなした．義肢装具委員会の代表者会議，カリフォルニア大学医学校の委員会での図書館開館計画，海軍病院の歩行クリニックでの診察，制作映画の公開，文献の分類と整理およびファイリングシステムの構築，リハビリテーションプログラムの再編成，海軍所属の療法士のための業務分析，兵舎の清掃，見張り当番，このすべてをこなした．彼女はまた，研究や論文執筆のための時間も捻出し，雑誌『Physiotherapy』の「Review」に投稿するための論文を 2 編も用意していた．1 つは「類似した機能を有する筋における力の比較：上肢の末梢神経損傷の研究（Comparative Strength of Muscles with Similar Function：a study of Peripheral Nerve Injuries of the Upper Extremity）」で，同誌の 1946 年の第 26 巻，第 2 号に掲載された．もう 1 つの論文は，「切断者の歩行訓練：バイオメカニクス的考察（Walking Training of the Amputee：Some Biomechanical Considerations）」で，同じく同誌の 1947 年の第 27 巻，第 3 号に掲載された．

　日記には失望した 2 つのことも書かれていた．1 つは，ある出張旅行のこ

とであった．彼女はシカゴでの開催予定の義肢関連の集まりに招待されたの
にもかかわらず，軍からのは許可が降りず参加できなかったのである．2つ
目は仕事ではなく教養面のことで，病院で開かれる予定であった世界的に有
名なピアニストのジョセ・イタービ（Jose Iturbi）氏によるコンサートが中
止になったことである．

　私生活の面では，1946年2月3日，彼女の同僚のテケマイアー夫妻の送別
会があった．海軍は最も実力のある理学療法科のスタッフを1人失った．

　1946年4月2日，シグネも現役引退の通知を受け取った．病院のロス
（Ross）大佐からの公式文書には次のように書かれていた．

　　あなたの現役引退に際して，戦争中に海軍で尽力してくださったことに感謝の
　意を強く表したい．1943年8月4日から1946年4月2日まで，理学療法士とし
　て任務中，あなたは海軍の求める高い基準に沿ったかたちで職務をまっとうさせ
　ました．あなたのもっている将校としての資質と専門的能力は，司令部の任務の
　達成に大いに貢献しました．市民生活に戻っても，あなたの今後の活躍と健闘を
　祈っています．

　手紙をもらったシグネは非常に喜んだかもしれないが，その公式文書は軍
隊特有の様式で，明らかにテンプレートの空欄に氏名や日付を書き込むだけ
のものであった．

　そのほかにも，1946年4月4日付で重要な公式文書が，ジェームズ・フォ
リスタル（James Forrestal）海軍書記から届いていた．表彰通知および表彰
状であった．

　　海軍長官は，以下の者を表彰する．

　　アメリカ海軍予備隊員，シグネ・ブルンストローム　殿

　　次に述べる功労に対して，表彰状を贈る．

　　1943年8月から1945年10月まで，カリフォルニア州メア・アイランドのア

メリカ海軍病院の理学療法科担当官として，傑出した功績をあげた．熟練した理学療法士として活動しながらも，理学療法分野の講師としても活躍した．ブルンストローム大尉の情熱に接した患者が身体のリハビリテーションを加速させるための努力を払う決意を新たにし，治療に取り組んだ．あなたの長所でもある慈悲深さと強い決断力は，肢切断者やほかの戦傷者のリハビリテーション分野において計り知れない利益をもたらした．そしてあなたが成し遂げた偉業は，あなた自身とアメリカ海軍軍務に対する高い信頼を反映するものである．この表彰状はブルンストローム大尉の公的記録の1つとなり，また称揚メダルの着用を認めるものである．

この表彰状の文面を見ると，誰かしらが1945年11月にロス大佐が人事局へ送った手紙に気がついていたことは明らかである．もしシグネの父親の故ブルンストローム陸軍大佐が，自分の娘がこのような海軍の表彰を受けたことを知ったならどんなに誇らしく思ったことであろう．

シグネは現役の間に，カリフォルニア州モントレー（Monterey）で開催されたアメリカ理学療法協会の会議に出席した．その日の会議には1人の新任の理学療法士，スザンヌ・ハートさんが参加していた．彼女は後に，理学療法士の教育において傑出した貢献をすることになる．そして現在はヴァージニア州にある医療系大学のヴァージニア・コモンウェルス大学（Virginia Commonwealth University）の理学療法科の名誉教授をしている．以下はハートさんの話である．

シグネは，私が初めて模範にしたいと思った実に優れた人物でした．初めて出会ったのは，1946年にカリフォルニアで開かれたアメリカ理学療法協会の全国会議でした．その会議は私にとって初めてのもので，そのときシグネはまだ海軍に所属していました．彼女は海軍の白い制服を着て登壇し，戦争中に行って来た肢切断者に対する取り組みについて，ほかで見たこともないプロとしての貫禄に満ち満ちたプレゼンテーションをされました．その発表を聞いた瞬間，私はこの仕事に就いてよかったと感じたことを覚えています．シグネと私は継続的に近くで働い

たことはありませんでしたが，研修会で何度も顔を合わせるうちに，どういうわけか親密な関係になりました．お互いに外国人訛りがあったことと，それ以外にも似た生活背景をもっていたことがこの親密な関係を創りあげるに至った一因かもしれません．

海軍病院での任務に就いた3年間は，不屈のシグネにとって非常に有益なものであった．彼女はその3年間で療法士，リハビリテーションの専門家，リーダー，教師，執筆者，講師，研究者そして理学療法士団体の活動家として名声を得た．1946年時点で彼女自身はまだ知る由もなかったが，シグネがこの期間に行った数々の取り組みと，切断者への治療研究がまさに彼女の最初の著書の基礎となったといえる．

それに加えて，ヘンリー・ケスラー医師との出会いは，後の1949年に彼女にとって大きな業績の一つとなる出来事をもたらすのである．総じて，海軍での任務中に見た規律や指揮の執り方が，その後の彼女の取り組みの多くの側面に影響を与えたといえる．彼女は，第二の祖国でもあるアメリカの海軍で勤務したことを心から喜ばしく思った．そしてついに1946年4月3日，シグネ・ブルンストローム大尉は，カリフォルニアのバルボア・パーク（Balboa Park）にある海軍事務所へ出向き，海軍と別れを告げたのである．

訳注
注1：ジャック・ラビット（Jack rabbit）とは，北米西部に棲む野ウサギの一種のことである．

第4章
フルブライトの指導者
～ギリシアでの6カ月～

　1946年4月20日，兵役を終えたブルンストローム女史のニューヨークへの帰還の旅が始まった．旅の最初の滞在場所はユタ州のオグデン（Ogden）で，ブッシュネル総合病院（Bushnell General Hospital）の理学療法科を訪問した．それからイリノイ州のシカゴとその北部の都市エバンストン（Evanston）にしばらく滞在した後，自宅のあるバレットホール通りに5月5日に到着した．家に帰ると，家の周りや所有地の管理，手入れなど，やるべきことがたくさんあった．しばらくの間は，田舎での生活感覚を取り戻すことに費やされた．2週間が過ぎた頃には，アメリカ理学療法協会のニューヨーク支部で切断者の映画に関する講演活動を行うなど，いつもの日々へと戻っていた．その直後，シグネの個人的な活動記録には「記載事項は以上―――私はスウェーデンに帰ったのだと思う」と書かれていた．
　ニューヨークのメトロポリタン生命保険会社の給与支払簿を見ると，シグネの次の大きな動きが確認できた．1946年10月30日付でレイ（Ray）氏の署名のある項目には，次の記載がある．

　本日，スウェーデンから戻ったブルンストローム女史に会いました．彼女はニューヨーク大学で満足のいく職位が得られず，サンフランシスコへ居を移すことにしたため，私たちの生命保険会社へ戻って来ることはもうないと語っていました．

1946 年 12 月 16 日付で，彼女はアメリカ理学療法協会のバーバラ・ホワイト（Barbara White）事務局長へ次のような手紙を書いた．

　私の西海岸への旅は長い間延期され続けていましたが，ようやく 12 月 18 日に出発することになりました．オハイオ州北東部の都市クリーブランド（Cleveland）と，シカゴで停留し，それからサンフランシスコへ向かう予定です．

　同じ手紙の中で，シグネはバレットホール通りの小さな家について得意気に，次のように書いている．

　私の「鶏小屋」にもついにバスルームができました．排水設備と下水管を完成させ，また改装を終えるのに長い時間がかかりました．屋内でも屋外でも一生懸命作業してきたので，この家は本当によい状態になりました．この状態でこの家を離れられることに満足感を覚えています．あなた方にも是非ひと目見ていただきたいと思っていたのですが，あまりにも仕事が忙しく，客人を招く時間はありませんでした．

　カリフォルニアに滞在中，シグネはミッション通り（Mission Street）1680番地のサンフランシスコ・リハビリテーションセンターを住所として使っていた．シグネ個人の「履歴書」には，1946 年から 1947 年までの間，カリフォルニア大学で進められていた義肢装具の研究に携わっていたことが示されている（1956 年にシグネの最初の出版物としてチャールズ・C・トーマス（Charles C. Thomas）社から出版される『下肢切断者のトレーニング（Training of The Lower Extremity Amputee）』の中で，全米研究評議会（National Research Council）内の義肢専門委員会後援の研究が参考文献として挙げられている）．この時期，シグネは，『切断者の歩行訓練：バイオメカニクス的考察（Walking Training of the Amputee：Some Biomechanical Considerations）』の論文も執筆しており，これは，雑誌『Physiotherapy』（1947 年第 27 巻 第 3 号）の「Review」に掲載された．

シグネはカリフォルニアにいるメリットを活用して，同州のアシロマ（Asilomar）で開かれたアメリカ理学療法協会の全米会議に出席した．メアリ・エリーナ・ブラウンさんは，その会議で彼女に会ったときのことを次のように述べている．

1947 年，会議で出会ったシグネはあふれんばかりに元気でハツラツしていて，両手を広げて私をギュッと抱きしめてくれました．私たちは同じプログラムに参加していたのですが，同じ部屋に配置されたことで，本当に素晴らしい再会になりました．

1947 年の秋に，シグネはニューヨークへ戻った．彼女はニューヨーク大学のリハビリテーション医学研究所（the New York University Institute of Rehabilitation Medicine）で，研究を専門とする理学療法士として働き始めた．理学療法科主任のジャック・ホフコッシュ氏によると，シグネの研究は「四辺形ソケット（quadrilateral socket）の義足開発」に関係するもので，理学療法科と義肢科の両方と協力して研究を進めていたとのことであった．

研究が繁忙でないときには，シグネはコロンビア大学で肉眼解剖学（Gross Anatomy）と神経解剖学（Neuroanatomy）を教えた．その活動については，フロリダ州ノース・フォート・マイアーズ（North Fort Meyers）に住むコロンビア大学の名誉教授で作業療法士のマリー・ルイス・フランシスカス（Marie-Louise Franciscus）さんが下記のように詳細に語ってくれている．

私が初めてシグネに出会ったのは，私がコロンビア大学の内科・外科学の学部の作業療法学科の副学科長になった 1947 年のことです．シグネは，コロンビア大学医学部の機能解剖学者として知られていたハーバート・エルフマン（Herbert Elftman）教授と共に神経筋機能の研究を行っていましたが，彼女は解剖を担当していました．私も，これと似たプロジェクトをオハイオ州立大学でリンデン・エドワーズ（Linden Edwards）教授と共に実施したことがありましたが，シグネの研究に比べるとかなり見劣りします．最初の数年間，シグネと私は幾度となく双方

の研究メモやノートを見せ合いました．その後，エルフマン教授の解剖学で，シグネが運動学を教えることによって，学習順序をうまく連携・統合させた授業が作業療法学科と理学療法学科の学生に提供されました．

　また，ちょうど同じ時期，シグネはリハビリテーション医学研究所で，片麻痺患者の治療理論も研究していました．その頃のシグネは疲れ知らずで，エネルギーにあふれる精力的な人でした．仕事から仕事へと移るスピードがあまりにすごいので，そんな彼女を見て私たちは彼女に愛情を込めて「白い竜巻」や，「デルビーシュ」注1いうニックネームをつけました．

　本部に彼女がやって来たとき，彼女は注目の的となり，皆に尊敬の眼差しで見られました．彼女は頭の回転が速く，頭脳明晰で，知識や知力にあふれていたうえに，自分のもっているものを人と共有することが得意であったため，教師として抜きん出た人物でした．

運動を通してよき健康を促進することに対するシグネの興味は，結果的に彼女をニューヨークのメトロポリタン生命保険会社に復帰させることへとつながった．記録によると，彼女は 1947 年 12 月 2 日付で，以下の条件で復帰している．「火曜日・木曜日午後に体育指導員（Physical Training Instructress）として非常勤勤務．給与 20 ドル．前職業績の認定なし」．

　1948 年は年間通して仕事が繁忙であったものの，バレットホール通りの家に帰るとシグネにも平穏と静寂が訪れた．彼女はバレットホールの家で過ごす時間のうち，多くの時間と労力を自分の土地に新たな小さな家を設計することに使った．それ以外の時間は研究課題や科学論文をまとめることに充てた．そしてたまに，友人を招いて歓談のひとときをもっていた．以前所属していた海軍の「仲間」で，作業療法士のルーシー・ゴア・ステッドさんと夫のゴードン（Gordon）さんがいなければ，おそらくシグネは 50 回目の誕生日と 1949 年の大晦日を一人で過ごしていたことであろう．ルーシーとゴードンは英国へ出かける途中，ニューヨーク州のカーメルへ立ち寄って休日を過ごした．家の周りの牧草地には十分に雪が積もっていたので，シグネは新しいスキー板を試すことにした．野外での気分転換のあとは，カーメル・カン

トリー・クラブで夕食をとった．そして午前 0 時直前になると，夫妻とシグネは 1949 年の新年を迎えるため小さな旧式のテレビを囲んで座った．

　シグネの新年は，シカゴへの旅に始まり，その後は復員軍人援護局によって後援された「切断者への臨床サービス」に関する会議のため，サンフランシスコへ向かった．そこでシグネは何人かの医師や，ヘイゼル・ファースコットさん，アリス・セリグマン（Alice Seligman）さんといった理学療法関係の友人たちと再会し，晩にはサンタロサでテケマイアー夫妻と食事を共にした．メア・アイランドで一日過ごしたあとは，1949 年 1 月 15 日着予定の夜間飛行便でニューヨークへ戻った．彼女が短期間留守にしていた間に，自宅のあるバレットホールでは，母屋の建設に向けてコンクリートブロックの基礎工事が始まっていた．そのあとの数週間は，シグネが外壁の基底部の枠を塗装している間に，大工が間柱を建てていった．シグネの日記によると「1949 年 1 月 31 日，ガレージの上を，バルコニーではなく屋根にすることに決定」と書かれている．新居の建設には 2 年以上の期間を要したが，シグネはその間，改築された古い「鶏小屋」で暮らしていた．

　1949 年 2 月 10 日，ケスラー医師からの 1 本の電話により，シグネの人生は新たな転機を迎えた．彼は海軍時代にメア・アイランドでシグネと働いていたことを思い出し，彼女にニュージャージー州北部の都市のイーストオレンジ（East Orange）のケスラー研究所（Kessler Institute：KI）で，常勤の職員としての勤務を提案した．シグネはそこで常勤職員になることは希望しなかったものの，1949 年 3 月 1 日から火・水・木曜日の週 3 日間，ケスラー医師と共に勤務することにした．そのうち火曜日と木曜日の夕刻は，ニューヨークのメトロポリタン生命保険会社にて勤務することになった．

　ケスラー研究所での職場環境や仕事は，シグネの中にあった脳卒中患者への関心を高め，さらなる研究の発展へとつながった．1949 年，彼女は研究所で情報収集のための医学論文探しと並行して，治療にまず連合反応（associated reactions）と共同運動によるアプローチ（synergy approach）を使い始めた．彼女の最初の脳卒中研究の背景となる文献は，ドイツ語の原著から翻訳されたマグナス・ディ・クライン（Magnus de Kleijn）と A・シモンズ（A.

Simons）の研究によるものであった．この研究をしていた頃に生みだされた手技は，後にシグネの名著の一つの『片麻痺の運動療法（Movement Therapy in Hemiplegia）』の中で公表され，臨床実践の中で徐々に発展していった．

マグナスの『身体の姿勢（KORPERSTELLUNG "Body Posture"）』という書籍の第 111 章「姿勢（Haltung）」の要約は，雑誌『Physical Therapy Reviews』（1953 年 第 33 巻 第 6 号 281-282 頁）に掲載された．A・シモンズの論文『頭部の位置と筋緊張（KOPFHALTUNG UND MUSKELTONUS "Head Posture and Muscle Tone"）』の要約もまた，同雑誌（1953 年 第 33 巻 第 8 号 409-419 頁）に掲載された．

1949 年 3 月 25 日，日常の中にわずかな変化と喜びが訪れた．彼女の母親と姉のエルサがスウェーデンからやって来たのである．家族の絆が再び固く結ばれた．シグネは母と姉と，自分の田舎での生活の一部を共有できたことを大変誇らしく思った．

シグネにとって最優先事項は仕事であった．彼女は決して屈することなく，自分にあるほとんどの時間を専門職としての多くの活動や勉強に費やした．日記によると，家族の来訪以後 1949 年 11 月にエジプトから 2 名の国連代表者が来るまで来訪者はおらず，学会などへの参加登録も行っていなかった．そして 11 月中旬時点で，シグネの人生の中心は「ケスラー研究所での多くの研究と，バレットホールの丘の上にヒルハウスの母屋を建てること」となっていた．

シグネの 1949 年の日記は「1950 年は倹約の 1 年になりますように」と締めくくられている．シグネの新しい年は，気前のよい歓待で幕を開けた．シグネは 1 月 28 日から 29 日に 2 人の特別な友人を招待したのであった．「丘の上の母屋は未だ竣工してはいなかったものの，エリザベス（Elizabeth）とベン・コームズ（Ben Combs）は，新婚旅行をその家で過ごしてくれた」．

多忙を極めたスケジュールを維持する傍ら，シグネは 1950 年の春に別の大きなプロジェクトを始めた．そのプロジェクトは，後に出版する彼女の代表的な著書の一つにつながっていく．ケスラー研究所で，彼女はドナルド・カー（Donald Kerr, ニックネーム：ドン）氏と共に研究をした．彼は後に

シグネが切断者のケアに関する専門書を出版する際に，共著者となる人物であった．シグネは海軍時代のメア・アイランドでの経験により，下肢切断者のリハビリテーションにおける「専門家」となった．彼女は，切断者に関する研究や発見を共有することに楽しみを覚えていたが，専門書を出版するこのプロジェクトにどれほどの時間が必要で，その先にどのような困難が待ち受けているのか想像もしていなかった．

　ドン・カーは，南部ルイジアナ州ニューオーリンズにあるテュレイン大学（Tulane University）の 1935 年度の卒業生であった．彼は切断者であったが，バドミントン競技の優勝者で，幅広い運動競技に参加していた優れた選手であった．彼は，切断者のもっている潜在的な身体能力の高さを示し，多くの障害者の模範となり勇気を与えた．1944 年から 1947 年まで，彼は陸軍および海軍の軍医総監と共に，アメリカ赤十字協会の顧問となった．彼は，カリフォルニア州のメア・アイランドに特別なリハビリテーション病棟をつくることを提案した．1948 年から 1950 年にかけて，彼はケスラー研究所で切断者へのトレーニングを担当し，後に国立切断者リハビリテーション研究所（National Institute for Amputee Rehabilitation）の施設長を務めた．ドンとシグネは非常に親密な関係となり，切断者のトレーニングを広めるためよく一緒に出張した．彼らはアメリカ国内だけで三度も出張に出かけ，自分たちの考えた治療アプローチを切断者のトレーニングに適用していった．1986 年 8 月 9 日，ドンは電話で次のように語った．「シグネは私に解剖学を教えてくれました．彼女はいつも学んだことや臨床経験を周りの人々とわかち合う，世話好きな人物でした．そうして，重要なことはきっちりと成し遂げることのできる人でした」．

　現在フロリダ州マイアミに住んでいる理学療法士のハーブ・ジョーンズ（Herb Jones）さんはあるときの治療のデモンストレーションが，強烈に印象に残っていると語った．

　1949 年から 1950 年にかけて，ハーブはコネティカット州立退役軍人病院の療法士であった．彼はそこの病院で切断者となった多くの退役軍人を支援するため，義肢の製作計画に加わっていた．ハーブは，1986 年 8 月 10 日付

の手紙の中で当時の状況を以下のように語っている.

　私たちはスケジュールを調整し，シグネと復員軍人支援局の局員が，コネティカット州のロッキーヒル（Rocky hill）へ来てもらうように依頼しました．シグネの講演は，いつもの通り素晴らしかったです．そこには彼女と一緒に，ドン・カーもいました．ドンは退役軍人ではありませんでしたが，若いときに一側下肢を膝上で切断し，義足を装着しリハビリテーションを実施していました．彼は，バドミントン，テニス，野球，サッカーをしました．

　ドンの好きな妙技は，義足でテーブルまたは机の上へ飛び上がり，またそこから飛び降りて着地することでした．その頃は膝関節が単軸性の義足しか用意できませんでした．ドンは講演のプログラムの中で，歩行器で歩くことに対するモチベーションの低さが課題となっている高齢の男性グループを前にしてこの妙技を演じてみせました．ドンの妙技の実演を見て，ほとんどの患者は「私は死んでもそんなことはしないぞ！」と叫びながら車椅子で部屋の外へ出ていってしまいました．シグネは，ドンに対しても患者たちに対しても怒っていました．このような実演が，結果的に高齢患者だけでなく若年患者にとっても，恐怖感を与えてしまうものであると感じたからです．彼女は患者たちに「ドンさんは，皆さんがテーブルから飛び降りられるようになることを期待しているのではなく，ただ義足であってもできることに限界はないことを示したかっただけなのです」と説明して回りました．彼女はその日，なんとか事態を収拾させなければいけないことになりましたが，結果的に私たちは，切断者の治療プログラムをよりよい方向へと発展させることができたのです．

ケスラー研究所で，シグネは専門教育監督に任命された．1950年4月の段階でシグネとドンは，切断者マニュアルの概略を完成させていた．しかし，内容についての討議，イラストの下書きとなる線画によるヒトのスケッチ，再三に渡る原稿の修正には多くの時間が必要であった．残念なことに，切断者マニュアルはシグネから多くの時間を奪っていたのだ．共著者がいるということは，内容の詳細に関する意見の不一致などの問題も付いてきた．原稿

の完成を見るまでに，5年間の断続的な仕事が続いた．生真面目で常に自分を追い込んで仕事をする性分のシグネにとって，これは期待外れの結果であった．

　シグネがどのようなスケジュールで日常を送っていたかは，彼女の1950年のスケジュール帳を見れば一目瞭然である．

1950 年
　4月7日：ドナルド・カーとパット（Pat）の訪問あり．
　　　　　『切断者マニュアル』の作成作業．
　4月22日：ケスラー研究所にて切断者カンファレンス．
　5月1日：カナダ，トロントでの切断者カンファレンスの第1日目．ケスラー研究所とメトロポリタン生命保険会社から無給の休暇を取得．
　5月1〜4日：カナダのトロント郊外にある脊髄損傷者の施設であるリンドハースト・ロッジ（Lyndhurst Lodge）の労働者災害補償病院（Workmen's Compensation Hospital）とリハビリテーションセンターを訪問．飛行機でニューヨークへ戻る．
　5月13日：米国外科医師会（American College of Surgeons）の切断者トレーニング委員会，フィラデルフィア会議に出席．ジョン・シーリー（John Seeley）氏およびドナルド・カーと出席．
　5月22日：『切断者マニュアル』の序文を執筆．
　5月25日：リハビリテーション医学協会で講演をするため，テネシー州のメンフィスへ向かう．晩はミシシッピ川岸のピーボディホテル（Hotel Peabody）で，J・ヤング（J. Young）医師およびF・マッハニー（F. Mahoney）医師と会食．
　5月27日：ニューヨークへ戻る．
　5月29日：ビアマン（Bierman）医師の書籍の第1章の執筆開始．
　6月5日：ケスラー研究所での仕事に戻る．
　8月21日：ペイジ（Page）およびレイリー（Reilly）と仕事の分担と職務分析に関するミーティング．

9月11日：ニア・イースト財団（Near East Foundation）のミラー（Miller）氏と会議．

9月18日：ペンシルベニア州のピッツバーグへ飛び，メロン研究所（Mellon Institute）へ．

9月21日：ペンシルベニア州リーツデール（Leetsdale）の身体障害（児）者施設のD・T・ワトソン・ホーム（D. T. Watson Home）を訪問．

9月22日：メロン研究所で「補装具を利用した中でのトレーニング」の講演．

10月14日：アート（Art）とヘレン・ブラウン（Helen Brown）の訪問．

10月15日：ドナルド・カーの訪問．

10月18日：ニューヨークのマホパック空港でドナルドと会う．飛行機に乗り，マホパックや，私の家のあるパットナム郡のカーメルやバレットホールなどの上空を飛ぶ．

　このあとに続くメモ書きの内容は，実に重要である．1950年10月19日，シグネはギリシアの査証を得るため，ギリシア領事館へ出かけた．また，トランクをギリシアへ送った．これに先立つ1カ月前くらいに，シグネはニア・イースト財団のミラー氏と会っていた．そのとき，シグネはギリシアでのリハビリテーションプログラムを立ち上げる重要任務を引き受けることを決めていた．それはそのとき咄嗟に決めたことではなかった．シグネのギリシア行きの計画は1950年の春から始動していたが，最終的にシグネがフルブライト基金の指導者に選ばれることになったのだ．国際交流人事委員会を含む連合研究委員会理事会の事務局長であるゴードン・T・ボールズ（Gordon T. Bowles）氏は，1950年6月9日付の手紙で，アメリカ理学療法協会（America Physical Therapy Association：APTA）理事会事務局長のミルドレッド・エルソン（Mildred Elson）氏に，シグネの履歴書を送付するように依頼した．国際交流人事委員会は，ギリシアでの1年間の任務のために1名の理学療法士を支援する準備ができていた．ボールズ事務局長は，エルソン氏に，この支援により「シグネ・ブルンストローム女史が，ギリシアの理学療法部門で客員講師を務めることが可能となる」こと，そしてその結果「彼

女は，整形外科と神経科学におけるリハビリテーションのありとあらゆる側面を教授」できるようになることを伝えた．エルソン氏は，1950年6月12日付で次のように返信している．

　私個人は，ブルンストローム女史がギリシアでの客員講師として最適任者であると思っています．彼女はギリシアにおいて，またどこの国においても，リハビリテーションの全側面を教授するための，整形外科および神経内科疾患における基礎知識および臨床経験をもっています．彼女は自分のもつ知識を論文にし雑誌『Physical Therapy』の「Review」へ投稿することを通し，共有してきただけでなく，さらに映画『末梢神経損傷』の制作も行い，この映画はアメリカ理学療法協会で複製され，理学療法士の養成校や協会員が所属するそのほかの多くの団体に貸し出されています．ブルンストローム女史は同僚たちから，個人としても，専門職者としても最大の敬意を勝ち得ています．彼女は最大限に神経を活動させ，精力的に働いてきました．彼女はストイックに自身を駆り立てて，仕事に打ち込んでいます．そして，要求されている内容以上の仕事をされています．

　さらに，APTAの教育担当顧問のE・ジェイン・カーリン（E. Jane Carlin）さんはニア・イースト財団に，次のような手紙を書いている．

　ブルンストローム女史は，理学療法に関連する多くの科学的論文を発表しています．また，現在も広く見られている末梢神経損傷に関する映画制作の責任者も務めてきました．制作にあたり彼女のもっている経歴と評判は，人としても専門職者としても傑出したものでした．

　任務就任が最終決定する前に，シグネはノースカロライナ州ダーハム（Durham）に所在するデューク大学（Duke University）で理学療法学科を担当する准教授のヘレン・カイザー（Helen Kaiser）さんと連絡を取った．ヘレンは，1946年にアテネの理学療法の教育課程の内容を組み立てたが，彼女がアメリカへ帰国したあと，その教育課程はほとんど活用されなくなって

いた．ヘレンは，シグネがアテネでリハビリテーション教育課程を立て直す
療法士として選ばれたことを，非常に嬉しく思っていた．1950年8月11日
付の手紙で，ヘレンはシグネに次のように書いている．

　　私は，ギリシアでの任務にあなたが選ばれたことを非常に嬉しく思っています．
　APTAがギリシアへの任務に，半ば旅行感覚で，仕事に対する誠意のない人物が
　選ばれてしまったらどうしようかと，とても心配していました．これはとても難し
　い任務です．無限の忍耐力と根気強さが要求される仕事です．しかし，あなたな
　らきっと，それだけのやりがいのある仕事だとお分かりいただけると思います．
　　彼らギリシア人のやり方を理解し，こちら側の基準で相手を働かせることさえ
　しなければ，彼らは仕事仲間としてとても愉快な明るい人たちです．

ヘレンはシグネに，みずからが経験した1946年のギリシアにおける整形外
科，内科，医学全般，そして1946年に見た政治的，社会的情勢に関する情報
と助言を伝えた．

　　どんな地域であれ，またどんな人であれ，最初に連絡したり関わりをもったり
　するときは，用心に用心を重ねたほうがいいと思います．ギリシアは政治情勢が
　複雑です．ギリシア人は非常に狡猾で，アメリカ人がもっているような倫理観は
　ないといえます．これは批判するような意味で言っているのでありません．ギリシ
　アの経済的社会的状況はアメリカとはまったく異なるのですから．しかし，このこ
　とは，どのような判断を下す場合でも，必ず理解しておくべきことです．ニア・
　イースト財団は，政治情勢面では非常に頼りになる団体ですが，医学のこととな
　ると森の中の赤ん坊のようなものです（ヘレン・カイザーさんは，1988年9月8
　日に逝去されました）．

ケスラー研究所の上司であるケスラー医師自身も計画に関わっていたの
で，シグネのギリシアへの赴任は，同僚たちには意外なことではなかった．
ケスラー医師は著書『メスは十分役立っていない（The Knife is Not

第4章　フルブライトの指導者〜ギリシアでの6カ月〜　　69

Enough)』の中で，彼は国際障害者福祉協会の会長としてギリシアを訪問したことを述べている．そのとき，ギリシア障害児協会は理学療法士の養成教育課程を設けるにあたって支援を求めていた．そこでケスラー医師は，「ケスラー研究所の主任理学療法士のシグネ・ブルンストローム女史をギリシアへ派遣し，同協会の支援，および必要性の高まっている理学療法士養成校設立に当たらせた」のである．

1950 年 10 月 22 日，旅客送迎用の空港バスがバレットホールでシグネを乗せて，旧名アイドルワイルド空港，現在のジョン・F・ケネディ国際空港へ向かった．ケスラー研究所の職員が，空港まで彼女を見送りに来ていた．

シグネを乗せた英国海外航空（British Overseas Air Line）の大型プロペラ機はまずロンドンに到着し，翌日，彼女はフランスへ向かう英国・ヨーロッパ航空（British-European Airways：BEA）に乗り換えた．いつも旅となると元気な彼女は，今回も変わらず元気で，旅についての詳細，そしてアテネでの第 1 週目の生活について以下のように記述している．

　ロンドンを出発した英国・ヨーロッパ航空の飛行機はフランス上空を越え，ニースに一時着陸し，ローマで1泊しました．ローマからアテネへは海岸線に沿って上空を通過していきました．ナポリ東のベズビアス火山，ナポレオン一世の流刑地のエルバ（Elba）島，足の形をしたイタリアの中足骨指節間関節（MP 関節）と踵部分，イオニア海，ギリシア北西部海岸沖のコルフ（Corfu）島，コリント（Corinth）湾，そして幅 6.4～12.8 km で運河が横切るコリント地峡が見えました．空から見えるギリシアは地形の輪郭がはっきりしていて，山の多い国であったため，まるで等高線の引いてある地図のようです．そうした景色が見える低い高度で飛行機が飛んでいきます．ギリシア本土の左手には，神々の住処であるパルナッソス（Parnassus）山や，学芸の神，ミューズ（Muses）が住むヘリコン（Helicon）山など，雪をかぶった山々が見えます．一方で，右手にはギリシア南部のペロポネソス（Peloponnesus）半島の山が見え，その山も雪でおおわれていました．飛行機は，アテネと電車で接続しているギリシアの港街ピレウス（Piraeus）を飛び越え，空港上空を旋回します．そのときに美しいアテネの景色を

存分に楽しむことができました．アテネの都市全体を見下ろす丘には城塞があり，そのさらに上には小さな教会があります．海の近くに空港があります．南国の太陽と，透き通った空，背後にそびえ立つ山々，そして青いエーゲ海と景色は続きます．そうして私は，ニア・イースト財団の外国担当官，フルブライト基金から派遣されている栄養士と，ポウロポウラス（Poulopoulus）夫妻に迎えられました．

　シグネの滞在場所は，シンタグマ広場（Syntagma Square）のキング・ジョージ・ホテル（King George Hotel）であった．このホテルは非常にモダンな造りで，個室内に浴室があった．ホテル代は夕食と軽い昼食が付いて，およそ10ドルであった．翌日の1950年10月26日，シグネは昼食を取るため，おしゃれなテニスクラブへ出かけた．ロイヤル・ガーデン沿いを歩き，ゼウス（Zeus）神殿を通過した．そのクラブで，彼女はニア・イースト財団のヒル（Hill）氏らと一緒に昼食をとった．またそこで，保健省の代表，整形外科学教授，教育財団の代表など，今回の任務で重要な人々と出会った．彼女はみずからの言葉で次のように語った．「――――自分が与えられた今後遂行する任務のすべて，そして歓迎の温かさに感激しています」．その晩，彼女はポウロポウラス夫妻の友人家族と夕食を共にした．

　1950年10月28日は，ギリシアの人々にとって特別な休日であった．その日にあったすべての出来事を楽しんだシグネは，そのときの模様を手記に留めている．

　1940年10月28日は，第二次世界大戦中にギリシア首相のメタクサ（Metaxa）が，イタリアによるギリシア北西部のエピルス（Epirus）の占領と，軍事基地の駐留の要求に対して「ノー（ギリシア語でOXI）」と拒否を示した日[注2]として祝われています．日の出と日没時に，21発の礼砲が放たれ，路上は正装をした軍人たちや市民であふれかえっていました．軍のマーチングバンドは通りを行進し，愛国の歌を演奏していました．午前10時になると，王家の家族は大聖堂での礼拝式に出席するため車で街中を走り抜けていきました．礼拝式が終わると議事堂へと向

かい，そこでは無名戦士の墓の前で国王が軍隊を閲兵しました．国王の車は白馬に乗った35名の護衛兵に先導され，同数の茶毛の馬がそのあとに続きます．通り沿いには陸海軍の護衛兵が整列し，そこに続くようにして市民たちが奥まで10列ほどの列を作り，並んでいました．30分ごとに護衛兵の交代の儀式が，墓の前で行われました．特定の護衛兵は色彩に富んだ制服を着ていました．白く長い靴下，短いキルト，長く上向きに尖ったつま先の靴，玉ふさ，赤い帽子といった服装でした．兵士たちへの閲兵は2時間続きました．行進は，傷害を受け車椅子に乗った退役軍人が先頭で，看護師に車椅子を押してもらっていました．私はその姿をみて，その退役軍人たちに来年の記念日「OXI day」には，車椅子を自走してもらおうと決意しました．そこに続くギリシアの兵士たちは一糸乱れることなく，ライフルを持つ上肢と反対の上肢を前方後方へ過剰なほど大きく振りながら行進しましたが，膝を曲げずに脚を高く上げて行進する「鵞鳥歩行（goose stepping）」はしませんでした．行進で使用されていたあらゆる道具や制服などは合衆国から運ばれて来たものでしたから，鵞鳥歩行がないところ以外はアメリカの兵士たちがするものとそっくりでした．初めに歩兵隊が登場し，次に装甲車部隊が走り，砲兵隊，戦車部隊，工兵隊，病院一団があとに続き，さらに海軍のパレードがあり，空軍の戦闘機が完璧な編隊を組み轟音と共に街上空にOXI（ノー）の文字を描き出しました．

ギリシア滞在中，シグネはアテネ郊外のキフィシア（Kifissia）に住みたいと思っていた．しかし，ニア・イースト財団の所長は，ジャン・スマッツ（Jan Smuts）とヴァレオリトー（Valeoritou）通りの街角にある，財団のアパートで空いている部屋を利用するよう強く勧めた．シグネは納得がいかなかった．なぜならその地域は街の中で最も騒音が激しく，自動車の排気ガスのひどい臭気がし，さらに水道設備面での不備があったからである．このような状況に不満であった彼女は，ほかのアパートを探すことにした．しかし，アメリカ人向けの価格を見て不満はさらに募った．市内で家具付きの2LDKのアパートを借りようと思ったら，暗くても価格は月額で175ドル（現在の日本円にして約75万円）もしたのである．それ以外にも，台所がなく，家具

もほとんど付いてなく，浴室が共同のアパートも見た．ギリシア人向けの価格は60万ドラクマ［drachmas（日本円にして約24万円）］であったが，アメリカ人向けの賃料は100万ドラクマ（日本円にして約40万円）だと言われた．

　もう一つの彼女の不満は，食事や必需品の価格のことであった．トイレットペーパー1巻が1ドル，1箱のティッシュがほぼ2ドル，マーマレードの瓶詰めが1ドル，ナイロン製のホースが6〜8ドルもしたのである．コーヒー1杯が小さなグラスワイン3杯相当の価格であった．「ちなみに後者の小さなグラスワイン1杯は500ドラクマ，ないしは3ドル33セントに相当しました」．

　アテネに着いて2週間のうちに，彼女はニューヨークにいるAPTAのミルドレッド・エルソン事務局長に「私はかなり悩ましい状況の渦中にいる」と手紙を書いた．理学療法士養成校の設立および，実習規則作成の法的な枠組みを決めるための法案が保健省によって策定された．提出された法案は，新設される養成校の卒業生にのみ理学療法の医療免許を与えようとするものであった．シグネは，同じ基準をもつほかの国々の養成校と単位の互換性をもてるような法的条項を挿入したいと考えた．大きな問題は，ギリシアの養成校における教育課程のレベルが，アメリカもしくは多くのヨーロッパ諸国と同等レベルに到達できるのかどうか，確信をもてないところにあった．エルソン事務局長への手紙の中でシグネは，なにかしらのかたちでギリシアの養成校がほかの国々の養成校と相互主義的な関係をもつことを期待しており，理学療法を発展させている諸国の仲間にギリシアも入れるよう道を切り開いていきたいと述べていた．

　エルソン女史は，1950年11月7日付の手紙で，シグネが述べたような国々の間に相互主義は存在しないと返答した．彼女は，国によって基準に差異があることを認識していたのである．シグネへの彼女の提案は，新しい法律の中に「自国において資格を有し認定書を保有する者は，保健省が教育終了資格および雇用証明書を審査したうえで信頼できることが確認され，またそれら証明書が保健省の要件に準じるものである場合には，治療を施行すること

が認められる」といった内容を組み込むことであった．エルソン女史は，手紙で以下のように述べている．「私の助言が少しでも役に立つとよいのですが，法律の条項を書き加えることは非常に確定的なことであるため，実際に実現するのは難しいことであるかもしれないと思っています」．

　1950年11月から12月にかけて，シグネは，エヴァンゲリスモス（Evangelismos）病院の看護学校，軍の肢体不自由者の作業所，人民病院，小児病院，保健省，軍病院，障害者へ奉仕するほかのあらゆる機関の職員に連絡を取った．彼女はリハビリテーションサービス，特に切断者向けサービスにおいて，また理学療法士の養成において，非常に差し迫った必要性があることを痛感していた．彼女はギリシアでは政府の機関の多くが自己の利益に懸命で，障害者のニーズに応えるような機関の管理に対する支援をほとんど行っていないことを知った．出向いた先で彼女が見たものは，過剰な混雑，リハビリテーション施設の欠如，理学療法と作業療法の欠如，多数のアメリカ製器具の未使用状態での放置，そして対麻痺者と切断者のケアに関する看護教育の貧弱さであった．これらの状況は理学療法士養成校の設立の必要性を強めるものであったが，シグネは多くの問題にぶつかった．そのうえ，立ち上げるべき新しい教育課程は，シグネの基準に適合するものでなければいけなかった．また，ニア・イースト財団の職員は，1951年の春に理学療法士の学校教育課程を開始するよう圧力をかけてきた．よって全体的な計画を練るためにシグネに与えられた時間は，その時点でわずか3カ月しか残っていない．それも，ギリシア政府がこの計画を承認し，新しい法案を通過させての話である．1950年11月6日付のケスラー医師への手紙で，シグネは次のように書いた．

　　当地での私の仕事は，2種の肩書きの内容通りの2つの方向性に沿って進めています．つまり，「アテネ大学理学療法学校（School of Physical Therapy, University of Athens）のフルブライト基金注3による指導者（Fulbright Director）」そして「ニア・イースト財団のリハビリテーション顧問」です．

　　1つ目の肩書に関する仕事のほうは，依然，法案を起草している段階です．保

健大臣と財務大臣の承認を得た後に議会に回されることになります．私は省庁でのいくつもの会議に出席しました．そして，幸運なことに，うまくいけばその法案は今から1カ月以内に議会で承認される可能性があります．しかし，場合によってはかなり長い時間を要するかもしれません．法律が議会を通過するまで，理学療法学科へ入学する学生の選考などもまったくできませんが，カリキュラムの作成や授業に必要な教材の作成などの準備作業をしています．養成校は大病院のうちの1つと連結する予定なのですが，その病院もまだ決まっていません．政治情勢により多くの混乱が生じており，政権の不安定さは大臣が統制するすべてのことに影響を及ぼしています．

2番目の肩書に関して，シグネは「アテネ北端から5kmのところにあるサイキコ切断者療養所（Psychico Amputation Hostel）で，80〜100名の下肢切断者を見た」ことを述べている．彼女は，この療養所をまとめられる職員として，ドナルド・カー氏が最も適任であると提案した．療養所の指導者をめぐる構想について，彼女は手紙に次のように書いている．

私はこれまでの臨床経験の中で，これだけ多くの異常な切断端を見たことはありませんでした．ギリシアの医師たちの間では「切断位置の選択」という言葉が知られていないのでしょうか．あるいはそれが間違っていると思っているのでしょうか．多くの膝下切断では，腓骨が脛骨より長い状態で切断されていました．切断者の多くは木製の義足または自家製の義足を何年も装着していましたが，そのような断端であったのにもかかわらず，擦過傷はありませんでした．私は，機能訓練プログラムのためのかまぼこ型兵舎の準備ができるまでの間，各々の療養所の宿舎で全身調整運動プログラムの指導を開始しました．1日ごとに約20床ある宿舎1棟の患者を診て回り，5日間で5つの宿舎すべてを回る予定です．療養所の人々は本当に皆協力的で，助かっています．そして，今日では治療に回れなかった切断者の方から，自分の義足の治療がいつから開始できるかを尋ねて来るようになってきています．患者のこの熱意が今後も続くことを願っています．

切断者たちに対する懸念についてこう述べたあと，シグネは，彼女のアテネ滞在の主な目的が理学療法士養成校を設立することであったと思い出し次のように述べている．「————準備（立法化）段階が過ぎて法律案が議会で可決したら，すべての時間を養成校の設立のために献げます」．しかし，ギリシアでの生活が3カ月経過しないうちに，シグネは政府の行動の遅さに対し，明らかに不満をもつようになってくる．

1951年の新年を迎えるにあたり，シグネは1月9日付で，ニア・イースト財団の海外渉外部長のアーチャー（Archer）氏に手紙を書いた．その手紙を通して，彼女は自分のもっている懸念と今後の計画について語っている．

以前あなたへ送りました手紙の内容と，これまでのやり取りから，私が春または初夏に理学療法教育を開始することが得策でないと思っていることはすでにご承知のことと思います．このことについてギリシアの事情をよく知っている人たち何人かに相談しましたが，皆が私の意見に賛同してくれました．以下のような理由で理学療法教育の開始時期を変更すべきであると考えます．

1. 講義や教育内容は，多かれ少なかれ大学の教育日程に追随すべきです．つまり，開始は秋にすべきです．1年以上の講義期間を経て，臨床実習（Clinical practice）が夏期の数カ月間継続することは可能であるとしても，理論の講義に先行して行われるべきではありません．

2. 春の高校卒業者へは，3年制の課程へ入学できる機会を与える必要があります．同様に，現在雇用されている体育学教師と，1年制課程の資格をもつ1951年の体育学専修学校（the Academy of Physical Education）卒業生についても同様です．同時に，1951年度の卒業者数が非常に多いこと，そしてそのために，就職倍率が高くなることにも留意する必要があります．

3. 入学者の適正な選抜のため，政府が入学者の募集を発表した日から入学願書の締切日までの間には，それなりの期間が必要です．

4. 開校から2〜3カ月で，校長や講師の変更をすることは望ましくありませ

ん.

5. 集中講義を暑い夏の時期に開始することは，講師だけでなく学生にとっても歓迎されることではありません.

　この手紙の最後の段落に書かれていたひと言は，財団にとって「爆弾発言」ともいえる内容であった．シグネは最後に以下のように締めた.

　残りの 9 カ月間，私がアテネに滞在し続けても，どのような目的にも資するものではありません．よって私は，教育財団（the Educational Foundation）に対して，フルブライト基金の支給の 9 カ月から 5 カ月への短縮を申請します．もし私の要望が承諾されれば，ギリシア滞在は 1951 年 3 月 23 日までとなります．切断者のリハビリテーションのインストラクター向け講習会は，今のところ遅延なく開始される予定ですが，この講習をその 1951 年 3 月 23 日までに終えられなかった場合は，短期間，無報酬で滞在を延長します．私がフルブライト基金支給期間の短縮を願い出たのは，財政的な面での理由からです．現在私の母国スウェーデンからアメリカへと自分の貯えを送金してもらっていますが，それはアメリカで債務の支払いを約 3 カ月間も続ければなくなってしまうほどの金額です．私は，いかなるかたちであっても，それ以上アテネに滞在できる状況にはありません．私にとってフルブライト基金から 5 カ月分の報酬を，ギリシアのドラクマがドルへ換金できない状況下において受け取ることは，その場で 1,000 ドルの経済的損失を受けることと同等です．この件につきましては以前にも何度かお話ししたことですので，詳細な説明は不要かと思います.

　2 日後の 1951 年 1 月 11 日，シグネは理学療法学校に関連する報告書をリハビリテーション委員会の委員長と委員へ送った．委員へ宛てて送ったのは，自分がギリシア政府の賛助の下，フルブライト基金 1950-51 年計画に基づき理学療法学校で教育を体系化し教授する客員講師として，アテネに派遣されたことを再認識してもらうためであった．シグネは次のように述べている.

ギリシアへ到着し3カ月近くが経過しましたが，養成校の設立に先立つ法案が
いまだ議会を通過しておらず実に残念です．そのうえ，実際の講義開始までには
法案の通過後最低2〜3カ月の期間が必要です．入学者の募集は紙面に印刷され
ねばなりませんし，養成校の運営委員会は委員を任命し運営を開始せねばなりま
せん．入学の志願者には申請書類を送付する必要がありますし，こちらへ送られ
てくる記入済みの申請書類は精査が必要です．学生を選考する時間も必要です．
これ以外にもなさねばならないことが数多くあります．もし法案の進捗が今後加
速すると仮定した場合でも，講義の開始は晩春もしくは初夏となることでしょう．

　その手紙の続きの中でシグネは，養成校の設立準備は今後も続けられる
が，養成校の開校時期を9月にするのはどうかと提案している．そうするこ
とで，別のアメリカ人の専門家にシグネのあとをしっかり引き継いでもらう
ことができると考えた．また彼女は，アメリカ人専門家が準備期間中ずっと
滞在する必要はないことも述べている．報告書は次のように，滞在期間の短
縮に関することと，お金がどのように使われているかという懸念で締めくく
られていた．

　フルブライト基金は，明らかな利益が導かれることがないかぎり支出が認めら
れません．ですから，現時点で相当額に上る，私個人の財政的犠牲も，なにか確
実な貢献がないかぎり無意味に終わってしまうようです．

　2〜3日後の1951年1月16日，シグネはアメリカにあるすべての理学療法
学科の課程と，養成校のすべての指導者宛てへ送る報告書を作成した．彼女
はアメリカの指導者たちに向けて，1946年にヘレン・カイザー（Helen Kai-
ser）氏が最初に着手した仕事を再始動させるため，フルブライト基金で指定
された期間の報酬条件に受け入れる用意のある適任者を見つけてくれるよう
に訴えた．しかし，この時点で，シグネが交代者も待たず，春にギリシアを
去るのをはっきり決めていたことは明らかであった．
　アメリカに帰るまでのしばらくの間，シグネはアテネの宿舎から引っ越し

た．ダウンタウンを出たことで生活に楽しみができた．

1951年3月11日，彼女はアメリカ人の親しい友人のマーギット・アデンへの手紙の中で，以下のように書いている．

　　ヴァルオリト通り（Valeoritou Street）の「職員住宅」という変な名前で呼ばれていた家具付きの部屋では，かなり薄暗い日々を送ることになりました．ニア・イースト財団は，賃貸マンションの一部を視力障害者の事務所のために，また何年も財団に雇用されているアメリカ人看護師と栄養士の2名の職員のために使用していました．すでに2人のオールドミスがいるところに，ニア・イースト財団の理事の希望でオールドミスがさらに1名加わるのは，あまり嬉しい出来事ではありません．外国人向けの担当官がその部屋を使うように強く勧めてくることがなかったなら，私がその憂鬱な家を絶対借りたりはしなかったでしょう．私はその部屋で4カ月間過ごしたあとで，引っ越しました．今はキフィジア（Kifissia）にある，バルコニー付きの陽のあたる素敵な部屋に住んでいます．ここはアテネの中心街から，バスで30分ほどの夏の避暑地です．私はここの新鮮な空気と，太陽と，自由を全身で感じ楽しんでいます．驚いたことに，費用も前のところほどかかりません．前のところでは，光熱費，電気，水道，石鹸，トレットペーパー，メイドサービス代などなどの別途料金がかかっていたのです．ここでは，1日に朝食代を含めて3万ドラクマです．一級ホテルのわりにはお得な値段で妥当です．前のところでは朝のコーヒーとトーストのみに1万5,000ドラクマ（アメリカであれば約1ドル程度の価格でしょう）を請求されました．マーマレードもない，コーヒーと貧相なトーストだけを考えても，もっと早い段階で引っ越すべきであったことがおわかりいただけるでしょう．

　手紙に書かれていたように，規則によりシグネはギリシアで貯めた貯蓄をアメリカやスウェーデンへ移すことができなかった．しかし，ここでシグネは何人かの親戚たちをギリシア旅行に招待し，再び気前のよさを見せた．彼女は1951年3月11日付のマーギットへの便りの中で，近々に予定している親戚の来訪について以下のように語っている．

第4章　フルブライトの指導者～ギリシアでの6カ月～　　79

ストックホルムから私の義理の兄弟が，そして2人の姪が，余っているギリシア紙幣ドラクマを使い切るのを手伝いにやってきます．1951年4月11日までにはすべてのドラクマを使い切っていることでしょう．私の姉妹は来られません．

　1951年4月10日付のマーギットへの別の手紙で，シグネは再び余剰のドラクマについて述べている．

　ストックホルムから私の義理の弟1名と，スウェーデンのスコーネ（Skane）県から2名の姪が3週間近くここで滞在し，残ったドラクマを使い切る手助けをしてくれました．3週間で約1,000万ドラクマが急速に消え失せました．しかしそれでもなおたくさん残っていまして，私はどうしたらよいか分かりません．普通とは違った意味で窮地に立たされています．

　基金のことに関してあるやっかいなことが発生した．フルブライト基金を通じて払われた資金に対して米国の所得税を払わなければならなかった．アメリカの口座に移すことさえ許されないにも関わらずのことだった．この件について，彼女はアメリカの税制に大変悩まされた．
　また，シグネは新設の新しい理学療法士養成校の教育課程に関する計画を練るのと同時に，必要な法案の整備が一向に進まない状況をつぶさに見ていた．リハビリテーションの必要性に関する調査を終え，現在最も必要とされているのは対麻痺者と切断者向けのリハビリテーションサービスであると記述していた．さらに「ギリシア人は，アメリカ人ほど長く働かない」という理由から，養成校のための運営委員会の設置を要請した．結局，臨時の運営委員会が設置されたのは，彼女がギリシアを去る1カ月前だった．
　シグネは，1951年4月中にギリシアを去る方向で計画を立て始めた．マーギットへの3月11日付の手紙で以下のように書いている．

　幸いにも，フルブライト基金との契約を，9カ月から5カ月に短縮することができました．よって，ここでの滞在期間は，正式に3月23日までとなります．4月

11日までには業務を終え，ドイツのミュンヘンへ向かいます．そこで2日間滞在し，その後1週間は英国で過ごします．すべて順調でしたら，4月29日にはアメリカへ戻れると思います．

シグネがアテネを離れることへの懸念は，ギリシアの社会福祉省にまで伝わった．1951年3月17日に，事務局長のM・P・ゴウトス（M. P. Goutos）氏から次のような手紙が届いた．

あなたが4月10日に帰国の途についてしまうことを，とても残念に思います．あなたが私たちの国に伝えてくれたことは，現状の国内において最も貴重なものであり，過去にこの国に短期間滞在したほかの専門家が伝えてくれたどのような情報よりも有用なものです．あなたがアテネでの滞在期間を少しでも延長していただけるのであれば，私たち政府は全力で支援します．個人的に，ギリシアの官僚たちがあなたに十分な援助をしなかったことに後悔の念を感じています．

しかし，どうやらシグネの帰国の決意を早めさせたのは，制度の不備や，理学療法士養成校設立計画の進捗状況の遅さに対する不満だけが原因ではなかったようである．彼女は経済面，およびバレットホール通りの家のことを大変心配していたのである．マーギットへの1951年3月11日付の手紙で，彼女は当時の経済状態のすべてについて語っている．

ギリシア滞在中，私はバレットホールの家のことが気になって仕方がなく，最大の悩みの種でしたが，もうすぐ悩む必要がなくなります．もしバレットホールの丘の上の家に借り手がついていたか，あるいは私が気を利かせてきっちりと家の管理をしてくれるような人をあらかじめ探せていたら，おそらく契約期間の満期までギリシアに滞在したでしょう．リハビリテーションの観点で進めていかなければならないことがまだまだ数多く残っているため，私はこの地を去ることについて少々自責の念があります．しかし，現在の私は経済的にあまりにも苦しい状況であるため，これ以上滞在期間を延ばすことはできません．幸いにもスウェーデ

第4章　フルブライトの指導者～ギリシアでの6カ月～　　81

ンにあったわずかな貯金をアメリカに移すことができたので，米国連邦住宅庁（Federal Housing Administration：FHA）への支払い，そして保険や税金を納める分のお金は確保できています．アメリカの家に到着したら，バレットホールの丘の上の家とカーメルの夏用の別荘を両方貸しに出そうと思っていますので，忙しくなりそうです．借り手が付けば，私の経済状況は今よりも少しはよくなるはずです．

経済面での精神的苦悩に加えて，シグネは実際に身体の調子も崩していた．1951年4月3日付のマーギットへの手紙の中で，病気についての説明がされている．

これまでに書いた手紙の中でも，トーンが暗いことがあったかもしれません．実は，1月頃から少々身体の調子が悪かったのです．インフルエンザのようなものでしょうか，私は寝込み，医師は肺炎に進行するかもしれないと考え，ペニシリンを投与し続けていました．寝込んだ日の1週間後には公開講座が待っていました．その講義は特別に印刷された招待状を通して広く宣伝されており，話題になっていたものでした．その講義の日以降，私は夕方になると発熱や悪寒，そしてひどい咳に苦しんでいます．私は再度レントゲン撮影，血球算定，喀痰検査を受けてから，ストレプトマイシンを内服することになりました．それでも咳は続いています．私の労働能力は，正常時の約半分になっています．今週は講習会の終了に向けてなんとか頑張っていますが，身体はボロボロです．こうして体調を崩すことに慣れていないためか，いつもどおり仕事ができないのは変な感覚です．バレットホールの自宅での長期間の休養を楽しみにしています．レントゲン撮影で結核さえ陰性であれば，バレットホールの環境が病原菌を打ち負かしてくれると考えています．

1951年4月6日，シグネは第1回目の切断者へのインストラクター向け講習会を終了させた．同日の朝，彼女は胸部のレントゲン撮影をしてもらった．以下にそのときの病状が書かれている．

私の片側の肺は思わしくない状況にあり，機能不全に陥っています．再検査してくれた海軍の医師からは，即刻病院へ入院するよう言われました．ということで，私は，今（1951 年 4 月 10 日），ギリシアのエヴァンゲリスモス病院の，海軍の医師たちによって管理されているアメリカ人専用病棟へ入院しています．入院して 4 日が経ちますが，非常によいケアを受けさせてもらっていまして，4 日間ベッドで臥床していました．医師たちによると，鑑別診断が下るまでには少し時間がかかりそうです．質の悪い疾患である可能性も考えられます．様々な可能性がありますが，私はその中の自分にとって最も魅力的に感じるウイルス性異型肺炎の可能性が最も高いと勝手に考えています．1 月の時点でまだ確認はされていませんでしたが，おそらくその時点ですでに肺炎を患っていて，それ以来潜伏し続けていたのだと思います．過剰な業務やギリシアでの移動の際の長距離歩行が，発熱を引き起こしていたのでしょう．ベッド上で一日休めば発熱は治まっていましたが，胸部の異常に詰め込まれたような灼熱感は残っていました．結核の疑いはまだ完全には除外されてはいませんが，可能性は低くなっています．今後，検査に加え，レントゲン撮影をさらに続けていく必要があります．

　とりあえず今は，ギリシアで一番の寝心地のよいベッドと，ホテルにあった巨大砂嚢袋のような枕ではなく，本物の枕で頭部を休めて，快適な休息がとれています．治療には，ビタミンの錠剤の内服，6 時間毎のストレプトマイシンの注射[注4]，体位排痰法以外に，食事療法が含まれていました．食事には，おいしいご飯のほかにミルク，バター，アメリカンコーヒーが付いています．これらはすべて，ギリシアに滞在してからの過去 6 カ月間，口にしたことのないものでした．ちなみに，アメリカ人専用病棟のコックは，ニューヨークのマンハッタン地区にあるホテルのウォルドルフ・アストリア（the Waldorf Astoria）に勤務していたことのあるギリシア人です．ここまで話を聞けば，病気になるのであれば，このアメリカ人専用病棟を超えるところはないことがお分かりいただけると思います．

　医師たちは，シグネに 2～3 週間の入院後，3 週間の自宅療養が必要であると伝えた．彼女は，ミュンヘンと英国へ向かう計画をすべて変更せざるを得なくなった．それ以外にも，ギリシア女王との謁見とイタリアのローマでの

講演の予定をキャンセルした．さらに数々の検査を実施した結果，医師たちはシグネに4月23日頃にはおそらく退院できるが，アメリカへ戻ったらできる限り早急に医療センターで検査を受けるよう勧めた．1951年4月26日，病気になり疲労し切ったシグネ・ブルンストロームは心の中にどこかしこりを残したままアテネを去り，アメリカへの家路の途に着いた．「ギリシアでの6カ月」という題の記録には，彼女の当時の感情がよくまとめ上げて書かれている．

ギリシア人の行動の基準：

ギリシア人は「太陽に誓って約束する」と口では言いますが，約束を守るつもりがありません．これは彼らの一つの言語表現であり，約束を守らないとみなすべきではありません．ギリシア人は労働を好みません．文官勤務は低賃金で，汚職が多く，アメリカの仕事や財政への依存が強いです．政治では政権交代が絶え間なく起こり，この数年間を見ても6回も政権交代がありました．最近の選挙後に首相となったギリシア保守党のアレクサンダー・パパゴス（Alexander Papagos）元帥は，議会の大掃除を薦めることを約束しています．「アメリカにすべてを依存することは誤っている」と彼は述べています．

ギリシアを去ることに先立つ後悔の念：

ギリシアという国とその国民を，その欠点はさておいて愛せるようになりました．ギリシア国内は非常に情勢が悪く，自分の無力さを感じます．アメリカ人がそこにいる限り，ギリシア人はほとんどあるいはまったく働きません．この援助がなくなってしまえば，ギリシアという国は，ギリシア人の言葉でいうなら，「ギリシアの終焉」の状態となってしまうことでしょう．

シグネは「ギリシアにおける切断者のトレーニング（Amputee Training in Greece）」という長い記事を書き，1951年10月号の雑誌『Physical Therapy』の「Review」にて発表した．

ギリシアではあらゆるタイプの障害者へのリハビリテーションが，早急に必要です．されるべき仕事の量が見えているのに，すべての前線において非常にゆっくりとしたペースでしか仕事が進められない状況は，非常にもどかしく，腹立たしいものです．理学療法士養成校は立法上の混乱により実施できませんでしたが，少なくとも切断者のリハビリテーションの領域では，なにかしらの成果を挙げることができました．確かに，成果というにはあまりに小さな成果であったかもしれませんが，たとえ小さな一歩でも，注いだ労力が大きければ喜べるものです．

　ケスラー医師は，1968 年に出版した自著の中で，シグネが理学療法士養成校を設立しようとしたときに直面した問題について以下のように述べている．

　ブルンストローム女史はアテネで，失望と挫折の 1 年間を過ごしました．地元の医師たちは，新しい専門職集団との競争を恐れ，養成校を立ち上げようとするすべての勢力を妨害しました．彼女に続いて，アメリカから別の理学療法士を派遣しましたが，やはり地元医師たちの反対勢力が非常に強く，彼の努力もまた無駄に終わりました．

　リハビリテーション活動を開始するために全力を尽くしたシグネであったが，皮肉にも彼女の業績の記録はほとんど残っていない．彼女の 6 カ月間のギリシア滞在についての情報を得るため，筆者はギリシアにおけるフルブライト制度について，アメリカ合衆国教育財団（the United States Educational Foundation）の理事長と連絡を取った．私の質問に対しウィリアム・R・アマーマン（William R. Ammerman）氏は，1984 年 8 月 8 日付の手紙で次のように答えてくれた．

　われわれの記録によると，ブルンストローム女史は 1950〜1951 年度の学年歴[注5]にかけて，アテネにおいてフルブライト基金の受給者でした．
　具体的には，アテネ大学で 1950 年 10 月から 1951 年 4 月まで，講義を担当していました．しかし，当財団にはブルンストローム女史が同大学において理学療

法の講義を担当していたという記録しか残っていません．そして残念ながら，ブルンストローム女史の業績を覚えていそうな人物の心当たりもありません．われわれがもつ唯一の記録はすべての基金受給者について作成する小さな索引カードで，そこにはそれぞれの受給者の任務の大まかな概要が記載されているだけです．

シグネのもっていたリハビリテーションにおける専門知識は，いつでも需要があった．彼女を雇用してくれるところはいくらでもあったであろう．それにもかかわらず，彼女がフルブライト基金の指導者となり，ギリシアへ出向いたのはなぜだろうか．友人のマーギットは，シグネとの文通の中で，アメリカでの責務から逃れることが一つの理由であったのではないかと伝えていた．そして，その答えには，ギリシアでの厳しい職務を選んだ自分なりの理由があったとの説明があった．そのことについてシグネは，マーギットへ1951年4月3日の手紙で以下のように返事を書いていた．

　あなたが「責任を逃れる」と表現した私の行動には，より適切な表現を与えることができるでしょう．もしあなたがアメリカの職場で耐えがたい状況にありながら，それでもなお，辞めるにはもったいないと思うほどの最高の環境が整っていると感じたならば，しばらく距離を置き客観的な視点から今の職場を眺めてみるという賢明な判断をしたことでしょう．ギリシアへの旅は，そのために最適な機会でした．

　ギリシアへ行きたかった2つ目の理由は，挑戦がしたかったからです．ともかく，私には，この仕事が非常に必要とされていることを分かっていました．こういう表現をするとおかしく聞こえるかもしれませんが，マーギット，あなたはこれまで世界に対して責任感を感じたことはあるでしょうか？　信じてもらえないかもしれませんが，ギリシアへ向けて実施された援助政策について聞いてしまったからには，もし自身の快適な生活と，バレットホールの家に対する愛着を優先して，ギリシアに来ない選択をしてしまっていたら，私は罪悪感に苛まれていたことでしょう．戦争中に兵役にいく決心をするような感情と近いものがあるように思います．

3つ目の理由に，私の中に冒険心のようなものが依然存在することが挙げられます．新たな国，新たな言語，いまだ真実が確認されていない様々な古代の物語，一度は目にしたいギリシアの美しい風景，アメリカのニュージャージー州ウェスト・オレンジ（West Orange）の中央通りの雰囲気にヨーロッパの香りを漂わせたような空気感，そのすべてが私にとってふいにするにはもったいなすぎるほどのチャンスでした．ギリシアに来始めの頃，すべき仕事ができなかったしばらくの間，私は非常に落胆し生活を楽しむことができませんでした．現在は，達成が困難と予想されていた切断者リハビリテーションのインストラクター向け講習会を8週間継続し，無事終了させることができましたので内心非常に喜んでいます．私は今回，山を動かすような奇跡を起こせる，起こすべきであると考えていましたが，実際問題，到底無理なことであったと今になって思います．したがって，山のすべてでなくても山の斜面に重なる粘板岩のスレートをわずか数枚でも緩めてばらばらにできたということに満足せねばなりません．

　私のギリシアでの滞在には多くの頭痛の種がありましたが，数多くの楽しみもありました．現在も理学療法士養成学校設立のプログラムは続けられ，決して消されてはなりません．

　シグネは，ギリシアでの任務において，それなりに多くの犠牲を払いました．1951年4月29日，年齢の53歳よりかなり老けたようにみえた彼女は，ニューヨークのアイドルワイルド空港（現ジョン・F・ケネディ空港）へ到着した．空港へは，ケスラー医師，ジェネビーブ・ライリー（Genevieve Reilly）さん，ビル・ペイジ（Bill Page）さんが迎えに来てくれた．ペイジさんの運転する車で，彼女はバレットホールの家へ直接帰った．3日後，ニュージャージー州のニューアーク（Newark）でレフ（Leff）医師を受診し，レントゲン撮影や胸腔鏡による検査を受けた．かつて，とても活動的で，熱心で，精力的であったシグネであったが，医師より「肺に見える点の治療のため静養」を指示されたのであった．

訳注

注1：デルビーシュ．我を忘れて踊り回る回教の托鉢僧のこと．

注2：「ノー（ギリシア語でOXI）」と拒否を示した日．つまり，「OXI day」とは第二次世界大戦中，イタリアの要求に対しギリシア語で「ノー」と答えたことから発し，"勇敢に立ち向かい戦うこと"を意味し，これをきっかけに，その後，イタリア軍やドイツ軍が勢力を弱め，第二次世界大戦中の民間人の犠牲者が最小限に抑えられたと考えられている．このきっかけを作ったメタクサ首相とギリシア軍を称える日として，10月28日は「OXI day」として祝われている．

注3：フルブライト基金とは，本来アメリカと相手国の双方政府による留学や人物交流による相互理解の促進を目的とする制度である．

注4：抗生物質のストレプトマイシンが依然投与されていることから，医師は結核感染の疑いも念頭に置いていたとみられる．

注5：学年歴（academic year）とは，英米などでの学期が9月から翌年6月まであることを示す．

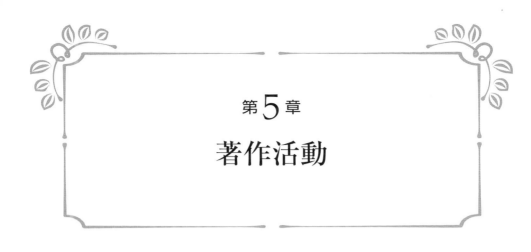

第5章
著作活動

　1951年春の半ば強制的な「静養」の期間中，シグネは前の第4章で触れたギリシアのリハビリテーションの実態についての論文を執筆した．彼女が活動せずに休んだ期間はそう長くはなかった．ギリシアでの切断者への対応の過程で得た新しい体験をもって，切断者マニュアル用の資料の作成に戻った．彼女の記録には，「1951年2～3月の2カ月間，ずっと原稿作成の作業が続いた」と示されている．それに加え，彼女はバレットホールの家の周りの土地の手入れや耕作を行い，「丘の上の家」すなわちヒルハウス（Hill House）の2階を借家として人に貸し，「野菜畑に穴を掘り，畑を荒らすウッドチャック[注1]一匹を撃った」という記録も残っている．彼女の健康はゆっくりと回復してきた．十分な静養により，主治医はレントゲン検査上の肺の影の点は消えて正常になったとシグネに伝えた．

　1951年5月20日，ケスラー医師はバレットホールのシグネの自宅を訪問した．そして彼女に，ニュージャージー州のイーストオレンジの研究所へ理学療法顧問として戻るのはどうかと話した．彼女は，彼の訪問について「彼は私の復帰を強く願っていた」と書いている．彼女は2カ月足らずで，研究所での勤務に戻った．復帰した日の仕事には，ドイツの専門職者たちの訪問団のもてなし役を務めることも含まれていた．シグネは流暢なドイツ語を話した．

　シグネが研究所に戻る約6カ月前に，ルース・ディッキンソン（Ruth Dickinson）氏は1名の理学療法士（PT）の職を受け入れた．ルースは，海軍時代のシグネの業績と傑出した療法士としての名声をよく認知していた．この研究所で最初に取りかかった活動の中には，一連の切断者カンファレンスを設定することも含まれていた．ルースもその場におり，当時のことを思い出しながら，「あんなに素晴らしい教育を受けられ，本当に幸運でした」と語っている．

　ルースの業務の一つは，カンファレンスでのすべての発表内容について記録を克明に取ることであった．この記録には，外科的手法，選択した義肢，義足装着前後の機能訓練といった内容が書かれていた．ルースにとって，「講習会の目玉はもちろん，シグネの発表であった．彼女の講義に対する熱意と内容の明快さ，発表に協力してくれる患者に対して見せる敬意，やさしさ，気遣い，そして彼女のもつ臨床的な専門技術とプロ意識，そのすべてが刺激となった」のであった．またルースは，シグネが時にユーモアを見せる場面もあったと語った．「特に重心線が支持面の外へはずれる場面を説明するときはおもしろかった．シグネはひっくり返りそうになるぎりぎりのところで，素早くバランスを取り戻す動作を実演しながら，義足のトレーニングのテクニックについて生き生きと話し続けていた」という．ルースがシグネの患者の治療実技の補助として入るようになってから，誇らしい気持ちになる瞬間が多くあったようで，彼女にとってそれは楽しい時間であった．

　シグネをよく知る人なら，彼女がどれほど動物好きであったかは改めて言うまでもないであろう．妹のインゲゲルドは早幼児期の思い出に浸りながら，家族で飼っていた犬の「ヘイ（Hey）」が，昔一度，人に噛みついたことがあったと語った．ヘイが噛みついたのは「その男性が悪人然とした風貌だった」からである．そして，シグネは犬や馬を愛した．1953年には雑種としてしか分類できない雌犬を拾った．シグネはその犬を，スウェーデン語で「クロウタドリ（blackbird）」の意味をもつ「カヤ（Kaya）」と名付けた．カヤは後に，バレットホールでシグネと生活を共にする親友となる．カヤは1955年11月9日に8匹の子犬を産んだ．シグネはそのうちの1匹の雄犬を飼うことに決めて，彼女はその犬を「レベル（Rebel：反逆者）」と名付けた．

カヤは長生きをして，シグネと 18 年間を共に暮らした．

1952 年から 1953 年にかけて，シグネとドナルド（ドン）は共同制作を続け，『切断者マニュアル』作成作業はゆっくりと進行していった．この期間中，ルースは，シグネの原稿作業の進行状況をシグネから聞いていた．彼女は，マニュアル用に写真撮影した切断者のほとんどのトレーニングプログラムを手伝っていた．ルースは当時のことを思い出しながら，「ドンは，彼自身が切断者でありながら，シグネと同様に，熱情的で，聡明で，活動的でした．二人とも，『精力家』であり，強い個性の持ち主であり，時には 2 つの大きな火花が飛び交ったこともあったでしょう」と語っている．

1953 年 1 月 9 日，ニューヨークのメトロポリタン生命保険会社の体育館で定例の体育教室が再開された．シグネはそこで再開される教室について，次のような少し変わった紹介をした．「メトロポリタン生命保険会社にて，6 週間の音楽の流れる講習会を開始しました」．彼女は明らかに，先見の目をもっており，音楽が重要な役割を果たすこととなる現代のバイオフィットネス（bio-fitness）の流行をはるかに先取りしていたのである．

スウェーデンの理学療法士の友人であるアグネッタ・オルソン（Agnetta Olsson）さんは，シグネと会うためニューヨークを訪れた．ケスラー研究所をアグネッタに見せたいと思ったシグネは，1953 年 2 月 4 日，彼女を車で連れていった．またさらに，彼女は，ニューヨーク市内のメトロポリタン生命保険会社の体育教室で働くシグネの姿も見た（その数カ月後に，二人はフィラデルフィアで再会し，国中を旅することになる）．

1953 年 3 月 12 日，シグネはニュージャージー州のローディ（Lodi）でドンと再会し，『切断者マニュアル』をそれぞれ個人で書き，別々の出版物をつくることを提案した．しかし提案は結果的に，ドンとの激しい議論を生み出した．3 月末には，ドンはバレットホールへ出かけ，義足に関する章の原稿作成と，「歩行障害」の資料作りに当たった．しかし，共同での原稿制作を続ける中で，問題はまだまだ起こり続けたのだった．

シグネの妹のインゲゲルドは，1953 年 6 月 3 日に，スウェーデン・アメリカ汽船（Swedish American Line＝S.S Gripsholm）でアメリカへやって来た．

シグネは桟橋まで彼女を迎えに行き，車で直接自宅のあるカーメルのバレット
ホール通りへ向かった．シグネは家計を助けるため，家の一部を借家とし
て貸していた．そして妹の到着から3日後に，彼女らは国を横断する素晴ら
しい旅行に出かけた．実に広範囲に渡る旅行であったことが，シグネの日記
より明らかになっている．彼らは，大半のアメリカ人が一生の間に見るアメ
リカの景色よりも，はるかに多い数の景色を観た．シグネは旅行が好きだっ
た．そして，今回は彼女を受け入れてくれた国であるアメリカを，妹や友人
に見せる絶好の機会であった．次の旅程のメモはシグネの個人日記から直接
抜粋したものである．

1953 年

6 月 7 日：私たち姉妹は，フィラデルフィアでアグネッタの出迎えを受け，独立
記念会館を見学．

6 月 8 日：ペンシルベニア州への有料高速道路に入り，ドニゴール（Donegal）
で一泊し，それからペンシルベニア州，ウェストヴァージニア州，そして
してオハイオ州へ．インディアナ州境近くのオハイオ州ルイスバー
グ（Lewisburg）で一泊．

6 月 9 日：「田舎者のフージアー州（Hoosier State）」の異名で呼ばれている「イ
ンディアナ州」を通過し，リンカーンの家のあるイリノイ州に到着．
アグネッタと私がずっと交代で車の運転をした．ミズーリ州のハン
ニバル（Hannibal）で一泊．ミズーリ州とカンザス州を通りコロラド
州に入る．総走行距離 793 km（493 miles）．一泊して，コロラド州
中部の都市のスプリングズ（Springs）へ到着．

6 月 11 日：「神々の庭（Garden of Gods）」，居住民跡の洞窟，コロラド州中部
のロッキー山脈中部のパイクス・ピーク（Pikes Peak）を観る．

6 月 15 日：コロラド州スプリングズを出発し，同州内のグレンウッド・スプリ
ングズ（Glenwood Springs）へ一泊．

6 月 16 日：乗馬を楽しみ，州立の養魚場を見学し，温水プールで水泳をし，グ
リーン・リバー（コロラド河）で一泊．

6月18日：ワイオミング州のアフトン（Afton）で一泊．

6月19日：ワイオミング州・アイダホ州・モンタナ州に位置するイエロース
トーン国立公園に到着．

6月20〜22日：イエローストーンの周辺をドライブしたり歩いたり．熊，ヘラ
ジカ，子牛，ミュールジカ（黒尾鹿），アンテロープを観る．
トウバの滝（Tova Falls）への西の出入口から車で出て，ブラッ
クボート（Blackboat）にて一泊．

6月23日：ネヴァダ州西部のレノウ市（Reno）内を一泊し，タホ湖（Lake
Tahoe）へ到着．ニールソンさんの民宿（Neilson's Place）に滞在．

6月26日：タホを去り，カリフォルニア州のサクラメント経由でヴァレーホ
（Vallejo）へ向かう．

6月29日：カリフォルニア州のバークレー（Berkeley）に到着し，妹のインゲ
と私は，エバーハート（Eberhart）教授と昼食を共にする．

6月30日：金門橋（Golden Gate Bridge）を経由して，インゲをサンフランシ
スコへドライブに連れていく．

7月1日：ヴァレーホのカバット・カイザー・リハビリテーションセンター
（Kabat–Kaiser Rehabilitation Center）での講習会を受講開始．アグ
ネッタも同行．

7月5日：マギー・ノット（Maggie Knott），ドロシー・ボス（Dorothy Voss），
マーガリー・アイアンタ（Margery Ionta）女史と，サンフランシス
コの北にある浜辺のリゾート地のディロン・ビーチ（Dillon Beach）
へ．

　カリフォルニア滞在中，シグネはビジネスにおいても社交においても非常
に精力的に予定をこなした．彼女は，カバット・カイザー・リハビリテー
ションセンターで各方面の医師たちと会議を開いた．1953年7月14日には，
前職の海軍病院時代の同僚であったボブ・テケマイアー氏とフラン夫人と夕
食を共にとった．その2日後，シグネはカバット医師と共に円卓会議に参加
した．7月18日には，第二次世界大戦当時メア・アイランドでレントゲン技

師をしていたシャーリーさんと，トーマス・メインウェアリング（Thomas Mainwaring）さんのもとを訪問した．7月19日には，ルシール・ダニエルズ氏とマリアン・ウィリアムズ（Marian Williams）氏と一緒に1日を過ごした．共に過ごしていた間に，シグネはマリアンと一緒にドイツ語の文献の抄録を1つ作成した．

　今はフランスのアジャクシオ（Ajaccio）に住む理学療法士と作業療法士の2つの資格をもつフランコイズ・ラモート（Francoise Lamote）さんは，1953年にカリフォルニアでの研修時にシグネと出会ったときのことを，1987年8月30日付の手紙に書き残している．

　1953年当時，私はフルブライト基金による理学療法・作業療法科の奨学生として，南カリフォルニア大学に在籍していました．ヴァレーホヘは，カバット医師の神経筋促通法（neuro-muscular facilitation）の講習会へ参加するために出かけました．若い学生たちの中に1人年輩の理学療法士が交っていました．その人物は，ノットやボスの教授内容を学ぶためだけに，一生徒として出席していました．実際のところ，シグネは彼女を教える立場にある指導者たち以上の知識をもっていたので，コースの中では終始優秀な受講者でした．それには本当にびっくりしました．

　いよいよ帰るときが来たが，ニューヨークへ帰ったのはインゲとシグネのみで，アグネッタはカバット・カイザー・リハビリテーションセンターへ留まった．シグネは再び，車の移動での旅行記の詳細を記録に残した．一見すると，まるでクック船長の旅行記録のようである．

1953年
　　8月12日：カリフォルニア州のスタンフォード大学のあるパロ・アルト（Palo Alto）を去り，カリフォルニア東部にあるドナー湖で水泳を楽しんだ後，ネヴァダ州スパークス（Sparks）へと向かう．
　　8月14日：ネヴァダ州のウェンドバー（Wendover），ユタ州のソルトレーク砂

漠とソルトレークシティーを通過．北米インディアンのアナグマ砦を見物し，ライマン（Lyman）で昼食をとる．

8月15日：ワイオミング州に入り南西部の都市ロックスプリングズ（Rock Springs），メディシンバウ（Medicine Bow），同州南東部の都市シャイアン（Cheyenne）を通過し，ネブラスカ州のシドニー（Sydney），オガラ（Ogalla）を通り，後者の州でインディアンを見る．

8月16日：テキサス州西部のオデッサで34人の居住民と出会い，途中イリノイ州のカイロ（Cairo）を経由し，アイオワ州のデニソンへ到着．

8月21日：インゲゲルドと私はヴァージニア州のアーリントン（Arlington）に到着，ヴァーノン氏（Mr. Vernon）を訪問．

8月24日：車でアーリントンから，ニューヨークのクロトン・オン・ハドソン（Croton-on-Hudson）へと帰る．

　妹のインゲゲルドがスウェーデン・アメリカ汽船で9月10日にスウェーデンへ帰国後，シグネは通常の業務スケジュールに戻った．メトロポリタン生命保険会社へ戻り，『切断者マニュアル』作成により多くの時間を費やした．

　ニューヨーク州で理学療法を実施するには，試験あるいは推薦による資格認定が必要であった．ニューヨーク州教育課の情報によると，1953年6月3日時点で，シグネの理学療法士の資格は「グランドファーザー条項（grandfather clause）注2」すなわち「既得権者除外条項」と，法規の特別条項に基づいて認定されたものであった．彼女の身分証明番号は「613A」で，特化型外科病院のクリスチャン・ハンソン（Kristieng Hansson）医師が彼女の上司として登録されていた．

　ドナルド・コバルト（Donald Covalt）医師とカンファレンスを開いた翌日の1953年9月2日，シグネはニューヨーク大学ベルブー医療センター（Bellevue Medical Center）リハビリテーション医学研究所の義肢部門で勤務し始めた．同時に彼女は，ケスラー研究所でコンサルタント業務も続けた．時間が空けば，シグネは『切断者マニュアル』の完成にその時間をつぎ込んだ．ドンと会うためにカリフォルニア州ローダイ（Lodi）へ出向いたが，「一日

第5章 著作活動 95

中，邪魔が入り続ける」状態であった．バレットホールで一人静かに研究することを好むシグネにとり，この状況はとても苛立たしいことであった．そして 1954 年 2 月 11 日にしてようやく，『下肢切断者の治療（Training the Lower Extremity Amputee)』の原稿がイリノイ州スプリングフィールド（Springfield) の出版社，チャールズ・C・トーマス（Charles C. Thomas) 社へ送付された．しかし，依然として，多くの仕事が残っていた．

カバット医師やノット女史らによるヴァレーホでの神経筋促通法の講習会を通してシグネと出会ったフランコイズ・ラモートさんは，1954 年にニューヨークのリハビリテーション研究所でシグネと再会した．近年中に書かれた手紙の中で，彼女は興味深い秘話について語っている．

私ラモートは研究所で勤務しており，シグネは理学療法科の相談員でした．私はドナルド・カー（ドン・カー）氏を知っており，ケスラー研究所で彼らが共同で取り組んだ研究を称賛しました．ある日シグネは，週末を皆でゆっくり過ごそうと私と友人をバレットホール通りの家へ招待してくれたのです．その週末は，私のこれまでの人生で最高にゆっくり過ごせた休みでした．

朝 6 時に目覚めると，シグネがバーベキューに備えて薪を割っていました．私にできることは，出ていってそれを手伝うことだけでした．朝食の時間，彼女は片麻痺の研究について話し始めました．非常に興味深い内容で，私たちは時が過ぎるのを忘れていました．週末の予定全体を見ても，理学療法研究に始まり，片麻痺の研究，作業，そしてまた理学療法研究というスケジュールでしたので，最高に「ゆっくり過ごせた週末」明けの月曜日に仕事へ戻った私は，完全に消耗し疲労しきっていました．シグネは私たちが週末にどれほど働いたかも分かっていない様子でした．研究所へ戻って来た彼女は，私に「あなたは，片麻痺に関しての私の研究に興味があるようなので，仕事のあとで，私の患者と，結果をご覧にいれようと思います」と言いました．そして彼女は，その言葉を実行してくれました．

片麻痺に関する本を書き終えたシグネは，私に以下の礼状と共にその本を送ってくれました．

「フランコイズへ，あなたの多大なる功績とリハビリテーションにおける献身的

活動を称え，私たちの個人的な友情の記念として本書を贈ります」

シグネに関するフランコイズの手紙はまだ続く．

　1954 年以来，私はいつもシグネの治療法を使っており，いつも最高の結果を得てきました．また，私は学生たちに彼女の治療法を教えてきました．そして，今は地元の療法士向けに論文を書こうとしています．彼女は，私がこれまで会った中で最良の理学療法士で，私が知っている中で最も熱心で，常に賢明な取り組みを忘れない人物だったと思っています．彼女は理学療法士として生き，理学療法士として勤務し，理学療法士として眠りにつきました．シグネは秀才そのもので，そんな彼女のことが大好きでした．しかし，彼女に遅れを取らずについていくことは，非常に難しいことでした．あまりにも熱心で，あまりにも強い人だったのです．実際，彼女についていける人は，誰もいませんでした．シグネは，努力する人全員の事情を察していました．彼女は「目標とする人」でしたが，ついていくことは不可能でした．

1954 年 3 月 8 日，シグネはニューヨーク州のウェスト・チェスタ郡（West Chester County）の郡庁所在地のホワイト・プレインズ（White Plains）にあるバーク財団リハビリテーションセンター（Burke Rehabilitation Center）の主任理学療法士トニー・デローザ（Tony DeRosa）へ電話をかけた．彼女は，片麻痺患者に関する研究を拡大することについて直接会って話がしたいと伝えた．シグネが研究部員として入職した当時のセンター長はエドワード・ロレンツ（Edward Rorenze）医師であった．シグネが研究部員として参加したときのバーク財団の病院長である．ロレンツ医師はシグネの研究に，非常に協力的であった．トニーによると，「片麻痺側上肢の機能的リハビリテーションへの解決策を発見したいと願っている」と繰り返し語っていたそうである．トニーはまた，以下のように述べている．

　私デローザは，1949 年にニューヨーク大学を卒業後，2 年間，リハビリテーショ

ン医学研究所で臨床を経験したあと，包括的なリハビリテーションプログラムの発展に寄与する要員としてバーク財団へ赴任することとなりました――――当然のことながら，新参者の療法士は理学療法ケアを向上させるために懸命に働きました――――そのような中，私がその講演も聞き，著書も読んでいた，臨床の分野における原動力の一翼を担うシグネ・ブルンストローム女史が，私たちと共同で「研究する」ことを希望したのです．ロレンツ医師は大いに喜びましたが，療法士たちはどぎまぎし，私も思わず言葉を失いました．しかし，話は急速に進んでいきました．バーク研究所の理学療法科にとって，シグネの入職はまったく予期していなかったことでした．理学療法分野の世界でのその高名にもかかわらず，シグネは，療法士，看護師または医師といった職種に関係なくすべての職員に対して感情を害することがないよう「まるで物音を立てないつま先歩き」をするかのように，気取らず，謙虚な姿勢で静かにバークの研究所へやって来ました．私はいつも「私たちが彼女と働けることや，豊富な彼女の知識を共有してもらえることを，どれだけ楽しみにしてきたかを知ってもらえれば」と思っていました．シグネの観察力，運動学・解剖学・神経学の知識，そして彼女が患者の評価と治療を行う際の障害者への思いやりは実に素晴らしく，目を見張るものがありました．

シグネは，自身の知識や技術を惜しげなく周囲へ教えていた．彼女はどんなに忙しくても常に職員や学生からの質問には答えていたとトニーは述べている．「シグネは輝いていた」．そして，「返答の説明をするときに彼女の見せる笑顔は，人を癒し，安心感を抱かせた」と思い出を語った．

トニーはまた，神経学的損傷を負った患者への治療として認知されていたものの多くは，ダイナミックな要素に欠けていると感じていた．「われわれの治療で使用する運動は静的な範囲に留まっており，治療体操では一部動的な動作も組み込まれていたものの，求めているような随意的運動は引き出せておらず，日常生活活動（ADL）の練習でも同様でした．より動的で求める随意運動が引き出せるような運動療法が必要でした」．トニーによると，「このような中でシグネは画期的で動的な治療を提示してくれた」と言う．彼女の生み出した連合運動（associated motions）の考え，全体的筋運動（mass muscle movements），そして神経生理学への強い信頼が，片麻痺患者の治療に新たな展開をもたらしたのだ．トニーはシグネの研究業績について，「彼女の治療への考え方は，これまでずっと，時の試練に耐え続けていると思います．神経生理学の基礎的な観点と治療から得られている結果からみても，依然として最良のアプローチなのです」．トニーは，シグネが開始し成功させてきた研究をほかの理学療法士たちが今後も発展させていってくれることを願っている．そしてこの願いをかなえるためには，シグネが書いたすべての資料や研究内容をまとめて編集することが絶対に必要であった．どうすれば資料や研究内容をうまくまとめて編集できるか，トニーはシグネと何時間も話しこんだことを覚えている．シグネはまず草稿の作成から始めた．それは片麻痺患者の治療アプローチに関する概要を漸進的な方法で記述したもので，作業の手順などを体系的にまとめた冊子，すなわち「マニュアル」となった．この時期に作られた資料は，シグネの3つ目の主な出版物の先駆けとなった．バーク研究所でシグネが働き始めた頃，トニーはマニュアル作成を助けるなどして，非常に重要な役割を担っていた．彼は患者の治療スケジュールを管理し，必要に応じて同意書をとり，設備の整った環境を提供し，最初の「マニュアル」の謄写版印刷の手はずも整えてくれた．謄写版印刷はバーク職業リハビリテーション事業（Burke Vocational Rehabilitation Services）の印刷所で行った．「マニュアルのコピーが26部，コロンビア大学のシグネの学生たち専用に印刷されたことを覚えている」と，トニーは近頃になって話してくれた．シグネは，マニュアルの部数をこの時点においては限定するよう徹底していた．なぜならこのマニュアルは近い将来に出版予定の本の基礎になる内容であったからである（事実，シグネのメモによると，このマニュアルの印刷部数が150部であったと記録されている）．

　1954年の春，シグネはバレットホールのヒルハウスを売却登録することに決めた．不動産業者を通して3件の申し込みがあったが，すぐには行動を起こさなかった．2階と1階を2つのアパートとして貸すほうが収入となることが明らかだったからである．5月中旬には2階をホフマン（Hoffman）夫妻に貸したが，2～3日後に契約を解除され，彼女はただただ落胆した．しか

し，7〜8月にかけては「ドネリー（Donnelly）夫妻とその子ども」に家全体を貸すことができたと日記の中で書いている．

バーク財団で勤めていたときのある日，シグネはトニーへ，家の修繕が必要であることを告げている．実際に休暇を2〜3日取って家の修繕に当たったという話をしつつ，「一般の常識を超越した，とても印象深い人であった」とトニーは語った．

9月には再び，バレットホールのヒルハウスを売りに出した．シグネにとっては，残った「鶏小屋」で十分ニーズが満たされていた．「鶏小屋」という言葉そのものから連想されるイメージは，ヒトが住むのに不適当な場であるが，この鶏小屋は違っていた．シグネが手を加えたこの木造の小屋は，シグネのもう一つの個性である質朴さをもっていた．コロンビア大学でシグネの補助教員をしていたマーサ・シュネブリー（Martha Schnebly）さんとルース・ディッキンソン（Ruth Dickinson）さんの二人は，パットナム郡のシグネの家を訪れた．マーサは気づいたことを以下のように綴ってくれた．

　　シグネは2〜3エーカー（8,000〜12,000 m²）の土地に家と，納屋と，鶏小屋を所有していました．しかし彼女は，鶏小屋を自分の住めるような母屋に改築し，元からあった母屋のほうを借家にしたのです．その鶏小屋は最高に魅力的な家になっており，彼女にぴったりのようでした．家の中は部屋が4つ横に並んでいて，一端の部屋は居間で，広くスペースをとっていました．そこから廊下を歩いていくと，台所と浴室を通り過ぎて，家の反対側にある寝室へとたどり着く構造でした．屋根の下の家の高い部分の壁にそって小さな窓が並んでおり，部屋や廊下へ心地よい自然の光が差し込んでいました．家の造り自体は単純そのものでしたが，彼女のスウェーデン人としての温かさや素朴さが滲み出ていました．

ルース・ディッキンソンは，シグネが「正真正銘の鶏小屋」を「それは魅力あふれる田舎の家」へとみずから造り変えたと述べている．「部屋の装飾は簡素で，すっきりとした現代的なスウェーデン風．柔和な色調で，手織りの枕カバーとベッドの上掛けがあった．そして，外は自然豊かで，デコボコ道

の岩山や山道があり，木々が茂っていた」．シグネは毎年，藪を切り開き，草地を広げていった．どのようにしてこれだけの仕事をすべてやり遂げたのだろうか．ケスラー財団に勤務していたときに，バレットホール通りを何度も訪問していたルースが次のように語るように，シグネはたまにはほかの人にも手伝ってもらっていたのだった．

　1950年代の前半の頃，私たち理学療法科の職員とシグネが親睦を深める機会が何度かありました．彼女の家のあるカーメルを訪れると，彼女は私たちに仕事を割り振り，働かせるのが常でしたが，本当に楽しい時間でした．私たち職員の中で身体が大きく屈強な数名の男性，および一人の女性職員の夫がシグネと一緒に，丸石を動かす作業や，木を伐採し手押し車で運ぶ作業を手伝っていました．か弱い女性の私たちは納屋の周りのいたち草を刈り込んだりしました．本当に楽しかったものです．シグネと男性たちがすべての重労働をこなす一方，彼女以外の私たち女性はより楽な軽作業をしました!!

　シグネは，コネティカット州ストーズ（Storrs）村のコネティカット大学で理学療法学科長をしているフラン・タッパン（Fran Tappan）さんと，特別な友好関係にあった．その大学はシグネが最も好きな教育施設の1つであり，フランとは，長年に渡って親密な仲であった．彼女らの出会いは，フランがマーガレット・ルード（Margaret Rood）女史の下で学んでいたときにスタンフォード大学で開催された会議にまで遡る．シグネとドンは切断者に関する講義をするため，ストーズへ出張することがしばしばあった．シグネの講義に続いて，ドンは切断者にどれだけの動きができるかを実演した．このほかにも，シグネは理学療法学科の最上級生へ向けて，肩甲帯の筋テスト（muscle testing），立位や歩行における生体力学，カバット・カイザーの手技における生理学的基礎，筋作用（muscle action），そして末梢神経損傷についての講義をした．

　フランは，シグネのひととなりや決断力についての話をすることが多かった．1954年9月11日，フランの招待でシグネは，大規模な教育カンファレ

ンスの一つのセッションとして「片麻痺の連合反応（Associated Reactions in Hemiplegia）」の講義をするため，ストーズへと車で向かった．それは「ハリケーンキャロル（Hurricane Carol）」が襲ってきた週末のことであった．米国北東部の6州から成るニューイングランドの沿岸地帯とニューヨーク州南東部の島のロング・アイランドは強襲を受けた．しかし，シグネは絶対に大学にいくと心に決めており，実際無事に辿り着いたのであった．フランの家に到着すると，そこは被害を受け停電していた．カンファレンスは中止されたが，宿泊のため近くのモーテルを探すよりも，少数の教職員にとにかく頑張ろうと声をかけていた．夕食は暖炉で料理されたのだが，シグネはこの時間を講義のレビューに使おうと決めた．ローソクの灯りの下で，彼女はルードやノットのような様々なテクニックについて話した．少数ながら，良いところを取り，自分なりにそれぞれ理解を深めていくことを推奨した．どのアプローチの話も，そこに集まった人たちは皆熱心に聞き入った．彼女は，すべての治療法の中に良いところがあるはずなので，すべての療法士は患者の治療を一方法のみに絞るべきではないと感じていた（事実，シグネは，「ブルンストローム・アプローチ」という用語に賛同しなかった．彼女は，すべてのアプローチに少しずつ共通した要素があるため，特定のテクニックに特定の名前を付けることが難しい場合があると語った）．

　その晩集まった人たちは，ハリケーンの中，一晩中勉強を続けた．シグネは翌日家へ帰った．シグネについてフランは次のように話し続けた．「彼女がこのような伝記というかたちで世に知らされることになったのを，私は嬉しく思う．紙面という形のあるものが残ることで，彼女の存在は永遠のものとなる．シグネは個性そのものが伝説で，とても強い個性をもっていた．彼女は怒ることもあったが，私が知る中では最も愉快な人物の一人であった」．フラン・タッパン自身もまた伝説の人物であるが，シグネから大きな影響を受けた多くの理学療法士の一人として数えられることでしょう．

　1954年の終わり頃，依然として，シグネとドン・カーは『切断者マニュアル』の改訂の作業をしていた．出版社はすでに原稿を受け取っていたので，その分多くの修正を加える必要があった．シグネは，特別外科病院のT・

キャンベル・トムソン（T. Campbell Thompson）医師に，原稿の修正と，序文を書いてくれるよう依頼した．トムソン医師はこの依頼を快諾し，序文の最後の段落に次のように綴った．

　この『切断者マニュアル』の読者は非常に幸運です．なぜなら，この1冊の本の中には経験豊富な二人の著者の考えがまとめられているからです．すべての切断者に勧めるのは言うにおよばず，それ以外に切断者のリハビリテーションに少しでも関心をもっている人にも是非勧めたいです．

1955年4月25日に，『切断者マニュアル』のゲラ刷りがシグネの家に届いた．そして分かりやすいイラスト入りの272頁のハードカバー製本がチャールズ・C・トーマス社から実際に出版され，1956年はじめに一般に販売された．この本が完成するまでの約6年間，出版の準備がシグネの人生の中心となっていた．出版の際の最初の契約書の複写や，最終的な出版・販売数に関する情報を得るため，著者である私シュライコーンは，ペイン・トーマス（Payne Thomas）氏に連絡した．彼は次のように返事をくれた．「あなたが求めている情報の提供にできる限り協力できればよいのだが，残念ながら販売数についての情報は著者にしかお伝えしないということが，われわれの出版社の昔からの方針です．契約書の複写に関しても同様で，著者にしか見せることができません．それゆえ，著者を除外して，販売についての情報を伝えるわけにはいきません．同じことですが，著者を除いてどなたへも契約書の複写を見せることは例外なくできないことも決まりです．あなたが私共の立場を理解くださることを信じています」．ドンは販売された本の冊数について話してくれた．彼は，著作権使用料を出版社へ要求するための販売数が必要数まで残り50冊であることに気づき，50冊分の書籍を二人で半分ずつ買い取ることをシグネに提案した．そうすれば後に，二人へ著作権使用料がいくらかは支払われることになるからである．しかし，シグネはこの考えに賛成しなかったらしいのである．ドンによると，「シグネは，私がしようとしていることにまったく理解を示さなかった」と語っている．

第5章　著作活動　　103

1955 年の間，シグネは複数の場所で勤務をした．バーク・リハビリテーションセンターに関与し，コロンビア州で講義をし，ニューヨーク大学リハビリテーション医学研究所（NYU-IRM）で相談役を務めた．それ以外にも理学療法関係の集会や，様々な病院での講義活動も継続し，また，同時に映画を制作し，論文や著書の執筆，私的契約の患者の治療も行った．

バーク・リハビリテーションセンターでの研究活動が落ち着いたころ，シグネはトニーへ切断患者を研究対象とする「許可」を求めた．トニーは，このことに関して次のように述べている．「彼女の考え方や臨床的なアプローチの方法に触れられたことは，自分の中で最高の経験となった．彼女の関心は片麻痺への神経学的アプローチ（neurologic approach）が中心であったが，彼女はすべての障害者に対する理学療法の価値を見失うことは一切なかった」．

コロンビア州での教育活動の中で，シグネは運動学の講習会に対して若干の「懸念と心配」を表していた．彼女は自分のもつ知識や臨床経験があまりにも多すぎるために学生が圧倒されてしまい，学ぶべきことをきちんと学びきれないのではないかと，トニーに話していた．トニーは，彼女の不安と懸念が，「教師を心から敬愛する」学生たちへの彼女の関心の深さからくる一つの表現に過ぎないことを時間が証明してくれると感じていた．

1955 年 6 月 26 日，シグネはアメリカ北東部のコネティカット州のロックヒル（Rock Hill）へ出かけ，知人のハーブ・ジョーンズ（Herb Jones）さんと旧交を温めた．彼は，そのときの状況を次のように回想している．

シグネは片麻痺に関する研究と治療テクニックの実技と講義のために，当院へ足を運んでくれました．彼女の考え方や治療法は私たちの治療内容に大きな影響を与えました．たまたま，APTA のコネティカット州支部が，彼女に講義を依頼しようとしていました．私ジョーンズは当時，プログラム実行委員長を務めていました．その頃の支部はまだ小さく，金銭的に余裕のない状態でした．シグネはその財政状態を理解して，通例の謝礼金の代わりに，翌日に出かけるマンチェスター（Manchester）までの電車賃さえもらえれば十分ですと言いました．それを聞き，

私たちはひと安心しました．なぜならロックヒルからマンチェスターまではたったの 30 km しかなく，彼女を車で送れば 1 セントもかからずに済むからです．ところが，すべてそううまくはいきませんでした．彼女は病院に到着した朝，その日の日中と夕刻のスケジュールを私に見せながら，支部の事務的会議はあとに回し夕刻の早い時間のうちに講演をさせてくれないかと訊ねてきました．その理由として，時刻表によると列車は午後 11 時頃に出発の予定だからと続けました．私がシグネに「列車は不要です．私が車でマンチェスターまでお連れしますので」と答えると，シグネは「ニューハンプシャー（New Hampshire）州のマンチェスターに着くまでの道すべてを運転してくださるのですか？」と言いました．私は真っ青になりました．私たちの誰もが，地元のコネティカット州のマンチェスターを彼女は意味しているのだと思い込んでいたのです．その後は言うまでもありませんが，乗車券を購入するための資金を急いで集め回ることになりました．

　数年後，彼女とディナーミーティングで会い，その体験について話しました．彼女は当時，裏でそのようなことが起こっている事実にまったく気づいていなかったようで，私たち全員は大笑いしてしまいました．私は，シグネが没頭して学問の領域に入り込み，そのすべてを学び取り，患者に直接触れて治療する能力，雑誌や教科書に執筆する能力，それから同じ理学療法分野の中でも別の領域へとまた没頭していく能力にいつも感心していました．彼女ほど多才な人はほかにはそういないでしょう．シグネは私にいくつかの特定の領域を熟達すべきと教えてくれ，私は義肢装具での練習や，老年医学を学ぶことに集中しました．私が専門性を獲得できたのは，彼女のおかげです．

　1956 年，ニューヨーク大学のリハビリテーション医学研究所でシグネが切断者の研究をしていることを知っていたジャック・ホフコッシュ（Jack Hofkosh）氏は，シグネのために理学療法科での空き時間を活用しての研究や臨床活動プログラムを設ける一助となるよう，ラスク（Rusk）医師，コヴァルト（Covalt）医師，ローマン（Lowman）医師に話をもち掛けました．ジャックによると，ここニューヨーク大学のリハビリテーション医学研究所はシグネが「連合運動パターン（associated motor patterns）」についての研究を発展させるきっかけとなった，最初の臨床的試行を実施した場所であったそうです．私たち皆がシグネから多くの

ことを学びました. 忍耐力, 寛大さ, そして専門家としての洞察力により, 1956
年から 1961 年まで幸運にも彼女と共に研究ができた私たち全員は, 心から彼女
を慕っていました.

ニューヨーク州のボールドウィン (Baldwin) に住むジェラルド・スター
ン (Gerald Stern) 氏は, 同州のグレン・コブ (Glen Cove) にあるグレン・
コブ地域病院 (Community Hospital at Glen Cove) の主任理学療法士であっ
た. 彼は, 1956～1957 年にかけてニューヨーク大学のリハビリテーション医
学研究所の理学療法科員であった. 当時, 理学療法部門では障害別グループ
ごとの治療プログラムの進め方の再編作業を行っていた. 1987 年 8 月 9 日の
手紙で, ジェラルドは当時の状況を次のように述べている.

シグネと私と, ほか 2 名の療法士が, すべての脳卒中後遺症患者の治療を受け
もっていました. シグネは私たちの治療チームのリーダーで, 彼女は自身の手技
を私たちに指導してくれました. 指導してくれた手技は, 筋再教育強化手技
(muscle reeducation reinforcement procedures) および歩行訓練に活用しまし
た. 彼女は知識が豊富で精力的で, 麻痺した上下肢から運動を引き出すことがで
きました. そのような彼女を見た同僚たちは彼女に畏敬の念を抱いていましたが,
他方で科学的根拠と芸術的な手技を絶妙に組み合わせた彼女の治療を十分に理
解することが難しい医療従事者たちは取り残されていきました. 患者は皆, シグ
ネを愛し, 療法士もまた皆, 彼女の能力を尊敬していましたが, 彼女が独断的な
性格であったうえに神経筋促通手技 (neuromuscular facilitation techniques) の
開拓を進めようとしたことにより, 医療スタッフとの間に若干の摩擦が生じまし
た. おそらく彼女が研究所を去ることとなったのも, 元をたどればそれが原因に
なっていたと思われます. シグネと一緒に研究することは本当に楽しかったです
し, 彼女が指導してくれた促通手技のおかげで, 私の理学療法士としての腕前は
随分磨かれたように思います. 私の人生における仕事が成功しているのも, 彼女
のおかげです. 彼女のことを忘れる日はないでしょう. この「偉大な女性」と出会
えたこと, 共に働けたことを誇りに思い, これからもずっと感謝していきたいと

106

思っています．

　ヴァージニア・コンシグリオ（Virginia Consiglio）さんは，1956 年，ニュー
ヨーク大学リハビリテーション医学研究所でシグネ・ブルンストローム女史
と出会った．彼女はシグネとの出会いを 1984 年 12 月 13 日付の便りで以下の
ように思い起こしている．「外来患者診療部門へ通院して来た患者を通して，
彼女の指導が受けられた私は幸運でした」．ヴァージニアは，1957 年から
1977 年までの 20 年間，アルゼンチンのブエノスアイレス（Buenos Aires）
で理学療法士として働いた．彼女はシグネの下で受けた教育が，アルゼンチ
ンでの仕事の際に大いに役立ったと感じていた．

　　私の国アルゼンチンでは，1955〜1956 年に起こったポリオの蔓延により，大
　勢の罹患患者の治療に特化したサービスの組織化に着手するため，外国の多くの
　団体の支援，専門知識，諸器具を必要としていた．ポリオに罹患した子どもたち
　の両親の協力により，「ポリオとたたかう協会」が開設され，ポリオ患者向けのリ
　ハビリテーションサービスの提供を訴える全国的規模の運動が始められました．
　　マーセロー・J・フィッツ研究所（The Institute Marcelo J. Fitts）は，「ポリオと
　たたかう協会」の援助のもとに，サービス提供の中心地となりました．私が理学
　療法の領域で本格的に働き始めることになったのもこのときからです．リハビリ
　テーションサービスの範囲の拡大に伴い，成人片麻痺患者のケアの必要性は明白
　になってきていました．このとき私は，ブルンストローム女史から学んだ治療を適
　用し，シスター・エリザベス・ケニー（Sister Elizabeth Kenny）[注3]によるポリオ後
　遺症児への手技とはかなり異なる手技を実践する機会を得ました．
　　四肢の「屈曲と伸展」の共同運動（synergies）を通して生じる運動の連結（links
　of movements）と，その連結と関連して生じる頭部・体幹の協調的な運動を利用
　するアプローチは，上位運動ニューロン損傷の治療の新しい道を切り開きました．
　そしてこの治療アプローチは，患者の運動反応（motor responses）や機能を強化
　するものでした．そして，シグネが大変独創的に編纂した神経生理学分野の大勢
　の研究者たちによる多くの研究や書籍類は，治療者としての療法士が読むべき啓

発的な資料となりました.

ヴァージニアはまた次のように語った.「1965 年頃のことです. 彼女の本をスペイン語へ翻訳するにあたり, シグネと連絡をとりました. 彼女の提案により出版社へ連絡を取ったところ, 財政的な理由以外にも残念ながら数多くの不都合があり, 翻訳計画は実行されませんでした」[実際に, スペイン語の第 1 版は 1977 年に出版され, 1979 年には第 2 刷が印刷された. スペイン語版のタイトルは,『片麻痺の再教育─神経生理学的基礎』でマリア・ヴィクトリア・カーボ・ディ・ヴァールズ (Maria Victoria Carbo De Valls) さんが翻訳し, スペインのバルセロナ 6 番地に所在する出版社 (Editorial JIMS) によって出版された].

世界理学療法連盟 (World Confederation for Physical Therapy：WCPT) の第 2 回総会は, ニューヨークにて 1956 年 6 月 17〜23 日に開催された. 同年 6 月 19 日の火曜日, シグネは午後の分科会の一部に登場し, そこで「成人片麻痺患者の治療における連合反応パターンの利用 (The Use of Associated Reaction Patterns in the Training of Adult Patients with Hemiplegia)」について 30 分間の講演を行った.

専門的論文を執筆したことのある人であれば誰でも, 論文の執筆にどれだけの時間を要するか知っている. 1955〜1956 年の間, シグネは様々な仕事の合間に 3 つの大きな論文を執筆した. この事実は, 彼女の専門職に対する献身的姿勢を証明するものであろう. その論文は,『上位運動損傷における筋の反応を誘導し強化し協調する方法』(アメリカ理学療法協会の職業的リハビリテーション組織刊「組織内紀要」1956 年),『成人片麻痺患者の治療における連合反応パターンの利用』(WCPT 第 2 回学会誌, 1956 年),『成人片麻痺患者における上肢の連合反応：治療へのアプローチ』(Physical Therapy Review, 1956 年) であった.

口腔外科博士のポール・J・コルラ (Paul J. Collura) 歯科医師は, バレットホール通りに長年住んでいたが, シグネが隣人とあまり関わりをもたなかったため, 夫妻共々がシグネのことをよく知るまでに約 7 年間かかった.

彼は 1986 年 3 月 11 日の手紙で，次のように書いている．「彼女には，近寄り
がたい空気がありました．彼女の表情は厳しく，整った顔つきと鋭く暗い目
が，その厳格さを際立たせていました．ですが，本質的なところでいうと，
彼女は穏やかで理解力があり，そして思いやりのある人格をもっていまし
た」．彼はまた，シグネが「朝一番の日の光が差し込むと同時に働き始め，そ
のまま一日中働いていました」と語った．コルラ博士は，シグネが大きな岩
を動かし，動かしたあとの土地を整備し，植木や花などを植えて緑化してい
く様子に感心していた．また，隣人としては，シグネの 2 匹の犬はあまり好
きではなかった．なぜなら彼には犬たちが，「彼女に対して保護的で独占欲の
強い」姿勢を取っていると映り，またシグネも犬たちに同様の態度を取って
いたからである．シグネの本当の人柄を伝えるために，コルラ博士は 1957 年
に起こったある出来事について語ってくれた．

　　1957 年 7 月，私コルラの家に雷が落ち，地面に焼け落ちてしまいました．この
　火事のあと，約 2 カ月間，私はカーメルの地区を去りました．私は，約 48 km 離
　れたところに仮住まいを見つけました．診療所と仮住まいの間を通勤している期
　間中に，シグネが私を探しているという事実を知りました．私は彼女に連絡を取
　りました．すると，彼女は同情し，私の家族を心配してくれ，今後の住まいに関す
　る予定を尋ねてきたのです．シグネは，私たちの子どもたちがもともとカーメルの
　学校へ通学していたことを知っており，火災で焼け出されたことに加えて，家族
　がカーメルから離れることになれば転校も余儀なくされ，精神的に追い詰められ
　ているのではないかと心配してくれました．そして何とシグネは，母屋のヒルハウ
　スをすぐに住めるような状態にして，私に貸してくれることを提案したのです．私
　はとても深く感動しました．しかし私は，彼女の申し出を受け入れることはできま
　せんでした．なぜなら，彼女自身が改築した鶏小屋の住まいへ戻るのを見たくな
　かったからです．それに対しシグネは，ヒルハウスの 1 階のガレージに若干の改
　装をすれば，自分のためのアパートが造られるので，鶏小屋で生活する心配は無
　用だと説明してくれました．私は，そうしてくれることを条件に，彼女の申し出を
　受け入れたあと，家賃について伺いました．シグネは，全額無料という提案をし

てきました．私はまた，受け入れるわけにはいきませんでしたが，最終的に最低料金に近い金額で合意となりました．彼女は，ほかのどのような案も受け入れなかったのです．

シグネが州および高速道路工事担当部局ともめたことについて，コルラ博士は，彼女が「州をひどく恐れながら暮らしていた」ことを示した．「彼らは，罰則としてのこの土地の収用をちらつかせていたことから，シグネは争っても勝ち目はないと感じていた．彼女は自分の最愛の土地と果樹園が破壊されることを思って，ひどく気落ちしていました」とコルラ博士は語った．同時に，シグネは長年に渡り何年間も，コルラ博士の患者であったのである．

彼女はコロンビア大学の内科外科校の理学療法・作業療法学科課程の講師として，多くの学生に影響をおよぼし，彼らに長く記憶される強い印象を残していた．その学生の中の一人に，現在はフロリダ州のパナマシティ（Panama City）に住んでいるジョージ・P・ジェサップ・ジュニア（George P. Jessup Jr.）さんがいる．彼は，彼女について次のように述べている．

私ジェサップがコロンビア大学の教職員の一員であったときは，シグネ・ブルンストロームの教員補助（teaching assistant）兼，運動学の実演用被験者として務めていました．学生によっては実際の身体で，時には半裸体で，実演して筋の機能を説明されることに抵抗を示す者もいました．よく知られていることですが，そのあとにシグネが書いた運動学の教科書には，詳細にまで描いた線画を使用しています．彼女のこれらの図は，きっと学生たちの前で実技したときの記憶を基に描いているのだろうと，私はいつも感じていました．

コロンビア大学内科外科校にシグネの教員補助として勤務していた人物がもう一人いた．作業療法士のマーサ・シュネブリー（Martha Schnebly）さんで，次のように語っている．

私シュネブリーがシグネのことを思うとき，心に浮かぶ言葉があります．元気，

熱心さ，一つの目標，頭脳明晰，温かく穏やかな性格，静かなユーモアの感覚，高い感受性といった言葉です．彼女は質素な外見でありながらも，内なる美しさが表情へあふれ出ている希少な人物の一人でした．

教師としてのシグネに関して，マーサは続けて以下のように述べている．

　教師として，シグネは授業では学生ができる限りのことを学べるように全力を尽くしていました．彼女は運動学の原理と応用を，すべての学生が理解できるようになることを望んでいたのです．彼女は説明と実演を行ったうえで質問をしてもらい，自分のもっている概念や知識を分かりやすく伝えるため説明し，実演し，また質問をしていました．また，彼女の訛りが若干の誤解を招いてしまったときには笑いのネタにしました．彼女は教える傍ら，常に能動的に学習していました．

　1957 年から 1959 年の間に，シグネはリハビリテーション医学研究所のグレン・レイノルズ（Glen Reynolds）医師と共同研究をし，3 つの大きな論文の共同執筆者となった．最初の論文は出版されず謄写版で印刷されただけであったが，片麻痺後の回復を促通する神経生理学的反応の研究に関する報告であった．この報告の続きとして，後の 1958 年には『the Archives of Physical Medicine and Rehabilitation』（39 巻，303 頁）に，「成人片麻痺患者の上肢における神経筋機能テストに関する予備的報告」が掲載された．そして 1959 年の『Rehabilitation Literature』（20 巻，163 頁）には，「成人片麻痺患者の評価と治療における感覚運動学習の問題」の論文が掲載された．またレイノルズ医師は，シグネと共に 2 つの映画を制作した．1 つ目は「成人片麻痺患者の上肢の治療」であり，2 つ目は「成人片麻痺患者の機能回復における神経生理学的影響」であった．これらの映画は，ニューヨーク州立大学の映像図書館で見ることができる．

　1959 年の春，コロンビア大学で運動学を教えていたシグネは，学生が運動学をより分かりやすく学べるように，専門の教科書が必要であると感じた．メアリ・キャラハン（Mary Callahan）理学療法学科長，ルース・ディッキ

ンソン副学科長，そしてロバート・ダーリング（Robert Darling）医長による後押しと支援により，彼女は運動学実習教科書制作のための，教育補助金の申請書を作成した（この教科書は，バーク・リハビリテーションセンターで制作された手引書とは別物である）．申請書は，職業的リハビリテーション研究室（the Office of Vocational Rehabilitation）に提出され，1959 年 8 月 22 日に実際に承認された．出版の準備には数年を必要としたが，その教科書が後にリハビリテーション分野の学生や職員にいかに大きく貢献することになるかを，シグネは知る由もなかったであろう．

　補助金の確認が下りたことを知って，シグネは 1959 年 10 月 9〜10 日の APTA のフロリダ州支部の会議のときに，フロリダ州北部のデイトナ・ビーチ（Daytona Beach）にて片麻痺に関する研修会開催の招待に応じた．1988 年 11 月 23 日に逝去されたニューメキシコ州中部のアルバカーキ（Albuquerque）に住んでいたフレッド・ラタン（Fred Rutan）さんは，当時新卒の理学療法士としてその研修会に出席していた．1985 年 1 月 2 日付の手紙で，卒業後初めての生涯継続教育プログラムとして受講したシグネの研修の思い出を語ってくれた．

　　私はニューヨーク大学へ通っていたものの，シグネと面識はなく，フロリダで初めて会いました．研修会は新人理学療法士にとって，本当に立派な体験学習となりました．在学中エリザベス・アダムズ（Elizabeth Addoms）さんから聞いていた名前がそこにあり，ついにそのシグネの講習会へ参加できたことが私にとって非常に印象深い出来事でした．

　ほかにもう一人，デイトナの研修会に参加した理学療法士で，スー・ハート（Sue Hirt）さんという方がいた．彼女は，シグネの性格について興味深く語ってくれた．

　　私ハートは研修会のときにシグネと暗い浜辺の水の中を裸足で歩き，経験そのものに加えて一緒にいること自体を十分に楽しんだことを覚えています．シグネ

はかなり控えめであるのと同時に，非常に熱心で真面目な人物でした．彼女を理解することは容易ではありませんでしたが，二人きりになる機会があったときには，彼女の温かさ，円熟さを感じられ，そしてなによりも，彼女の人生における役割が障害者の存在を高めることだという信じられないほど強い確信をもっていることが伝わってきました．誰もが圧倒されてしまう強さでした．シグネは私たちに，臨床像や適切な治療の手順を理解するために科学的根拠を調べ，探求することの重要性に目を開かせてくれたのです．彼女の治療風景を見ていると，あたかも彼女が患者の身体の中へ入り込んで，普通の生活へ戻ることの苦闘がどのようなものになるかを体感しているように感じられたのです．

　フロリダでの研修会のあと，シグネはシカゴでのアメリカ作業療法協会（AOTA）の会議に出席し，それからパットナム郡に帰還するとすぐ，住まいを鶏小屋から，敷地内のより大きいヒルハウスへと移動した．これにより運動学の原稿を作成するのに，より広い部屋で作業を進めることが可能となった．しかしながら，あるとき，家を借りたいという人が現れたため，家賃が研究資金になることも考え，彼女は再び住まいを鶏小屋へ戻すことにした．すべての空き時間は，原稿執筆に充てられていたのだ．

　『臨床運動学（Clinical Kinesiology）』，教科書となったこの最終のマニュアルは，今日でも理学療法学科と作業療法学科の学生たちの勉強に大いに役立てられる書物の一つとなっており，シグネが生きた証になっている．実際の原稿の執筆から出版のためのゲラ刷りが終わるまでには3年の月日を要した．原稿の作成からタイピングは，すべて，1ページ1ページ，彼女自身のプライベートの時間を使って行われた．シグネは家でただ座り，書き続けるだけの生活には満足しなかった．彼女は仕事以外に，退役軍人の地方管理事務所の顧問，ワシントンD.C.のウォルター・リード病院（Walter Reed Hospital）への出張，インディアナ州の州都インディアナポリスやヴァージニア州の州都リッチモンドへ出張講義，『作業療法ジャーナル（Journal of Occupational Therapy）』に向けた運動行動に関する論文の作成，そしてウェスト・ハバーストロー（West Haverstraw）にあるニューヨーク州立リハビリ

テーション病院での2週間の講習会開催に向けた準備，これらすべてを行った．

1961年6月1日，シグネは『臨床運動学』の出版に向けて，F・A・デイヴィス社との契約に署名をした．フランク・クレイブン（Frank Craven）社長によって署名された契約書には，以下のような内容が書かれていた．「著者は，前述の制作予定の本の完全版の原稿を，契約日から18カ月以内に"出版社"へ送付することに合意する」．この仕事においてシグネは，本が売れた場合に純卸売価格の10%を受け取ることになっていた（しかし，純卸売価格は，販売された全部数に対して，小売価格よりも25%安い価格であると理解されている）．書籍の価格は6ドル50セントであった．シグネは，合衆国で販売された書籍1冊当たり約48セントを受け取った．輸出された書籍については，外国販売で，受け取る価格が低いことから，通常の印税の50%，つまり24セントであった．書籍からの実際の収入は数千ドルになるであろうが，シグネは自分のことよりもまず他人の利益や幸福を優先していこうとする利他主義の考え方であったため，利益が総額でどれくらいになるかはみていなかった．彼女のこの利他主義的の傾向は，後にもっと表面化してくることになる．

新しい教科書の作成のために，シグネは写真が必要となった．ルース・ディッキンソンは，写真のモデルを見つけ出すまでの過程を思い出しながら以下のように語った．

シグネは教科書に正常な筋をもつヒトの写真を挿入したいと考え，現地の写真家と話をし，写真を撮ってもらうように依頼をしました．彼女は，いつでも被写体になってくれそうな，適切な身体をもつ人物を見つける必要がありました．ちょうどその頃，コロンビア大学教職員のアルシア・ジョーンズには，カーメルの近くでの夏季キャンプを指導していた友人がいました．私たちは，若く健常な筋をもっているこのキャンプ指導員であれば，おそらく求めているような理想的な姿勢を引き出すことができると思い当たりました．そこでシグネと共にキャンプ地を訪れ，彼女が指導員の中から適切な一人の若い男性を選び，その男性も依頼を快

く引き受けてくれました.

　シグネは本の謝辞を通して,「この書籍の中で非常に多くの写真のモデル
として,忍耐強く務めてくれたこの若い男性に感謝の意を表します」と彼の
貢献を称えているとおりに,この「モデル」が費やした時間と努力に感謝し
たに違いない.

　1961 年 7 月 31 日,原稿の完結に向けて集中的な取り組みを行う前に,彼
女はアイスランド航空でスウェーデンへ向かい,6 週間の旅に出た.

　1961 年 8 月 28 日に帰国するなり,シグネは多忙な日々に戻った.コロン
ビア大学での運動学 105 および運動学 206 の指導,退役軍人局での相談役業
務,ヴァージニア州の神経学研究所での作業療法士の研究課程の指揮業務,
また個人契約で担当している患者の治療業務,そして新たな原稿執筆などで
ある.日記の中で,シグネは「————1962 年,『臨床運動学』の原稿をタ
イプライターで作成する」といったようなメモを残し,この企画に費やされ
ている仕事量がいかに膨大であったかが記録されている.

　作業療法士のマーサ・シュネブリーは,シグネの完璧な教科書作りへのこ
だわりをよく知っていた.

　　シグネは,ルース・ディッキンソンと私が補佐を務めた数年間に教科書を書き
　上げました.彼女の最初の成果物は,タイプライターで仕上げた手引書に写真を
　付したもので,彼女はこの原稿を少なくとも 1 年間,教室で学生の教育用に使用
　したあとに,出版社への提出を認めました.このように,彼女は執筆では細部ま
　でこだわり抜いていましたので,彼女が満足するような原稿が本当にできるのだ
　ろうかと思うこともよくありました.初めの頃は失敗もありましたが,体育学教師
　が出版したような著書くらいしか,当てにできるものがなかった時代に,彼女は,
　私たちの担当分野での,私たちの治療方法に特有の書籍を与えてくれました.彼
　女は私たちに運動や体育の分野というよりも,触診や日常的な生活動作に対して
　焦点を向けさせようとしてくれました.

1962 年 4 月 27 日，修正の済んだ原稿が出版社へ送られた．2 カ月後の 6 月 12 日，シグネはフィラデルフィアに赴いて出版社と会合をもった．その 1 カ月後，最初のゲラ刷りを手にした．シグネは，その初版の教科書の序文の中で，理学療法学科と作業療法学科の学生へ運動学を教授していた数年間，この書籍の内容を利用していたことを述べた．

元の手引書は，異常運動行動に関する一部分の項目を含めて増補し，改訂された．身体障害者のリハビリテーション領域で活躍する療法士の必要性を満たすため，運動学の臨床的側面に関する部分が重要視された．

1984 年 1 月 4 日付の最近の手紙では，F・A・デイヴィス社のロバート・H・クレイブン（Robert H. Craven）社長より，本の売り上げが好調であるとの知らせが送られて来た．

本書は多くの面で意義深い書籍です．F・A・デイヴィス社にとっても大成功でありましたし，実際に学生たちにとっても必要不可欠な本となりました．そして，さらにすごいことに，ヨーロッパ中でわが社のベストセラーの一つとなったことです．

シグネは教科書を出版した結果，国際的な名声を得たのである．『臨床運動学』の第 2 版も同様に，あまりにも時間を要する作業となったため，何年後かに第 3 版が出版される場合の本の著作権を，シグネは親友のルース・ディッキンソンに譲った．

書籍を完成させるためには，多くの労力とエネルギーが投入された様子であったが，シグネはものを書くことをやめてはいなかった．彼女は印税や名声が欲しかったのではなく，彼女の目指すところはあくまでもほかの専門家たちとの知識の共有であった．人生の中で多くの人々が引退を考える時期である 64 歳のとき，シグネは最も時間を必要とする企画に携わり，その企画は必ず達成されなければならないと考えていた．シグネの出版した教科書は長

年に渡って使用され続けた．1972年にはディッキンソンによる第3版改訂が
なされ，1983年にはドン・レムカル（Don Lehmkuhl）さんとローラ・スミ
ス（Laura Smith）さんによる第4版改訂がなされた．この2人が，現在も
第5版の改定の準備を進めている．シグネは教科書の出版に多くの時間を要
することを認識していながらも，バーク財団で作成した片麻痺患者向けの治
療に関する謄写版の手引書を基にした，もう1つの教科書の構想をすでに考
え始めていた（詳細については後ほど述べることとする）．

　シグネがコロンビア大学で行った指導は，多くの人々に大きな影響を与え
た．理学療法課程のメアリ・キャラハン前学科長は，シグネとの交流を思い
出しながら以下のように語っている．

　　私は今でも彼女のことをはっきりと思い出すことができます．大学の事務室で
　元気にあふれ，多くのエネルギーを発散し，顔面を赤くするほど必死な顔つきで，
　常に自分の指導や学生のこと，そして教科書のさらなる発展に向けた話をしたい
　という意欲にあふれていました．彼女の血圧が「天まで届く」ほど上昇している
　のを感じたときには，私はいったん手元の仕事や作業をすべてやめ，リラックスし
　た態度を見せるように努めました．今になって振り返れば，私もテキパキと集中し
　た態度を見せていたほうが，彼女にとっては楽だったのかもしれません．多くの
　挫折感を味わいながらも，政府からの助成金もあってこれらの書籍ができあがっ
　たことに，私は誇りをもっています．シグネは完璧主義者の中の完璧主義者でし
　た．彼女はもともと「自分のことはすべて自分でやる」という考え方の人でした．
　すなわち，助成金を得るための職務の分掌は，彼女の性分に合うものではなかっ
　たのです．経理部門に直接赴いて，経理面で生じた差異の照合さえ行わなければ
　ならないこともありました．そんなことがいろいろありましたが，私たちは共に協
　力しながら乗り越えましたし，またおかしいことや楽しいこともいっぱいありまし
　た．
　　私は，シグネの教え方の質の高さについて誇りをもっています．彼女は，すべ
　ての学生が教材の内容を理解できることを期待し，そこに向けて献身的な指導を
　提供しました．そのため最終的な評語がB+以下であったりすると，彼女は非常

第5章　著作活動　　117

にがっかりしていました．彼女にしてみれば，すべての学生はA段階の成績に入るべきだったからです．

　『臨床運動学』の第1版が出版された時点で，ほとんどの人はシグネがきっと休暇を取ると考えていただろう．しかしシグネは，そうはしなかった．1963年2月23日，彼女は片麻痺の歩行分析に関する論文を書き始めていた．その原稿は，同年10月3日に執筆が終了し，それから雑誌『Physical Therapy』のヘレン・ヒスロップ（Helen Hislop）編集長へ郵送された（論文は1964年，第44巻，第1号，11〜14頁，に掲載された）．

　1963年の3月，4月，5月と，シグネはコロンビア大学で引き続き運動学105と206を教授していた．1963年4月6月にはグレース・ニュー・ヘイブン病院（Grace New Haven Hospital）で手のリハビリテーションについて講義をし，同年5月9日にはミネソタ州のセント・ポール（St. Paul）で，「成人片麻痺患者の評価と治療」についての勉強会を開催した．さらに，5月29日には，ニューヨーク市でのAPTAの会議に出席した．そこで彼女が聴講した講演の1つが，メアリ・エリーナ・ブラウンさんとロレイン・レイク（Lorrane Lake）さんによる手の研究に関するものであった．メアリは，その場面を思い出しながら以下のように語ってくれた．

　　私エリーナは15年間，シグネに会っていませんでした．そのような中で，再び全国的研修会にて，私の講演の聴講者の中にいる彼女を見つけたときには，どれほど嬉しかったか今でも覚えています．私はハイランド・ビュー病院（Highland View Hospital）で実施している「クリーブランドでの手の研究（Cleveland Hand Research）」について発表しました．私が電気刺激用の電極を製作していたときには，自分の前腕や両手に付けて確認することが当たり前でした．
　　シグネが自分自身の筋を使い，問題点を，順を踏みながら一つ一つ説明する姿をよく思い出したものです．最も役に立った教材用の写真や図の素材の多くは，自分自身のX線写真や，筋電図，電気角度計図から作られたものでした．シグネは実地的な運動学のトップを走る人物だったのです．

1963 年の春，彼女は昔からの趣味の一つであった映画制作を再び始めた．
ニューヨークのコロンビア長老派協会医療センターの神経学研究所で，サ
ミュエル・ファイテルバーグ（Samuel Feitelberg）氏と共同して，様々な患
者の写真を撮影した．ヴァーモント大学の理学療法科の教授で，学科長とし
て現在も勤務しているサミュエルさんは，1985 年 11 月 13 日付の手紙に以下
のように思い出を語っている．

　　私たちは，彼女の治療の進め方を映画にしました．このとき私は幸運にも，カ
　メラを操作する役に選ばれました．彼女の中では，達成すべき内容は常に明確に
　なっていました．私にとって，彼女の見せる一挙一動のすべての瞬間が勉強にな
　りました．患者への敬意の表し方には，目を見張るものがあり，患者たちがどのよ
　うに感じていたのかは，彼らがシグネに対して取る行動を見れば明らかでした．
　私は，今までにシグネの担当していた患者たちほど，担当療法士のために一生懸
　命になる人を見たことはありません．彼女の一日は「さあ仕事にとりかかろう」と
　いう活力と気持ちで始まり，時間は一切無駄にせず，準備もいつも万端でした．
　そして仕事が終わると，達成感と疲労感を感じつつ，笑顔で一日を締めくくりしま
　した．シグネ（Signe）という彼女の名前は，信号（signal）または合図（sign）と
　いう言葉に類似しているという意味でも，彼女にふさわしい名前に違いありませ
　ん．彼女の患者たちは，彼女のためと彼ら自身のためだけに協力してくれました．
　学生たちも，彼女からできる限り多くのものを吸収しようとしていました．

1963 年 6 月 22 日，シグネはカリフォルニア州にあるスタンフォード大学
から，講師であるマリアン・ウィリアムズ（Marian Williams）氏が病気のた
め，運動学の講義の代行をお願いしたいという連絡があった．シグネは申し
入れを受けて，スウェーデンに住む姉のエルサと連絡を取った．彼女の計画
ではエルサがスウェーデンからアメリカを訪問し，シグネと共にカリフォル
ニアへドライブをする予定であった．エルサは，1963 年 10 月 22 日にバレッ
トホールへ到着した．同年 11 月 6 日，2 匹の犬を連れ，車で国を横断する旅
に出かけた（シグネにとってこのような旅行は 1953 年の 1 回目の長いドライ

第 5 章　著作活動　　119

ブに続き，2回目であった）．前回と同様に，今回もシグネは詳細な旅行記を
つけ，景色や宿泊場所，道路事情，農作物事情，名所見物について記述した．

シグネは，ノースカロライナ州中央部のダーラム（Durham）を迂回して，
理学療法士で教育者である有名なマーガレット・L・ムーア（Margarete L.
Moore）氏を訪問するために，ノースカロライナ大学（the University of
North Carolina）のあるチャペルヒル（Chapel Hill）へ立ち寄った．引退後
の現在，ノースカロライナ州のホーリーリッジ（Holly Ridge）で生活を送っ
ているマーガレットは，シグネの訪問を思い出しながら以下のように語って
くれた．

　　私は，シグネと直接の面識はありませんでした．ただ雲の上の人として，彼女
　の徹底した研究心，患者への献身的姿勢そして仕事への熱意に対して尊敬の念を
　抱いていました．彼女は，1963年にチャペルヒルを訪問してくださったのです
　が，まったく予告のない突然の訪問でした．彼女の訪問があまりにも突然であっ
　たため，秘書や職員が私を見つけるまでには若干の時間がかかりました．シグネ
　によると，ただブラッと街へ立ち寄ったとのことでした．

1963年11月11日，シグネとエルサはジョージア・ウォーム・スプリング
ズ財団（Georgia Warm Springs Foundation）を訪問した．そこでシグネは
2名の片麻痺患者の評価と治療を，理学療法士と作業療法士および15名の外
国人研修生の前で実演した．実演のあとには，キャサリン・フィリップス
（Kathryn Phillips）さん宅でのカクテルパーティーに招かれた．

次の数日間で，シグネらはアラバマ州を抜け，ミシシッピ州の一部やルイ
ジアナ州を通り，テキサス州へ入った．彼らがニューメキシコ州の鍾乳洞で
有名な観光地のカールスバド・キャバーンズ（Carlsbad Caverns）へ到着し
たとき，シグネはあまりの暑さで犬たちを車内に残すことに危険を感じたた
め，犬小屋へ彼らを預けた．シグネは65歳，エルサは68歳だったが，キャ
バーンズの旅行では小道を1時間15分ハイキングし，それからエレベーター
で約210 m（700フィート）を下降した．シグネの日記には「あまりに暑い

のでキャバーンズからエルパソ（El Paso）へのドライブはやめて，代わりに
ニューメキシコ州の中心都市のアーテジア（Artesia）の北部で，リンカーン
国有林のあるクラウドクラフト（Cloudcraft）で一晩を過ごしました．標高
は約 2,633 m（8,640 フィート）でした」と記述されている．

　ドライブは続き，「テキサス州のサンアントニオ（San Antonio）では乾き
きったリオグランデ川を越えていき ――――」との記述を残しながら，
ニューメキシコ州アルバカーキ（Albuquerque）を通過したあと，インディ
アン保護地区のコロラド州のプエブロ（Pueblo）を経由し北上した．しかし，
山の中で激しい雨と雪に遭い，シグネとエルサはニューメキシコ州ルート 44
のキューバ（Cuba）で車を停めた．翌朝，車は雨と霜によって氷に覆われて
いたが，シグネは旧友のエルフリード・プリンス（Elfriede Prins）を訪れる
ためにニューメキシコ州のファーミントン（Farmington）へ移動した．彼女
は既に結婚しており，結婚後の姓はエルフリード・ワースマン（Elfriede
Werthmann）となっていた．彼女とシグネは 1932 年にニューヨークで初め
て出会った．当時，エルフリードはまだ肢体不自由者病院(Hospital for Rup-
tured and Crippled)の理学療法課程の学生であった．彼女は，思い出を 1986
年 10 月 4 日付の手紙で書いてくれていた．

　シグネとの思い出のほとんどが，彼女との友情です．私は 10 代のとき，友人も
親戚もいないニューヨークに一人で住んでいました．自分と同じ移民であったシ
グネを見て，仲間意識のようなものを感じ，また自分の仕事で人より秀でる人間
になろうとの意欲をもてたのです．大学が絶対に提供できなかったもの，つまりほ
かに秀でる心構えを私は彼女から学びました．

またエルフリードは，「あるクリスマスのこと」を振り返り次のように話し
た．

　シグネは，誰にも引けを取らないパーティーを，ニューヨーク市内のマンション
の最上階にある自分の家で開いてくれました．家に着くとローソクで飾られたク

リスマスツリーや, スカンジナビア地方の伝統的な魚料理のルーテフィスク, いろ
いろな種類の付け合わせ, そしてグロッグ酒が用意されていました. 私たちおお
よそ5人は, そのまま床に寝てしまいました. そのとき, シグネは, すべての軽食
はスウェーデン人の友人が用意してくれたのだが, 彼が自分の名前を明かしたく
ないと言っているという話をしてくれました. 確かに当時の私たちは, シグネを除
いて貧しかったのでした. 今になって考えると, おそらく食事を提供してくれたの
はシグネであったのだろうと思います.

　理学療法士になる課程を終了したエルフリードは, ワシントン州のシアト
ルに移った. シグネはメア・アイランドでの海軍時代に, 彼女を訪問したこ
とがあった. その後, エルフリードと12歳の息子リチャード（Richard）は,
シグネの住むパットナム郡の家へ滞在したことがあった. シグネは明らかに
リチャードのことを気に入っていた. しかし, 彼女らの短期滞在中に, 1つ
だけ問題が起こった. シグネの1匹の犬が, 何とリチャードに噛みついてし
まったのである. 彼は今でもこの日のことを憶えているらしい.
　1963年11月17～18日のシグネとエルサの訪問の際, エルフリードは,
ニューヨークと遠くスウェーデンからの来客を歓迎しようと, 二人のイン
ディアンを含む幾人かの友人をディナーに招いたことを思い出した. イン
ディアンの一人は, オクラホマ州民のテカムス（Tecumseh）さんで, 地域
の病院でレントゲン技師をしていた. 彼はシグネといえば「よく教育された
礼儀正しい2匹の犬」のことを思い出すという. ディナーのもう一人の客は
クリスティン・ダーハム（Christine Durham）夫人で, 彼女もまたそのディ
ナーのことを覚えていた. シグネに関して, 彼女は次のように語った.「彼女
のことはとてもよく覚えています. 彼女は非常に上品で, テキサス州のこと
や綿産業についても気軽に話すことができました」. ほかにも, アメリカに
残っているインディアンのナバホ（Navajo）部族のアリス・ジャクソン（Alice
Jackson）さんも, ディナーの客人として招かれていた.
　エルフリードは, シグネが以前, スウェーデンのクリスマスでヘラジカの
肉を食べたと話していたことを思い出し, ディナーにヘラジカの料理を作っ

た．その肉はエルフリードが以前担当していた患者からの贈物で，特別な機
会のために保存しておいたものだった．シグネとエルサは共に食事と初めて
出会う人たちとの交流を大変楽しんだ．エルフリードは「今でも，台所に座っ
ているシグネの姿が思い出されます」と語っている．

　ディナーの間，私は料理を運ぶのに忙しかったのですが，シグネとテカムスさ
んが会話をしていることに気づいたので，エルサとダーハム夫人のほうを多く手
伝いました．なぜならエルサは英語よりもドイツ語が得意でしたので，夫人や同
伴のダーハム氏がエルサにテキサスで綿がどのように育つのかということや，
ボーラック農業研究実験農場から持って来たカボチャについてのことなど，私エ
ルフリードはあらゆることを訳しました．

　あとでシグネとエルフリードは，ニューヨークでの古き時代のことを語り
合った．当時，シグネを「医学の反逆者」呼ばわりした医師がいた．シグネ
が，「技能者」と呼ばれることをよしとしなかったからである．数年後，その
医師は脳卒中患者の治療に関する彼女の著書を読んで，彼のシグネに対する
考え方を変えたのだった．翌日，シグネとエルサはエルフリードと共に地元
の病院を訪問した．それ以外にも実験農場や，いくつかのアズテカ族の遺跡
（Aztec ruins）も見学した．エルフリードがシグネに会ったのはこれが最後
となった．
　1986 年 12 月 9 日，エルフリードは次のように述べた．

　彼女の現在の病状[注4]を聞いて本当に無念に思います．私のこれまでの人生の中
で最高の賛辞は「小さなブルンストローム女史（Little Miss Brunnstrom）」と呼
ばれたことでした．私ももうすぐ 80 歳になりますが，彼女との思い出を振り返る
と，今でも涙がこぼれてきます．先駆者であります私たち全員が，シグネへの深
い感謝の気持ちでいっぱいです．そして誰よりも私自身が，シグネには本当に心
から感謝しています．

第 5 章　著作活動　　**123**

シグネとエルサは，1963 年 11 月 20 日，アリゾナ州のファーミントンを去り，同州のトゥーバ・シティ（Tuba City），キャメロン（Cameron）そしてグランドキャニオンへと向かった．峡谷では大吹雪にあったが，同州のプレスコット（Presscott）へと進んでいった．11 月 22 日までに彼らは同州のウィーバー・マウンティン（Weaver Mountains）を越えて，サボテンの並ぶ土地に入った．そのあとのシグネの日記には，車で山々の景色が続く砂漠の中を約 160 km（100 miles）走り，柑橘類の果樹園やブドウ園を抜け，ようやくロサンゼルスに到着したことを書き留めている．

　シグネたちがケネディ大統領暗殺の衝撃的ニュースを知ったのは，11 月 23 日，ロサンゼルスを通過しカリフォルニア州のウッドランド・ヒルズ（Woodland Hills）へと車で向かっているときであった．「その日に車で走りながら見たすべての旗が，半旗であったことの理由が分かった」と彼女は日記に書き止めていた．この日の夕方，彼らはカーメル・オン・ザ・シー・ホテルに到着した．翌日の日曜の朝，姉妹はケネディ大統領を追悼するためにカーメル布教区本部（Carmel Mission）でのミサに出席した．その日の夕刻は，以前の海軍時代の仲間のシャーリー・マインウェアリングさんと過ごした．シグネは 11 月 25 日には，今後の授業の予定とその講義日程に関する会議のため，ルシール・ダニエルズさんと会った．感謝祭の日にはシャーリー・マインウェアリングさんとトーマス・マインウェアリング氏と一緒に過ごした．そして，シグネは教師としての仕事を勤める間，共有できそうな一戸建ての小さい家屋を見つけ，ペギー・マクギバート（Peggy McGivert）さんとそこに住むことにした．

　姉のエルサがスウェーデンに帰国するため，アメリカ東部へ戻らねばならなくなった．前日の晩に，姉妹はルシールさんと共にディナーを食べた．翌朝，エルサはサンフランシスコとシカゴの間を走るそよかぜ（ゼファー）号に乗車し，シカゴへと向かった．そしてシカゴ到着後，特急 20 世紀号に乗り換えた．ニューヨークに到着するとすぐに彼女は家を目指し，スカンジナビア航空の飛行機に搭乗した．

　一方のシグネはというと，カリフォルニアで自分の作成資料を見直し，メ

アリ・フィオレンティーノ（Mary Fiolentino）の反射テスト法についての本を読み，そして運動学 220 の講義の準備に 1 週間費やした．1963 年のクリスマスは，姉の帰ったあと単身の彼女となったが，サラ・シーマンズ（Sarah Semans）注5 さんのおかげもあり，一人で過ごさずに済んだ．サラが彼女をクリスマスのディナーへ誘ってくれたのであった．

　ディナーにはサラ以外にも，サラの父親や数名の招待客が来ていた．サラは，1984 年 12 月 12 日付のカリフォルニアのパロアルトからの手紙の中で，その当時のことについて次のように振り返った．

　　私は，初めのころは，シグネを個人的にはほとんど知りませんでした．彼女と知り合ったきっかけは，マリアン・ウィリアムズ（Marian Williams）さんが病気のときに，彼女の代行者としてスタンフォード大学へ来校して来たときのことでした．サンフランシスコ南西岸の街のメンローパークで，クリスマスディナーにシグネを招いたのもこのときでした．シグネと個人的な関わりをもったのはこのときが初めてでしたが，仕事面においてはそれ以前から私に大きな影響を与えてくれていました．私が最初にシグネのすごさを実感したのは，シグネがおそらく海軍時代に行った肩の筋機能の研究について，マリアンが話をしたときでした．そのとき以来，私は運動学を教えるときにはその時代に出版されていた本の中で最高のものであったシグネの教科書を使用しました．彼女の実際の治療場面を，研修会などを通して見ていましたが，脳卒中患者についての彼女の仕事は私を魅了しました．彼女のもつ理論と，熟練した技である「ハンズ オン テクニック」のどちらもが，私自身の片麻痺への治療の進め方に大きな影響を与えました．

　1963 年，シグネの最後の日記には「初めての社会保障（年金）の支給，6 カ月分 642 ドルが小切手で届いた」と皮肉めいた面白いコメントで終わっていた．

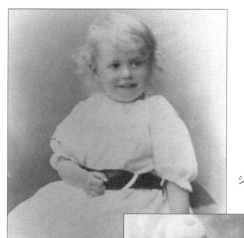

シグネ2歳

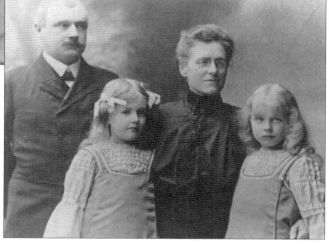

1905年，ブルンストロームの家族，シグネ（左から2人目），両親と姉のエルサ．

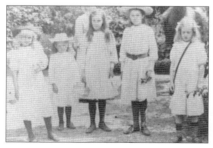

1905年，シグネ（右端）と友達，母国スウェーデンのホフダラ（Hofdala）にて．

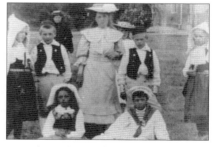

1906年，スウェーデンの民族衣装を着たシグネ（左端），ボーネリー（Bonnely）にて．

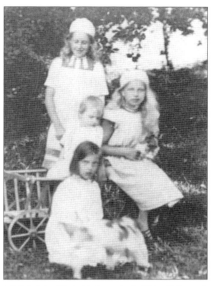

1908年，後方に立つ少女がシグネ，スウェーデンのノベルド（Nobbeled）にて．

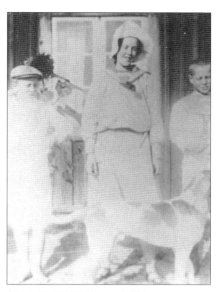

1911年，背の高かったシグネ．

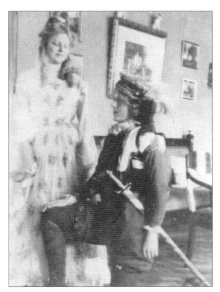

1913年12月，立っている姉のエルサと演劇のための衣装を纏っているシグネ．

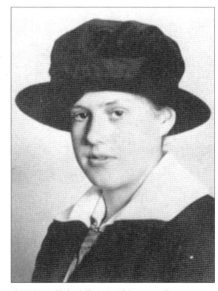

真面目な学生時代のシグネ，17歳．

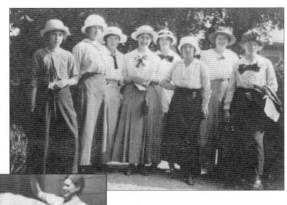

1915年，シグネ（左から2人目），スウェーデンのエクスジョー（Eksjo）の体育学校の同級生と．

1918年，体育学の体育実技の授業風景，シグネ（最右端）．

1918年，運動パターンに関する体育実技，シグネ（最前列）．

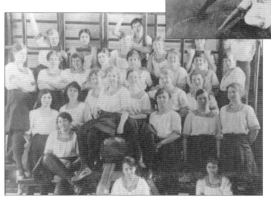

1918年，体育実技授業，最左端で両腕を組んで立っているシグネ．

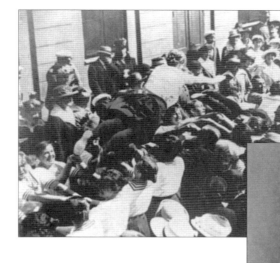

「学生試験」に合格後の祝賀，ストックホルムにて．

1919年，シグネ．

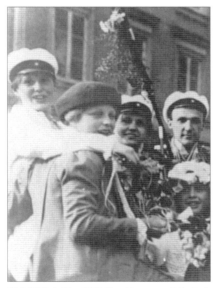

学生試験合格の祝賀後，姉のエルサと2人の友人と撮影．右下にいるのは妹のインゲゲルド．

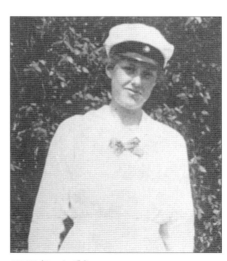

1919年，シグネ．

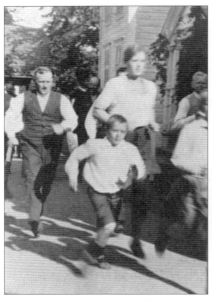

最初の勤務地スウェーデンの温泉リゾート地のメデヴィにて，彼女は健康増進（フィットネス）のためシグネが導入した朝食後の「朝粥のランニング」の様子，写真中央に写るシグネ．

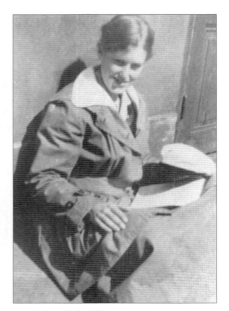

1919 年，学生時代．

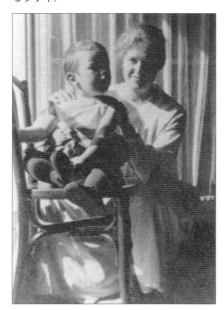

1920 年初頭，スイスのベルンでポリオ後遺症児を治療するシグネ．

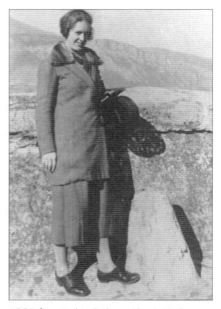

1925 年，スイスのチューリッヒにて．

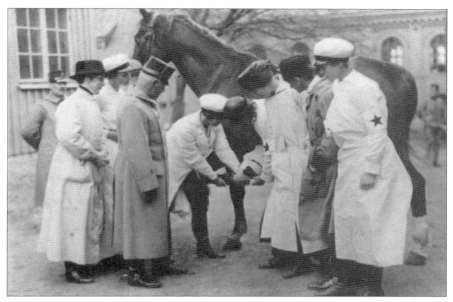

1917～1919 年，スウェーデンの赤い星（レッドスター）乗馬協会員であったシグネ．

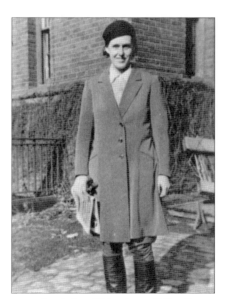

1936 年，午後の乗馬に向けた準備の終わったシグネ．

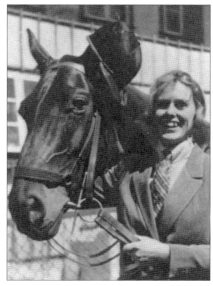

1925 年，乗馬が大好きであったシグネ，スイスのルッツェルンにて．

1925年，スキーをするシグネ．

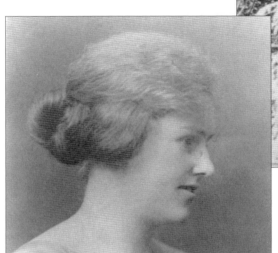

21歳のシグネ，チューリッヒにて撮影．

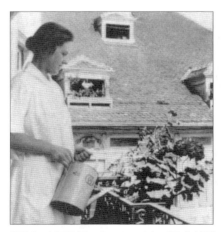

1920〜1925年，ルッツェルンで自身が運営している体育研究所にて，バルコニーで花の手入れをしているシグネ．

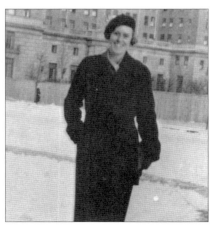

1930年，アメリカのコロンビア大学の国際会館にて．

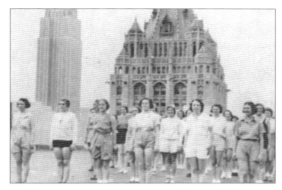

1941年，ニューヨークのメトロポリタン生命保険会社の屋上で，女性のための専門の体育教室を開始したときの様子.

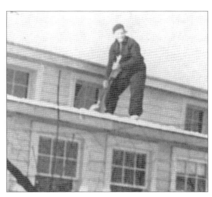

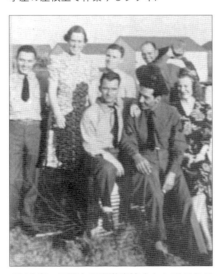

1941年，ニューヨーク州カーメルの自宅の鶏小屋の屋根上で作業するシグネ.

1942年，民間人の理学療法士としてテキサス州ウィチタ・フォールズ空軍基地で任務に就くシグネ，兵士たちの上方に立っているのがシグネ.

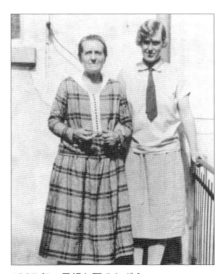

1937年，母親と写るシグネ.

ニューヨーク州ニューヨーク市の
ニューヨーク州立大学から送られて来
たシグネの学業成績証明書.

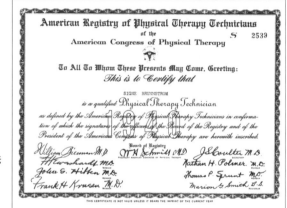

1940年, アメリカでの理学療法
士の登録証.

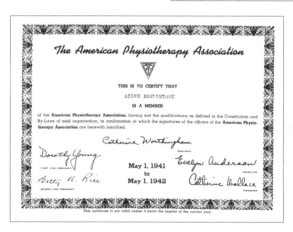

1941年, アメリカ理学療法協会
会員証.

THE President of the United States of America.

To all who shall see these presents, greeting:

Know Ye, that reposing special Trust and Confidence in the Patriotism, Valor, Fidelity and Abilities of ____SIGNE BRUNNSTROM____ I do appoint him ____LIEUTENANT (JUNIOR GRADE)____ in the Naval Reserve of The United States Navy to rank from the ____TWENTY-SEVENTH____ day of ____JULY 1943.____ He is therefore carefully and diligently to discharge the duties of such office by doing and performing all manner of things thereunto belonging.

And I do strictly charge and require all Officers, Seamen and Marines under his Command to be obedient to his orders. And he is to observe and follow such orders and directions from time to time as he shall receive from me, or the future President of The United States of America, or his Superior Officer set over him, according to the Rules and Discipline of the Navy.

This Commission to continue in force during the pleasure of the President of the United States, for the time being.

Done at the City of Washington this ____FOURTEENTH____ day of ____JULY____ in the year of our Lord One Thousand Nine Hundred and ____FORTY-THREE____ and of the Independence of The United States of America the One Hundred and ____SIXTY-EIGHTH.____

By the President:

Frank Knox
Secretary of the Navy

195945

1943年，シグネへの海軍中尉委任状．

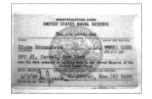 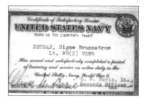

シグネの海軍身分証明書．

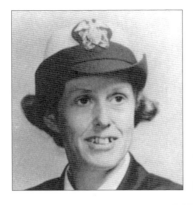

1943年，アメリカ海軍中尉シグネ・ブルンストローム（フィラデルフィアのメリン・バリバン（Merin-Baliban）氏撮影）.

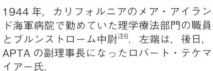

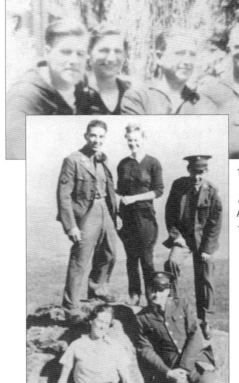

1944年，カリフォルニアのメア・アイランド海軍病院で勤めていた理学療法部門の職員とブルンストローム中尉[注6]．左端は，後日，APTAの副理事長になったロバート・テケマイアー氏．

1942年，テキサスのウィチタ・フォールズ軍事基地の理学療法科の同僚メアリ・フリキンガーさん（中央），数名の兵士たちと午後の散歩をしたシグネ．

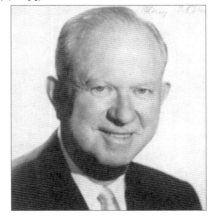

ヘンリー・ケスラー医師．

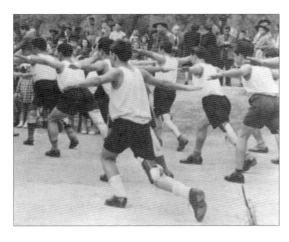

シグネが行ってきた運動訓練が,ギリシアのアテネで切断者の治療に役立った.

1956年,ニューヨーク大学リハビリテーション医学研究所での切断者の集団治療の場面(研究所の音声映像部門撮影).

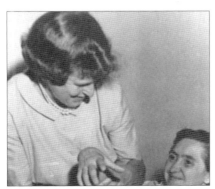

1952年,ケスラー研究所で患者を治療するシグネ.

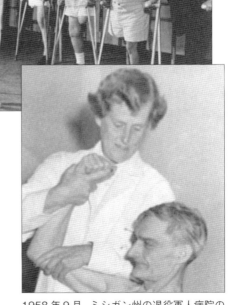

1958年9月,ミシガン州の退役軍人病院の患者の協力を得て治療テクニックを明示するシグネ.

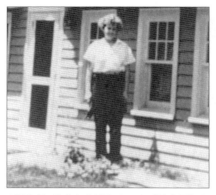

1956 年，改修し自宅となった「鶏小屋」の前に立つシグネ．

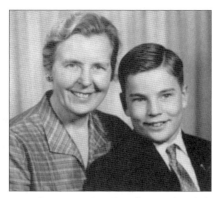

1958 年，エルフリード・プリンスさんと息子のリチャード．

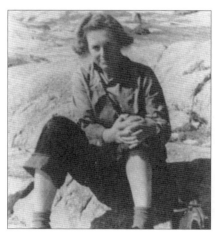

1947 年，カリフォルニアのメア・アイランドにて．

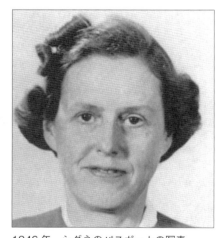

1946 年，シグネのパスポートの写真．

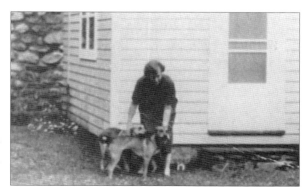

1956 年，シグネの 2 匹の忠実な友達のカヤとレベル．ニューヨーク州カーメル，バレットホール通りの自宅にて．

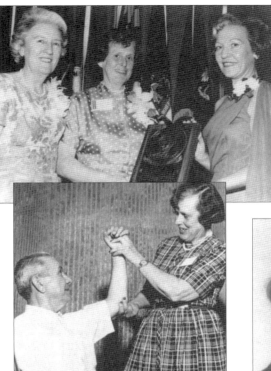

1965年7月1日，オハイオ州クリーブランドでのアメリカ理学療法協会の年次大会で，ブルンストローム女史（中央）が，APTAの学術誌のルシール・ダニエルズ（Lucille Daniels）副編集長（左端）とAPTA会長のメアリ・エリザベス・コルブ（Mary Elizabeth Kolb）女史からマリアン・ウィリアムズ研究賞（Marian Williams Research Award）を受賞したときの様子．

APTAの研修会で，シグネは治療のデモンストレーションを実際に行った．

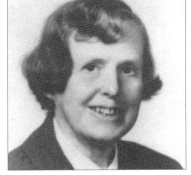

シグネ65歳．

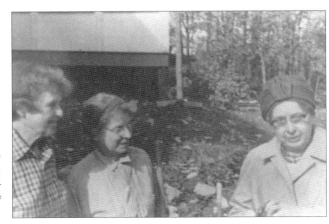

1970年，ニューヨーク州カーメルのシグネを訪ねて来た姉のエルサ（中央）と妹のインゲゲルド（右）．

1975年6月，一番好きなことをするシグネ．ニューヨーク州立大学ストーニー・ブルック校で，理学療法学科の学生と共に過ごすことも楽しんだ．前列：ジャッキー・シャーマン（Jacqui Sherman），ヴェラ・ディフォード（Vera DeFord）さん，シグネ，ロズ・フィンク（Roz Fink）さん．後列：メアリローズ・バビノ（Maryrose Babino）さん，アル・ファラゴ（Al Farrago）さん．

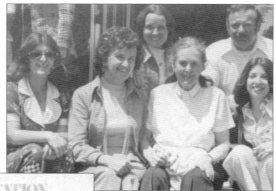

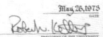

1973年，ニューヨーク州立大学バッファロー校からの表彰状．身体的リハビリテーション分野における先駆者として傑出した業績をあげ，素晴らしい教師であることへの表彰．

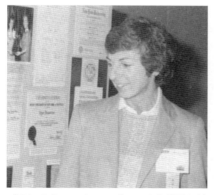

ブルンストローム・アプローチを指導し続け，発展させていった親友のジーン・ラヴィン氏．

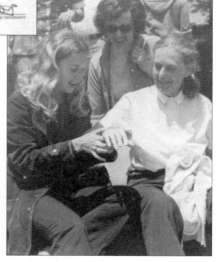

いつものごとく，研修会の休憩時間中でさえ実技を始めるシグネの様子（右端前）．手の機能回復に向けた実技練習でシグネの協力を得ているのは理学療法学科の4年生のゲイル・エデルスタイン（Gayle Edelstein）さん．上から見ているのは，ヴェラ・ディフォード（Vera DeFord）さん．

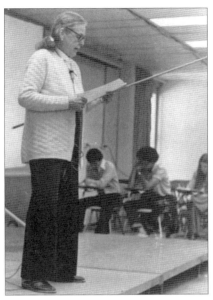

1975年6月，ニューヨーク州立大学ストーニー・ブルック校での講義．

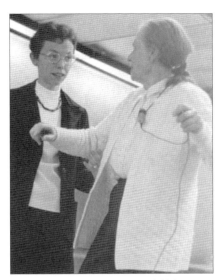

シグネの親密な友人の一人で支持者であった，ニューヨーク州立大学バッファロー校のキャサリン・ソーナーさん．彼女は，シグネの書籍『片麻痺への運動療法（Movement Therapy in Hemiplegia）』の版権を得た．

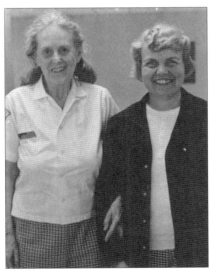

『臨床運動学（Clinical Kinesiology）』の版権は，最も親しい仲間の一人でコロンビア大学のルース・ディッキンソンさんに譲渡した．

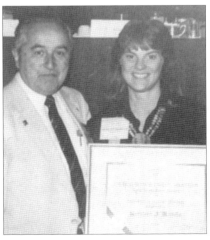

1988年6月，ジェイ・シュライコーン氏が，ラスベガスでのAPTAの年次大会の場で，臨床上の優秀さを称えて第1回ブルンストローム賞をロサンゼルス整形外科病院のキャサリン・メネラ（Kathleen Manella）さんへ贈ったときの様子．

Betyg över undergången studentexamen å realgymnasium.

Anna Signe Sofia Brunnström

som, född den *1 januari* år 18*98* i *Solna församl.*
av *Stockholms län,* intogs *höst* terminen år 19*15* i *Uppsala*
Privatgymnasium

där han i gymnasiets ~~fjärde~~ *högsta* ring tillbragt *2* terminer, har vid den i enlighet med föreskrifterna i stadgan för rikets allmänna läroverk anställda och denna dag avslutade studentexamen å realgymnasiet erhållit följande vitsord:

för den svenska uppsatsen	*Med beröm godkänd*	AB
„ det skriftliga provet i ~~franska~~ tyska	*Med utmärkt beröm godkänd*	a
„ det skriftliga provet i engelska	*Med utmärkt beröm godkänd*	a
„ det matematiska arbetet	*Med utmärkt beröm godkänd*	a
„ det fysikaliska arbetet	*Berömlig*	A
„ insikter i kristendom	*Med utmärkt beröm godkänd*	a
„ „ modersmålet	*Med beröm godkänd*	AB
„ „ tyska	*Med utmärkt beröm godkänd*	a
„ „ engelska	*Med utmärkt beröm godkänd*	a
„ „ franska	*Berömlig*	A
„ „ historia	*Med utmärkt beröm godkänd*	a
„ „ geografi ~~(vid flyttning till tredje ringen)~~ *realskoleexamens bevis*	*Med utmärkt beröm godkänd*	a
„ „ filosofisk propedeutik	*Icke utan beröm godkänd*	BA
„ „ matematik	*Med utmärkt beröm godkänd*	a
„ „ biologi	*Med utmärkt beröm godkänd*	a
„ „ fysik	*Med utmärkt beröm godkänd*	a
„ „ kemi	*Med beröm godkänd*	AB
„ färdighet i teckning	*Med utmärkt beröm godkänd*	a
„ „ „ ~~musik~~		
„ „ „ gymnastik och vapenövning	*Med utmärkt beröm godkänd*	a

och har *A. Signe S. Brunnström* ådagalagt
Mycket god flit samt *Mycket gott* uppförande.
På grund härav har den av *A. Signe S. Brunnström*

avlagda examen blivit godkänd, vilket härmed till bevis meddelas.

Uppsala den *22 maj* 19*17*

Josef Liljedal
Rektor vid *Uppsala Ensk. Läro-*
och Privatgymnasium

(Kollegiets sigill.)

Normal 2.
Nr 310. A.-B. Hasse W. Tullberg, Stockholm. — A. K.

1917 年，スウェーデンのウプサラ大学でのシグネの成績証明書[注7].

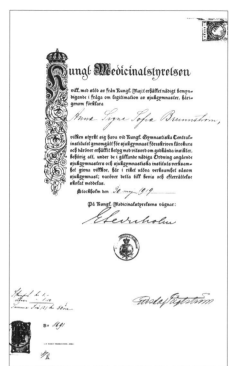

1919 年 5 月 30 日, スウェーデン, ストックホルムでの卒業証書.

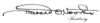

1935 年, ニューヨーク大学, 教育学修士課程修了証.

Muscle Group Testing

Signe Brunnstrom, M.A.

The importance of accurately measuring muscle strength in the aftercare of infantile paralysis is obvious. To perform an extensive and time consuming muscle test at the beginning of the treatment and at regular intervals afterwards is just so much waste of time unless the test possesses a reasonable amount of accuracy. The purpose of this paper is to give a critical evaluation of the muscle test most commonly used today, pointing out its shortcomings and discussing ways and means of improving it.

Dr. Robert Lovett of Boston and his assistant, Miss Wilhelmina Wright, tried out various methods of testing and recording muscular strength[1]. At first the charts developed by Dr. E. A. Sharpe of Buffalo were used. These charts consisted of drawings of anterior and posterior views of the body with an outline of the most important muscles. The wholly paralyzed muscles were closely shaded, the partially paralyzed muscles were shaded with coarse lines and the normal muscles were not shaded at all. The charts were practical because one glance at the chart would give an approximate idea of the extent of paralysis present. However, "partially paralyzed muscles" would include all muscles which were partially affected, whether the affection were slight or severe. It soon was found that a more detailed record of the affected muscles was necessary.

The "Spring Balance Muscle Test," worked out by E. G. Martin of the Physiological Department of the Harvard Medical School in cooperation with Lovett and described in various books and articles[1,2,3] was a definite improvement on the previous test. By means of this test, gain and loss in muscular strength could be measured in pounds. It proved to be a very reliable test for strong and fairly strong muscle groups. However, extremely weak muscles could not be tested accurately.

The grading system which was finally found most satisfactory by Lovett, and which was soon widely accepted by physicians and technicians, judges the strength of muscles mainly in relation to gravity. Lovett states that "the method of examination described is not a mathematically accurate one, but it has the advantage of requiring no apparatus and of providing a graded series of tests for estimating muscular power." The muscles were graded as:

1. Normal.
2. Good, when the muscle was strong enough to overcome gravity and some resistance but was not quite of normal strength.
3. Fair, when the muscle was able to overcome gravity and could perform part of the normal movement.
4. Poor, when slight movement could be accomplished but gravity could not be overcome.
5. Trace, when no movement of the limb could be accomplished but the muscle could be felt to contract.
6. Totally paralyzed, when attempted voluntary movement was not accompanied by any perceptible contraction of the muscle.[1,4]

This method, or a modification of it, is commonly used in hospitals and clinics today. To these original grades most examiners add pluses and minuses in order to make finer differentiations. Each technician, or each hospital, has a somewhat different interpretation of the grades. The range of motion which can be performed, the number of times a movement can be repeated without causing fatigue or the amount of manual resistance given by the examiner determine the grade. Kendall[5] lists fourteen grades, beginning with "zero" and ending with "normal plus," and also suggests recording muscle strength in percentage to correspond with the above grades. Lowman[6] lists ten different grades, using numerals from 0 to 9. There is no uniformity in testing methods or in terms used. For instance, "fair plus" is described by Lowman as "beginning action of joints but not against gravity or enough to overcome friction of table." Kendall, on the other hand, states that a "fair plus" muscle "completes the arc of motion against gravity and a minimum amount of resistance." What terms are used may not be important in themselves, as long as all individuals in the same institution know their meanings, but it is very confusing to students and to all persons who consult the literature. Standardization of terms, therefore, is highly desirable.

10 East 9th Street, New York, N. Y.

雑誌『The Physiotherapy Review』にて掲載された論文「筋テスト（Muscle Group Testing）[注8]」（1941年21巻1号）．許可のもとに再版された．

PHYSICAL THERAPY IN AFTERCARE OF AMPUTATIONS OF LOWER EXTREMITY

SIGNE BRUNNSTROM
Lieutenant, junior grade W-V (S) (H) U.S.N.R.

At a recent meeting of allied surgeons in Toronto, Canada (February 1944), four "sites of election" were agreed upon as producing satisfactory stumps:

1. *Syme's*—a transmalleolar amputation. To cover the amputation surface, a posterior skin flap which includes the fatty subcutaneous tissue of the heel is utilized. This gives a good end-bearing stump.

2. *Midleg*—an amputation through the middle third of the leg about six inches below the knee. In all midleg amputations the fibula is retained although it is cut shorter than the tibia. Longer stumps are to be avoided, since such stumps usually have poor circulation, are sensitive, and are hard to fit with a prosthesis. Shorter stumps, through the upper third of the leg, are unsatisfactory because they do not provide sufficient leverage for knee action.

3. *Stokes-Gritti*—the femoral condyles are removed and the patella is fused to the end of the femur. It gives a good weight-bearing surface.

4. *Midthigh*—the ideal site is at the junction of the middle and lower third of the femur, although a true midthigh amputation is also quite satisfactory. Amputations through the upper third of the femur do not give as good results. In midthigh amputations skin flaps (but no muscular tissue) are used to cover the end of the stump.[1]

PHYSICAL THERAPY MODALITIES

Heat in some form is often used to improve circulation of the stump and to relieve pain. For circulatory effects contrast baths are particularly recommended. The contrast bath by producing an alternate vasodilatation and vasoconstriction has a more beneficial effect on the circulation than has the hot or warm bath. As a rule long periods of water treatment should be avoided, since they tend to soften the skin. (The skin should be toughened rather than softened.)

[1] Disapproved: Disarticulation of hip; disarticulation of knee; any amputation through the tarsal bones, leaving only the calcaneus and the astragalus, which invariably causes equinus position of the stump.

634

『United States Naval Medical Bulletin（アメリカ海軍医学誌）』にて掲載された論文「下肢切断後のアフターケアにおける理学療法（Physical Therapy in Aftercare of Amputations of Lower Extremity）」（1944年43巻4号）．

Comparative Strength of Muscles with Similar Function:

A Study on Peripheral Nerve Injuries of the Upper Extremity
Signe Brunnstrom, Lt., U.S.N.R.

By observing the motor dysfunction which appears as a result of injuries to specific peripheral nerves, a considerable amount of information as to relative strength and importance of individual muscles may be obtained. Obviously such studies cannot be carried out on individuals with intact nerve supply, since normally all nerves and muscles function as an integrated whole and not as separate units.

This paper deals with motor dysfunction as observed in cases of paralysis of the spinal accessory, the long thoracic, the axillary, the suprascapular and the musculocutaneous nerves.

SPINAL ACCESSORY NERVE

The result of loss of the nerve supply to the trapezius muscle is seen in Figures 1-A—1-D. In the relaxed standing position, the scapula is somewhat downwardly rotated with the inferior angle closer to the spinal column than the superior angle. The entire scapula is lower than on the unaffected side (Fig. 1-A).

During abduction of the arm, the scapulohumeral rhythm is disturbed, but the arm can be abducted without difficulty (Fig. 1-B), the serratus magnus giving satisfactory fixation to the scapula. Arm raising over head is performed with ease (Fig. 1-C), the serratus rotating the scapula. Adduction of the shoulder blades (Fig. 1-D) shows the trapezius contracting vigorously on the left side and missing on the right side. As

U. S. Naval Hospital, Mare Island, Calif.
The opinions expressed in this article are those of the writer personally and are in no way the official expression of the Medical Department of the U. S. Navy.

a whole, there is practically no disability as far as strength and range of motion of abduction is concerned.

LONG THORACIC NERVE

With the serratus magnus out of function, the scapula is very unstable. In the relaxed standing position the scapula is "tipped" forward, causing the inferior angle to protrude (Fig. 2-A). The scapula lacks fixation in all motions involving abduction and flexion of the humerus. When the subject places his hand on the opposite shoulder, the vertebral border of the scapula protrudes (Fig. 2-B). Flexion or abduction beyond the horizontal is impossible (Figures 2-C, 2-D). The trapezius can be seen contracting vigorously giving some fixation to the scapula, but without the aid of the serratus it is unable to upward rotate the scapula.

A serratus paralysis causes by far a more serious disability than a trapezius paralysis. These observations confirm previous more detailed studies by this author on the same object.[1]

AXILLARY NERVE PARALYSIS

Until recently it has been assumed that the deltoid muscle is the most important muscle in abduction of the arm. Bowen[2] calls the deltoid the large abductor and the supraspinatus a "small associate." He further states that "Loss of one or more of the three portions of the deltoid interferes so seriously with all movements involving elevation of the arms that subjects with this defect have much difficulty in feeding and dressing themselves. Loss of the posterior

1

雑誌『The Physiotherapy Review』に掲載された論文「類似した機能を持つ筋同士の強さの比較：上肢の末梢神経損傷の研究（Comparative Strength of Muscles with Similar Function：A Study on Peripheral Nerve Injuries of the Upper Extremity）[注9]」（1946 年 26 巻 2 号）．アメリカ理学療法協会許可のもとで再版されている．

THE SECRETARY OF THE NAVY
WASHINGTON

The Secretary of the Navy takes pleasure in commending

LIEUTENANT SIGNE BRUNNSTROM
UNITED STATES NAVAL RESERVE

for service as set forth in the following

CITATION:

"For outstanding service as Officer-in-Charge of the Physical Therapy Department, United States Naval Hospital, Mare Island, California, from August 1943, to October 1945. Acting as a trained physical therapist and as an instructor in physical therapy, Lieutenant Brunnstrom, by her enthusiasm, stimulated patients to put forth increasingly greater efforts in accelerating their physical rehabilitation. Her skill, sympathetic understanding and determination were of incalculable benefit in the rehabilitation of amputees and other war casualties and her steadfast performance of duty reflects the highest credit upon Lieutenant Brunnstrom and the United States Naval Service."

A copy of this citation has been made a part of Lieutenant Brunnstrom's official record, and she is hereby authorized to wear the Commendation Ribbon.

James Forrestal
Secretary of the Navy

シグネ宛にワシントンに所在する海軍事務局長のジェームズ・フォリスタル（James Forrestal）氏が書いた称揚状．シグネの 1943〜1945 年のメア・アイランド海軍病院での業績を称え称揚状を与えると記載されている[注10]．

THE
President of the United States of America

Expresses the sincere appreciation of his fellow-
countrymen for the loyal service rendered by

LIEUTENANT SIGNE BRUNNSTROM, HOSPITAL CORPS,
UNITED STATES NAVAL RESERVE

on active duty in the United States Navy
during World War II.

In testimony whereof I am privileged to bestow
this

Certificate of Satisfactory Service

Done in the City of Washington, D.C. this   Eleventh
day of   June   Nineteen hundred and forty   Six

For the President.

James Forrestal
Secretary of the Navy

1946 年，シグネ宛てに海軍事務局長が書いた感謝状.
"シグネ・ブルンストローム中尉殿，アメリカ合衆国海軍予備兵，病院部隊所属第二次世界大戦
中の海軍で積極的に義務を果たし，重要な活動をした同国人の仲間に心からの感謝を込めてこ
こに表彰する"

The Physical Therapy Review

Official Publication of The American Physical Therapy Association

Vol. 33   August 1953   Number 8

Head Posture and Muscle Tone

Clinical Observations by A. Simons *

Abstracted by Signe Brunnstrom

INTRODUCTION

The principles which govern the appearance of tonic neck and labyrinthine reflexes in decerebrate and in intact animals were discovered and reported by Magnus and de Kleijn. An abstract of chapter III of Magnus' book "Körperstellung" appeared in the *Physical Therapy Review*, June 1953.

Observations of the appearance of these reflexes in human beings have been reported in medical literature. Such observations were made on patients with brain lesions which were so severe that practically all cerebral influences were blocked, thus eliminating voluntary control. The patients' conditions, therefore, were very much like that of a decerebrate animal. It was assumed that a severe lesion was necessary in order that "no voluntary impulses disturb the observations" (Magnus). In these severe lesions the reflexes were elicited by passive head motions.

Clinical observations by A. Simons made it clear that extensive brain damage is not a prerequisite for the appearance of neck and labyrinthine reflexes. They can be observed in hemiplegics, although in these cases the reflexes do not

---

Consultant, Kessler Institute for Rehabilitation, West Orange, New Jersey: Consultant, Veterans' Administration.
* From the First Medical Clinic of the University of Berlin.
† Tone as used in this article designates an involuntary tension in skeletal muscle.

---

appear readily on passive motions. Mild changes in the muscle tone of the affected extremities are likely to occur on passive motions, but cannot always be clearly demonstrated, and a reinforcement of the reflex is needed. Simons reinforced the reflex by having the patient actively contract muscles in other parts of the body. Usually he had the patient squeeze a dynamometer in the unaffected hand, but resisted hip or elbow motions of the unaffected side also were utilized, and sometimes resisted motions of the affected leg to reinforce the reflex in the arm. By this method involuntary motions, called "associated motions," appeared in the affected extremities. It was then demonstrated that the position of the head determined the pattern of the "associated motions," in accordance with the rules for tonic neck and labyrinthine reflexes.

The material contained in the abstract which follows was published, in part, in Zentralbl. f. Neurol. 39:132, 1920, under the title, "Kopfhaltung und Muskeltonus." During the years which followed, the author's observations continued and more clinical data were collected. The article was revised, enlarged, and republished in 1923 under the same title. The following abstract was made from this latter article. (Zeitschr. f. d. ges. Neurol. u. Psycho. 80: 499-549, 1923)

S. Brunnstrom

Study of the influences of the position of the head on the tone† of the extremities is compara-

---

雑誌『The Physical Therapy Review』にて掲載された文献抄録「頭部の位置と筋緊張 (Head Posture and Muscle Tone)」(1953 年 33 巻 8 号)注11. APTA 許可のもと再版.

Peaceable Hill Road　　Tel. (914) 279-
Brewster, N.Y. 10509　　　　6982
May 12, 1972

Dear Ruth,

I received today a copy of CLINICAL
KINESIOLOGY, 3rd ed. and I am very pleased
that it is finally off the press. The
red color first startled me, but I now
think it is quite nice. Thank you for
all the hard work you put in while pre-
paring the new edition.

I enjoyed having a visit by you and
Charlotte Ritter about a month ago.
Next time you come - perhaps Althea and
you - I hope to see you at Peaceable Hill
Rd. Note new telephone number above.

　Regards to Cal and Althea as well
as to you.

　　　　　Cordially,

　　　　　Signe

Please give your Secretary
My new address and tel.
number.

シグネがルース・ディッキンソンさんへ宛て
た手紙.『臨床運動学(第3版)』が改訂され,
出版されたことに関して礼を述べている.

この手紙はシグネが所有していた中
でも,最も大事にしていた手紙の一
つ.コロンビア大学理学療法学科の
15名の学生により,1960年にシグ
ネへ贈られた手書きの感謝状であ
り,「あなたの知識・忍耐・ユーモ
アと献身さのおかげで,とても有意
義な授業の時間を過ごすことができ
深く感謝しています」と書かれてい
る.

To Signe Brunstrom

In Sincere Appreciation of the
Knowledge, Patience, Humor and Devotion
which made our Learning Experience with
you so Meaningful, we wish to

Thank You

Columbia University, Physical Therapy
Class of 1960

Harriet Rosen
Susan Dreissler
Louise Fowler
Marjorie Goldberg
Joyce de Vries
Judy Carmick
Barbara Sebad
Sandra Snyder

Lois Herrington
Susan Mac Queen
Alma Larkin
Roberta Howard
Miriam Pain
Dulce Quist
Edith Engelen

訳注

注1：ウッドチャック（woodchuck）とは北米産のリス科の動物で，体長は53〜65 cmほどで，別名 "ground hog" と呼ばれるように半地下に棲み畑を荒らすこともする．

注2：グランドファーザー条項（grandfather clause）．本邦においても1960〜1970年代にかけて理学療法士・作業療法士の養成初期に国家試験受験資格の特例措置があった．同じような特例制度がアメリカでも存在し，スウェーデンの履修単位をアメリカで利用できなかったシグネもこの条項に基づき，指名医師のもとで一定のトレーニング後に特例とし，理学療法士の資格を取得した．

注3：エリザベス・ケニー（1880-1952）はオーストラリア国籍の看護師で，ポリオで影響を受ける部位を非可動にするため副木やギプスで固定することに反対した．彼女は固定の代わりに筋肉を能動的に活動させる方法を示した（Wikipedia, 2018））．

注4：シグネの病状に関しては，本文内にて後述される．

注5：サラ・シーマンズは，アメリカにおける脳性麻痺児への運動療法の領域で第一人者であった．

注6：シグネは，同年の1944年11月1日付で大尉へ昇格している．

注7：A以上の合格点が多く，勤勉であったことが伺われる．

注8：本論文では，筋テストの必要性について記述されている．

注9：本論文では，副神経・腋窩神経・肩甲上神経・筋皮神経などのそれぞれの神経損傷による機能障害を述べている．

注10：本称揚状は本文 p.55 にて訳されている．

注11：写真のintroductionでは，Magnusらが述べた緊張性頸反射や迷路反射における考えを基に行った実験により，患者の頭頸部の位置によって連合反応（associated motions）のパターンが決まることが分かったと記載されている．

第6章
シグネの辞書に引退という言葉はない

　1964年の最初の3カ月間，シグネはカリフォルニア州に所在するスタンフォード大学の理学療法学科で運動学220を教えた．彼女は，病気を患っていた理学療法学科のマリアン・ウィリアムズ准教授の代行を務めた．そこで勤めている間に，シグネはカリフォルニア州ダウニー（Downey）に所在するランチョ・ロス・アミーゴ（Rancho Los Amigos）リハビリテーションセンターでの研修会の講師の依頼を引き受けた．彼女はこの研修会について，1年後にメアリ・エリーナ・ブラウンさんに宛てた手紙の中で，次のように語っている．

　　10ドルの参加費（これは高額すぎると思いましたが），そして約70～80名の理学療法士・作業療法士・医師が参加していましたので，スタンフォード大学から旅費が払い戻され，100ドルの謝金が支払われた後でも，十分にお金が残りました．

　晩春になり，ニューヨーク州のカーメルへ戻ったシグネは，元の研究所での仕事と相談役としての業務の日常に戻った．それらの仕事に加えて彼女は，American Physical Therapy Association（APTA）誌へ投稿するための別の原稿の執筆も進めていた．「成人片麻痺患者の歩行パターン（Walking patterns for adult patients with hemiplegia）」という論文で，ほぼ1年後に

第45巻 第1号に掲載された.

　もう1つ彼女が行っていた活動があった.『臨床運動学』の第2版出版に向けた1962年版の改訂作業である.ほとんどの仕事が1964年中に完了していたが,一部は1965年中へと持ち越された.第1版は省略されてしまっている部分が多くあると思っていたシグネは,改訂の必要性を強く感じていた.それらは些細な修正であったかもしれないが,完璧主義者であったシグネは新しい版を出して正しいものにしなければ気がすまなかった.例えば初版の14ページには,力の作用線に沿って力ベクトルの和を表した図が描かれており,その線は3つの部分に分けられていた.シグネは,「A」,「B」,「C」と追加してその3つの部分を指定することで,この図を明確にしたかったのである.また初版の213ページでは患者のことに関する説明の中で「小児麻痺後（post-poliomyelitis）」という言葉が使用されていたが,「小児麻痺後の（post-poliomyelitic）」へと用語を変えた.そして初版の49ページでは,「the epicondyle」という単語が出てくるが,それについてシグネは新たに「epi は上（upon）,kondylos は顆（condyle）の意味ゆえ上顆」という定義を書き加えたのであった.

　シグネ個人が印刷した初版の写しの内表紙と裏表紙には38の修正点が挙げられており,さらに多くの変更点が本文の全体に渡って散在していた.1965年3月11日,改訂についての話し合いのため,シグネはフィラデルフィアでF・A・デイヴィス社のアンダーソン（Miss Anderson）さんと会った.そうして翌週までに最終原稿が完成し,3月17日には出版社へ届けられた.

　第2版の序文で,シグネは次のように書いている.

　　臨床運動学の第2版の構成は,第1版と比べて基本的に大きくは変わっていません.挿入した新しい資料は,主に最近の筋電図学的研究に関連したものであり,各々の関節運動や筋機能の知識を深めてくれる内容のものになっています.これらの研究報告を簡潔に掲載しているのは,主に読者に最初から最後まで読むべき論文の存在を知ってもらえるよう注意を引くためです.

1965 年 11 月 30 日，シグネはゲラ刷りを受け取った．索引と参考文献は 12 月中に準備された．改訂への準備が着々と進んでいた．

しかしシグネにとって1965年の1年間は多くの業績を上げた年であったのと同時に，いくつかの困難に直面し病魔の訪れを経験する1年となった．

シグネは何か物事をする際には，必ず2つ以上のことを同時に行った．彼女のこの性質は，彼女の年間の予定をみると分かりやすい．『臨床運動学』の第2版の改訂と並行して，彼女は片麻痺の運動療法という単一の小分野をテーマとする研究論文の準備に取り掛かった．研究の多くは，バーク・リハビリテーション財団で作成された手引書の内容に基づくものであった．1966年1月上旬，ヘレン・ヒスロップ（Helen Hislop）さんはシグネを訪問し，ハーパー＆ロー（Harper and Row）出版社のホーバー医学書部門のポール・ホーバー（Paul Hoeber）氏と契約を結ぶよう勧めた．シグネは日記に次のように述べている．「私はそうしませんでした，なぜなら内容がまだ未熟で早まりたくなかった」からです．

シグネは再びコロンビア大学の理学療法・作業療法学部の教授陣の援助も得ながら，職業的リハビリテーション事業局（Vocational Rehabilitation Administration）へ提出する研究助成金の申請書類の作成を行い，1965 年 4 月 19 日には提出した．理学療法学科長のメアリ・キャラハンは，物理療法・リハビリテーション科の最高責任者のロバート・C・ダーリング（Robert C. Darling）医師と共に助成金による研究の管理者として登録された．助成を受ける研究の実施期間は 1965 年 9 月 1 日から 1966 年 8 月 31 日までと記されていた．シグネは研究助成金からの 2,500 ドルと研究基金からの 500 ドルを合わせた 3,000 ドルの給与で，3分の1を担当する非常勤講師として登録されていた．提出された「研究計画」とは，次のような内容であった．

この申請書は，主題「脳卒中患者への運動療法」に関する手引書作成の財政的援助を得るために書かれました．手引書は，これらの患者の運動行動の臨床的観察と，マグナスやシモンズやトゥィッチェル（Twitchell）などによる神経生理学と神経病理学の領域における科学的研究を基にして，脳卒中患者への運動療法の

具体的なテクニックや，それらのテクニックの根拠を取り扱うものとなります．

　メアリ・キャラハンさんは，シグネが脳卒中後遺症患者へのマネジメント
において人並外れた経験をもつこと，そしてまた「ヒトの運動（ヒューマン・
モーション）理解に傑出した専門家の一人」とみなされていることを述べて
いる．また「指導料」に加え，手引書の作成費として総額 4,247 ドルの助成
金が申請されていた．さらには，研究に参加する 20 名の研修生の賃金，総額
5 万ドルについても申請がなされていた．よって，助成金の申請総額は 54,247
ドルとなり，そうしてこの助成金は 1966 年 8 月 6 日に承認された．
　今になって振り返ってみると，もしコロンビア大学の学科長や教員が先陣
を切って助成金の申請を行っていなかったのであれば，シグネの 2 つの書籍
はどうなっていたことだろう．ルース・ディッキンソンは 1986 年に次のよう
な手紙を書いてくれた．「メアリ・キャラハンの完璧な指揮のおかげで，今で
は私たちの分野において名著となったシグネの 2 つの教科書の出版のための
助成金を獲得できたことは，コロンビア大学の理学療法教育課程の誇りで
す．多くの学生や療法士たちがこれらの書籍からたくさんのものを得ていま
すし，この先これらの書籍を読むであろう次世代の療法士たちもシグネの影
響をきっと受け続けることでしょう」．
　1965 年 9 月 20 日の時点では，シグネはその研究に向けた統計学的データ
の準備を進めていた．彼女は，神経学研究所で 1961～1962 年に評価治療した
患者の資料を使うつもりでいた．患者のデータ集めを援助したのは，そのと
き講師であり理学療法学科の教員でもあったアルシア・ジョーンズさんだっ
た．そもそもアルシアの職務はシグネの授業の補助に入り，片麻痺患者の評
価に関するデータの収集を手助けすることだった．9 月から 10 月終わりま
で，アルシアとシグネは，テストフォームを作成し，神経学研究所および
バークの患者の病症歴をまとめていた．アルシアによると，「シグネは片麻痺
患者の回復段階についての考えを本に書く前に，患者の動作の特徴を評価す
るための，信頼性の高い有用な評価手段を構築すべきことを主張していまし
た」．アルシアは早くから，シグネが「自分の中の基準を高く設定し，彼女と

第 6 章　シグネの辞書に引退という言葉はない　　153

一緒に活動するすべての人々にこの基準を涵養していた」ことを知っていた．「彼女は専門家として非常に熟練していて，常に正確な報告にこだわっていました」．

アルシアは，シグネの研究への献身的姿勢と自分に厳しい性格を示す，ある特別な出来事を思い出した．1966年2月中旬，アルシアは患者評価表の所見をまとめるため，バレットホール通りで1日を過ごした．果たして患者たちは，例えばステージⅠやⅡの患者は一定の順序で回復していったのだろうか？

　　評価用紙は部屋中に散乱していました．寒い日でしたが，丸い灯油ストーブで部屋は暖められていました．データが自分の立てた仮説通りに展開しているのを見て，シグネは興奮で上気していました．一方，私アルシアは記録をタイプしていて，指は寒さでこわばりうまく動かなくなってきていました．それなのにシグネが「私はこのような暑い部屋に耐えられない」と言い，小さなストーブを片付けるよう私に指示したときにはどれだけ驚いたか，想像してみてください．しかし，そうこうしているうちに，私もこの発見でシグネ同様に上気し，寒さを忘れてしまったのです．彼女の熱狂は周囲へ伝染しやすく，一緒に研究をしているときには必ず周囲も熱狂していました．私は，彼女と緊密な教育経験をもてたことを，名誉なことだと感じています．彼女の賢明さの多くは，運動の注意深い観察と，これらの運動が出現する理由を問い続ける姿勢の賜物でした．指導者としてのシグネは私に「英知の扉が閉ざされることは決してない」と教えてくれました．

これらのことは，新版の教科書が出版される前に必要とされる非常に多くの量の研究の始まりにすぎなかった．最終的にはそれは詳細な専攻論文ではなく，片麻痺患者のための治療アプローチに向けた最も重要な書物の執筆という形となった．さらにこれは，シグネ・ブルンストローム女史が出版する3つ目の書籍へと発展していくのである．

1965年に多大な時間を要した別の大きな活動は，オハイオ州クリーブランドのメアリ・エリーナ・ブラウンからの1月25日の電話から始まった．彼女

はシグネを，ケース・ウェスタン・リザーブ大学（Case Western Reserve University）で 10 月に予定されている生涯継続学習計画の講師として招いた．「それは 30 ある生涯継続学習講習会の 1 つで，ジェネヴァ・R・ジョンソン（Geneva R. Johnson）氏の指揮下で，理学療法卒後教育のために行われたものです」と，メアリ・エリーナは説明をしてくれた．電話での会話で，メアリ・エリーナは，シグネがいつもと違う状態であることに気づいた．「シグネ自身に神経生理学的徴候が出てきていることについて心配していて，私はこのときからシグネの健康状態を懸念していました．彼女は住居についての大きなストレスをもっていました」．しかし何が起こったとしても，シグネは参加することに同意してくれた．

その生涯継続学習講習会は「ヒトの動作（human motion）：片麻痺を重視した神経生理学的原則の復習と応用」という全体的な主題をもととした 3 部構成であった．講習会の開催期間は，1965 年 10 月 14 日から 20 日までを予定していた．神経解剖学と神経生理学を主に扱う第 1 部門は，すべての保健・医療の専門職を対象としたもので，受講費は 25 ドルであった．講師団は，ケース・ウェスタン・リザーブ大学医学校の理学療法学科准教授で解剖学部講師であるノーマン・タスリッツ（Norman Taslitz）博士と，同大学医学校の理学療法学科准教授で生理学部シニア講師のドン・レムカル（Don Lehmkuhl）博士であった．

シグネは第 2 部門の講師として派遣されたが，受講するためには，認可された理学療法学校を卒業した理学療法士である必要があった．その部門では受講者一人ひとりを対象に臨床監督として指導が行われる必要があったため，受講者として登録されたのは 15 名のみにすぎなかった．10 日間の講習会の費用は 150 ドルで，それには事務用品や資料代に加え，他の 2 部門への参加費も含まれていた．

講習会の企画には，シグネによる 1965 年 10 月 23 日土曜日の 1 日講演も含まれており，対象はすべての保健医療の専門職者であった．この講演は，片麻痺患者の治療手順への神経生理学的原則の応用に関する内容であった．そして講演内のデモには，第 2 部門で参加した理学療法士が出席していた．1

日分の講演への参加費は 10 ドルであった.

メアリ・エリーナは, 2 月 25 日付の手紙で研修会への招待についてより詳しく述べている. シグネは 3 月 3 日付で返事を書いた.

私ブルンストロームは, 病院で可能な限り多くの時間を過ごしたいと思います. 講義はいいことですし, また必要なことでもありますが, テクニックは臨床でのみ学べるものです. 講習会の講義が夕刻に予定されている日は午前中, それ以外は午前も午後も病院で勤務しようと考えています. あまりに疲れてしまうとそれもかないませんが.

その後の数カ月間, シグネは 1965 年 10 月にクリーブランドに出かけることを楽しみにして, 自身の担当分の講習会の計画を立てた.

不幸にも彼女はバレットホール通りの地所に関係する大きな問題に悩まされていた. 1955 年の頃から, ニューヨーク州がいつかパットナム郡を通過する大きな幹線道路を建設する計画を立てていたことは知っていたが, 彼女はまさか自分の土地が侵害されるとは考えても見なかった. 1965 年 1 月 4 日の彼女の日記には, 次のように書かれている. 「幹線道路をつくっている作業員は, 私の所有地の岩の深さを調べるためにダイナマイトを発火させました」. 丘の平和と平穏は, 道路工事で砕け散ってしまった. シグネの家と 4 エーカー (約 1,600 m^2) の土地は州に占有され, 幹線道路の建設のために接収されることになった. 彼女が家や土地をどれだけ愛していたかを知っていたら, そのニュースに彼女がどれだけショックを受けたか想像がつくだろう. 州および幹線道路の部署との問題は, 数年間, 彼女を苦しめることになった. 州の代表者や法律の関係者そして友人たちと, 多くの会議をもったが, シグネは体制に勝つことはできなかった. このやっかいな訴訟について, メアリ・エリーナ・ブラウンは, シグネがこの事態においても反対しない大きな理由は「彼女はいかなる意味でも闘争的な人でなかったからです」と述べている. シグネにできることは, 質問を出し, 回答を求め, そして専門職としての研究を続けることしかなかったのだ.

1965 年 6 月 30 日，シグネはクリーブランドへ飛行機で出かけた．そこで彼女は，シェラトン・クリーブランド・ホテルで開催されるアメリカ理学療法協会（APTA）年次学術大会で講演した（彼女の部屋の料金は 1 泊 8 ドル 50 セントであった）．彼女は，2 名の片麻痺患者について講義と治療の実演を行った．1965 年（そして仕事上で）の最も輝かしい瞬間の一つが，この学会において彼女の理学療法の研究が認められたときであった．1965 年 7 月 1 日，卓越した理学療法士であるシグネ・ブルンストローム女史は，第 1 回マリアン・ウィリアムズ賞（Marian Williams Award）を受賞した．そして APTA 年次学術大会の晩餐会の場で，メアリ・エリザベス・コルブ（Mary Elizabeth Kolb）協会長によって授与された．それは最高の名誉の場であるが，当初シグネは不快そうな反応を示していた．そばに立っていたフラン・タッパンさんが，「顔色が悪く汗をかいていますね」とシグネに話しかけた．シグネはフランへ，「私は心臓発作でも起こしてしまいそうで，賞を受け取ることができないかもしれません」と語った．ですが授賞式は何の問題もなく執り行われ，記念の写真撮影，そして祝宴へと進んだ．シグネの研究業績を認めた APTA の決定は，適正な推薦理由によるものであった．

この行事に準備された報道機関向けの発表資料は次の内容であった．「ブルンストローム女史は，特に脳卒中患者の歩行や運動への貢献を，医療界の至る所で評価されている．世界中の切断患者は，義肢を使用するためのトレーニング方法の開発で彼女が果たした研究業績の恩恵を受けている」．コルブ協会長は，シグネに大きな銅製の記念の盾と表彰状を贈呈した．そして表彰状には次のように書かれていた．

表彰理由 1：アメリカ理学療法協会は，理学療法士によって生み出され実行され，そして報告された研究に対する，マリアン・ウィリアムズ賞を創設しました．

表彰理由 2：専門的な仕事を通して，あなたはこの賞に値する高い水準の業績を示しました．

表彰理由 3：あなたは注意深く観察したことを，専門誌や参考書籍を通して忠実

に報告し，同僚であるすべての理学療法士が共有できるようにしました．

表彰理由4： あなたの運動学とヒトの歩行運動へのあなたの特別な関心は，患者の治療のめざましい発展につながりました．

検討結果： 当協会からのこの賛辞は，貴殿シグネ・ブルンストロームが，研究を通して理学療法という専門職の発展への根本的かつ重要な貢献に対して贈られます．

　表彰状には，メアリ・エリザベス・コルブ協会長，ドロシー・I・ブリッグズ（Dorothy I. Briggs）編集委員会委員長の署名がされていた（この大きな飾り額は何年もシグネによって保管されていたが，その後，コロンビア大学のルース・ディッキンソンが預かっていた．後に，ルースはヴァージニア州アレクサンドリアにある APTA の理学療法資料保存館へ寄贈した）．

　ケース・ウェスタン・リザーブ大学のドン・レムカルさんは年次学術大会のその場にいた．その場は彼にとって来たる 1965 年 10 月の講習会についてシグネと直接話をする良い機会であった．彼は講習会の主要な部分を任されていたので，年次学術大会後の午後5時頃からシグネと話をする約束をした．ノーマン・タスリッツさんも 10 月の講習会の演者なので，ドンと同席した．ドンは，1985 年 8 月 16 日付の手紙でそのときの話し合いの模様を説明してくれた．

　シグネは，私たちと会えてとても喜んでいるように見えました．私たちがケース・ウェスタン・リザーブ大学の卒後の理学療法教育の特徴を話したときに，彼女は目を輝かせ興味を示してくれました．彼女は教育課程のカリキュラムについて，どのように基礎科学や臨床科学そして臨床実践を統合したか，どのように個々の学生に研究計画を作成し管理することを指導したかについて，たくさんの質問をされました．その次に私たちは，神経学的障害のある患者における患者の運動コントロール（motor control）の回復に，影響を及ぼしうる神経生理学的メカニズムの理解について，討議を始めました．彼女は特定の物事を実証するため

に，スーツケースいっぱいの翻訳本や手紙，ノートを探っては必要な資料を見つけていました．真夜中頃，私たちは夕食を食べていないことに気づき，近くのサンドウィッチ店へ移動しました．午前2時，私たちはお互いの脳を刺激し合うのはやめて，休息をとることにしました．彼女は翌日帰路に着いたので，10月の講習会に彼女が参加するまで再び会うことはありませんでした．

1965年10月のケース・ウェスタン・リザーブ大学（オハイオ州クリーブランドに所在）での卒後教育プログラムは，予定通りのスケジュールで進行した．16名の理学療法士が講習会の全課程に申し込み登録した．ドン・レムカル氏は最近の手紙の中で次のように書いている．

　正直，シグネと共に短期講習会で教授する機会をもてたことは，私のキャリアの中でも最も特筆すべきことのひとつであったと思います．彼女の観察力は並外れており，また彼女の知識は果てしない深さと広がりをもっていました．しかし彼女は上から目線で振る舞うことは一切ありませんでした．彼女の患者や他の専門職との関わり方は，親切で，優雅で，そして人間味に溢れたものでした．

ペンシルベニア州コーテスビル（Coatesville）の退役軍人管理病院からやってきた理学療法士のアーサー・スペル（Arthur Spell）さんは，全課程を受講するグループに入っていた．現在，ニュージャージー州スタットフォード（Statford）のローレル通り理学療法センター（the Laurel Road Physical Therapy Center）に所属する彼は，1985年6月20日付で手紙をくれた．

　私の覚えているシグネはとても精力的で，きわめて知識豊富で，自分の治療手技に対して真剣に取り組んでおられましたが，他の様々な治療法についてもその内容を深く理解しておられました．彼女はユーモアをもちながらも，厳格なプロ意識も併せもっていました．シグネのもとで学び，また一緒に研究をする経験をもてたことは私にとって，本当に名誉であり，喜びであり，そして何よりの褒美となりました．彼女の存在，忍耐，貢献は，末永くその価値を維持しつつ人々の記憶

第6章　シグネの辞書に引退という言葉はない　**159**

に残ることでしょう.

全課程を受講したもう一人の療法士に，APTA オハイオ州支部のフロイド・スパージオン（Floyd Spurgeon）さんがいた．彼は 1985 年 5 月 20 日付で次のように書いている．

シグネについて，私の中で一番印象深かったことは，彼女の両手の使い方でした．彼女のタッチ，触り方は強くそれでいて柔らかく，しっかりとしていながらも優しく，患者は自分たちが何をしているのか気付く前に，彼女の指示に従っているようでした．私は，患者がシグネに「それはできない」と言うのを一度も聞いたことがありません．なぜなら，彼女のアプローチはきわめて積極的なものであったため患者に意義を唱える暇もなかったからです．彼女の落ち着いた態度と明るい口調は，患者の注意を引き，言われたことすべてを前向きにやってみようと思わせるものでした．シグネは，知識を伝える能力だけでなく，受講者たちがシグネと同等の能力をもっていると感じてしまうほどの謙虚さをもち合わせていました．

彼女の指導の下に行われた 1965 年 10 月の講習会は，私自身治療に対する自信や技術の向上につながり，そのおかげで多くの患者をその先何年間にもわたり回復させることができました．私には一つだけ悔いが残ることがあります．それは私が彼女をどれだけ尊敬し，称賛し，どれほど愛し，そして患者の支援のために彼女のテクニックを何年にもわたりどれほど使わせていただいたかを彼女へ告げられなかったことです．

メアリ・J・トープ少佐は現在引退をし，オクラホマ州のデル・シティ（Del City）に住んでいる．彼女はかつてワシントン D.C. のウォルター・リード病院（Walter Reed Hospital）付属の陸軍の理学療法士で，その病院に一時的に配属していた．そのときに，彼女もまた 1965 年 10 月の講習会に参加している．彼女は膨大な量の記録をとる人であったことで，その講習会の教科課程に大きな貢献をした．トープ少佐は 1985 年 2 月 26 日付の手紙で，思い出したことを次のように書いている．

私トープは，講習会に協力してくださったすべての病院と診療所に出かけ，他の理学療法士による臨床指導を観察して膨大な記録を作成しました．それを文章のような形式にしてブルンストローム女史に渡し，訂正や再検討をしていただいた後，私と同じ講習会の受講者のために謄写版で印刷をしました．クリーブランドでの滞在中，シグネは片麻痺の本を書く準備のために受け取った助成金で生活をしていました．私たちは価値があると思われる部分を書きだし，みんなで彼女の研究を手伝っていました．私は彼女の講義，臨床記録や発言，行動をまとめ，彼女の教材の作成を手助けしているつもりでいましたが，実際に助けになっていたかどうかはわかりません．彼女はクリーブランドへやってくる前に教材資料をすべて整え，その時点で関連がないと判断した資料を除外していたのだと私は思います．あるいはスペースを節約し後の版で改善ができるように，ほとんどの評価から省略できる部分は少なくとも除外していたのです．

ホテルの近くの小さな湖のある公園で夕刻の散歩中に話をする中で，メアリ・トープもまたシグネの個人的な問題を知った．

　シグネは収入がなかったので，お金を節約していました．外食もせず部屋にいて毎夜学習をし，持って帰ってきた食糧を食べていました．彼女は，いつも知識を得たいという欲求を満たし解答を探し求めていたので，退職後の社会保障の金額が十分ではなく，大学の教師としての退職金もなく，著書からの著作権料以外何の経済的な基盤もないことに突然気づいたのだと語っていました．母国スウェーデンでは退職後の収入を得る資格があると考え，一時期，母国へ戻ることを検討していました．

　彼女はまた，高速道路が開通することで破壊される家と古い納屋のことを心配し，「バレットホール通り」が変わって欲しくないと思っていました．立地条件も研究をするためニューヨーク市へ出かけるのに便利でしたし，道路の名称も気に入っていました．

　シグネ自身は講習会での自分の指導方法があわただしく，表面をなぞる程度しかできていないと考えていたようですが，それまでに最高の医者や理学療法士の

話を聞いたことがあった私にとってさえも，彼女の講習会や臨床場面での討議は目を見張るものでした．私は，彼女が「何を」と同じように，「なぜか」についても説明できる最上級の療法士であると高く評価しています．私たち専門職にとり彼女の価値のある部分は，探求心の強さでした．しかしもう一つの部分が，なされるべき研究の重要性を理解したうえで，研究のために喜んで犠牲を払おうとする前向きな姿勢でした．彼女の言葉に関しての天賦の才能は，困難な研究に取り組み，彼女が堪能な様々な言語で答えを導き出すために授かったものでした．そして彼女はもっと多くの答えを見つけ出すためだけにさらに多くの言語を学びました．

シグネの病気が講習会中にどれだけ進行していったかという重要な点について，メアリ・トープは気づいており，以下のように記述している．

　彼女には重症な身体的問題があり，喀血していました（しかし彼女は，誰にも知らせていませんでした．私は 1，2 度，休憩時間中にそれを見てしまいました．しかし彼女は気にすることなく，そのまま講義を続けました）．彼女は 1 日の講義が終わった後，脳に血液を戻そうと公園を非常に速く歩き回っていました．そしていつもまずは仮眠を取っていたように思われます．そして彼女は夜早く寝なくてはいけなかったのも分かっていました．なぜなら毎晩私は，彼女から教材の資料を受け取り複写していましたが，いつも午後 9 時前には資料を戻さなければいけなかったからです．

ケース・ウェスタン・リザーブ大学の理学療法学科課程の前理事長ジェネヴァ・ジョンソンは，1986 年 1 月 5 日付の手紙でシグネについてのコメントをくださった．

　ブルンストローム女史の脳卒中後遺症者の治療には，心底魅了されました．それまで一度も会ったことのない患者さんなのに，初めましてと挨拶を交わした数分後には，彼女の求める運動や体の動きができるようになっているのです．この

162

ように素早い反応を引き出す能力に，患者さん自身もそれを見ていた人たちも同じように驚いていました．彼女は満員の部屋の中のステージで，眩しいほどの明るいライトの下で，初めて会った患者さんたちに対し，魔法のような治療を行いました．彼女は患者さんに話しかけ落ち着かせ指示を与えますが，その間彼女も患者さんも，自分たちの置かれている状況に気づく間すらないくらい，治療に集中しています．エネルギーや前向きな期待感や誠実な思いやりの心が，彼女の驚異的な手を通じて，患者に流れ込んでいくのです．

　私がブルンストローム女史について語るとき，つい手も動いてしまいます．それらの運動は彼女について説明するには欠かせないもののように思えますし，また自然と手が動いてしまうのです．彼女の手が患者の方向へ優美に，穏やかに，そして目的をもって患者へと動くのが目に浮かびます．そして患者が，自分の手がシグネの指示通り開いたり閉じたりするのを見て，うれしくて純粋な喜びの笑みを見せていたのを思い出します．また，彼女が働きながら，また講義しながら，患者や同僚とコメントを交わすときに，喜びが彼女の目に浮かぶ様子や，柔らかい笑い声も思い出します．

　講習会に参加したもう1名の理学療法士にベティ・キャナン（Betty Canan）さんがいた．彼女は現在，バーミンガムのアラバマ大学応用保健学科に所属している．1986年1月20日付の手紙で次のように書いてくれた．

　患者さんたちは，ブルンストローム女史を決して忘れません．彼女の体からは温かさや，共感，そして思いやりが放散されていました．彼女にとって患者の職業，また知的水準は，人間としてのその個人に対する彼女の行動においてまったく関係のないことでした．私は，彼女がアーチー（Archie）さんという男性患者とすぐに信頼関係を築いたことを思い出します．彼は，私たち理学療法士の誰かと会うたびに，必ずシグネについて質問してきました．アーチーさんはブルンストローム女史の一つの講習会では，治療実演の際の患者さんとなってくれました．動作に多くの制限のある40歳の男性患者でしたが，その方がブルンストローム女史への感謝の印として手作りの札入れを贈ったときのその誇らしげな表情を，私

は決して忘れることはないでしょう．シグネはこのようなプレゼントを何百回と受け取ってきたであろうに，まるで子どもが初めて子犬をもらったときのよう，美しいとしかいいようのない喜びの表情でした．

　シグネの温かみのあるユーモアは，もう１つの魅力的な性格でした．私は今でもメアリ・エリーナ・ブラウンが事細かなことまで含めて，講習会に向けての準備をシグネにさせようとしているという話を冗談めかして話すときのシグネの目の輝きを思い出します．そしてメアリ・エリーナ自身も，シグネに劣らず目を輝かせて，その試みをやめることはありませんでした．

　2 週間の講習会中，メアリ・エリーナ・ブラウンは，シグネを一気呵成に行動するよう駆り立てた．ジェネヴァ・ジョンソンによると，「受講者の全員がシグネと一対一で話す時間を要望していた．そして全員が臨床実習でその機会をもつことができ，講習会は見事に成功した」と述べていた．

　クリーブランドでの講習会後，シグネは若干の休息をとった．彼女はバーク・リハビリテーションセンター（the Burke Rehabilitation Center）でスタッフと会合を続け研究に励んだ．1965 年 11 月末までに，コロンビア大学で主催するヒトの動作（human motion）の神経生理学的原則の応用に関する春季講習会のための概略を完成させた．『臨床運動学（Clinical Kinesiology）注1』の教科書の改訂版の校正にも多くの時間を費やした．

　1965 年暮れの 12 月 12 日，シグネの日記を読むと，「APTA 学術誌へ掲載する論文を執筆」と書かれていた．

　1966 年の新年早々，シグネは 68 歳の誕生日を迎えた．

　新年から，シグネは片麻痺の指導書の作成に没頭した．彼女の調査研究はバーク・リハビリテーションセンターと神経学研究所で続いていた．彼女はまた同センターで患者の治療の実演講習のプロによる写真撮影のため，ニューヨーク市カーメルのクルー写真館のクルー（Crew）さんに写真撮影を依頼した．指導書の作成には職業的リハビリテーション事業局（VRA）の補助金を得ていたので，原稿のタイプ打ちにバード（Bird）夫人を雇うことができた．シグネは，さらに，ニューヨーク市のユニオンデイル（Uniondale）

社のイラストレーター，フィリップ・カーソン（Phillip Carson）さんにも図やイラストを依頼した．シグネの毎日は，バーク・リハビリテーションセンターでの患者や職員との業務をこなす傍ら，患者の評価，イラストの作成，写真の監督，患者の病歴の調査，略画を作成という過密なスケジュールで埋め尽くされていた．

ロスチャー（Loescher）さんは，当時ロウ（Lou）と呼ばれており，理学療法士であった．今は，ミズーリ州カンザスシティにあるセント・ルーク病院（St. Luke's Hospital）リハビリテーションサービス部門の責任者で，1984年10月19日付の手紙で以下のように述べている．

　　ブルンストローム女史は，片麻痺についての本を書き終えつつありました．彼女は，私が担当した2〜3名の患者と密に連携を取って臨床研究を行っていました．そして恥ずかしながら，その本には私の写真も数ページにわたって掲載されています．

　　実は先週，私はカンザス大学の学生に「ブルンストローム法」を教える機会を得ました．その中で，私は，非常に精力的でありながらも思いやりにあふれた彼女のことを懐かしく思い出しました．彼女の技法について強調されるべきことの1つだと私が感じるのは，「感覚入力が運動出力に影響を与える」という彼女の基本的な信念です．ブルンストローム女史は，患者の治療において，身体言語（ボディランゲッジ），言語指示，そして手から刺激を与える技法を通じて，その原則を実践しました．まず何よりも，言語指示と精力的で熱心な彼女の姿勢が，患者の機能的回復において大きな力を発揮したことは，私の心の中で今も当時も疑う余地のないことです．

　　その当時のバーク・リハビリテーションセンターの職員は，彼女から直接技法を学べて最高に幸運だったのですが，さらに重要なのは，彼女の「患者へのアプローチ」を学べたことです．その‘女性’（シグネ）のテクニックを見ると，鳥肌が立ち，目がうるみ，理学療法士になって良かったと自分の選択に誇りを感じました．それほど見事なものだったのです．

第6章　シグネの辞書に引退という言葉はない　　165

1966年4月，コロンビア大学の理学療法課程で運動学206の講義を始めた頃，シグネは再びニューヨーク市マンハッタン地区の北部領域を示すアッパー・マンハッタン（Upper Manhattan）の西168通630番地を訪れた．このコースでは，46名の学生を対象に2時間の講義を12回行った．シグネは，いつものように学生に重きを置いており，この授業の講義資料やプレゼンテーションの作成は彼女にとって最優先事項となり，学生たちのために全力で作業に取り組んでいた．

1966年4月22日と23日の2日間，シグネはピッツバーグのハーマビル・リハビリテーションセンター（Harmaville Rehabilitation Center）で片麻痺への神経学的アプローチに関する生涯学習コースの講義を行った．ケース・ウェスタン・リザーブ大学（CWRU）で行われた講習会の受講者の一人でもあった，理学療法士のジェームズ・ハリントン（James Harrington）さんがその手配を行った．ジムは次のように書いてくれた．「1965年のCWRUでの講習会で非常に楽しい体験をしました．私の職場スタッフから，学びたいという意見が出たため，この研修会を企画しました．」彼は，ハーマビル・リハビリテーションセンターの理学療法科の責任者として，脳卒中患者の治療においてより精力的なプログラムを開発していく必要があると感じていた．1985年12月29日付の手紙で以下のように説明をしている．

シグネは神経筋障害についての自身の見識と，脳卒中患者の評価と治療におけるニーズを満たすのに必要なメソッドを用いて，最新で効果的な治療ができる唯一の理学療法士でした．彼女の考え方や方法は非常によく受け入れられていました．その講演には20名の神経内科・整形外科・精神科の専門医師を含めて，200名が出席していました．APTAのルーシー・ブレア（Lucy Blair）事務局長，メアリ・エリザベス・コルブ会長，そしていくつかの生命保険会社の代表者や第三者支払い企業なども参加していました．シグネは患者も交えたプレゼンテーションを通じて，神経学的なニーズのあらゆる側面について論じ，広範囲の文献を活用していました．そして，時間をかけて脳卒中患者の治療を行う理学療法士が現在も依然活用している共同運動パターン（synergistic patterns）の実演を行いました．

ジムは，ハーマビル・リハビリテーションセンターでの講演で，シグネを紹介したときのことをこう述べている．彼が語るには，シグネは「脳卒中患者は医師たちにとって内科的治療の難しいのけ者のような存在とされているため，私自身医師を相手に脳卒中患者のケアについて話すことには慣れていません」と述べたという．さらにジムは，次のように感じた．シグネは「強い人物で，自身の知識や発表内容に大きな確信をもっていた．そして非常によく準備していたので，彼女は講演の場で異議を唱えられることがほとんどなかった」．

シグネはもう1つの論文「片麻痺の運動テストの手順：連続的回復段階に基づいて」がAPTAの学術誌（1966年 第46巻357〜374頁）に掲載されたことで，彼女の執筆や研究が実を結んでいるのを感じた．

1966年7月26日は，シグネにとってつらい一日であった．彼女は，ニューヨーク南東部ハドソン川東岸の都市ニューヨーク州ポキプシー（Poughkeepsie）市で，新しい幹線道路の通行権担当のカール・ビアーズ（Karl Beers）さんと会った．彼は，「道路の建設工事は，晩秋もしくは初冬に開始されるでしょう」と述べた．シグネには信じがたかったが，事実を受け入れることにした．そして彼女は一戸建ての住居（鶏小屋）が取り壊されると予想したうえで，所有するヒルハウスの地階へ引っ越す計画を立てた．シグネはそこの借家人へ予告通知を出したが，彼女がそこへ引っ越せるまでには少なくとも数カ月はかかった．1966年9月20日，姉のエルサが引っ越しの手伝いのためスウェーデンから到着した．オーク材の椅子4脚，別の椅子2脚，オーク材のチェストなどのいくつかの家具を，スウェーデンの妹のインゲゲルドへ船で送るための準備をした．その全部を船でスウェーデンに送るのに，128ドル50セントの費用がかかってしまった．シグネはエルサと話し合い，州が幹線道路に必要な土地を収用した後に残る何エーカーかの土地へ，一戸建て住宅の一部を移すことを検討し始めた．シグネはその可能性について調べてみることにした．エルサは1966年10月10日にスウェーデンへ帰国したので，シグネは再度一人であらゆる問題へ対応せねばならぬ状況となった．

荷造りをし，数人の友人たちと感謝祭を祝い，バーク・リハビリテーショ

ンセンターで講義をし，キャッスル・ポイント退役軍人管理局病院（the Castle Point Veterans Administration Hospital）を訪問し，片麻痺の手引書を作成する毎日だったが，ルイジアナ州南部のニューオーリンズ（New Orleans）市に所在するルーズベルト・ホテル（the Roosevelt Hotel）で，1966年12月3〜6日に開かれるアメリカ脳性麻痺協会（the American Academy for Cerebral Palsy）の年次学術大会での講演の招待状が届いた．その大会では，神経学的症状への様々な治療アプローチを提唱している「専門家」の公開討論が開かれることになっていた．シグネは議論があまりに熱を帯びそうだと思ったのか，あるいはこの種の仕事へ時間とエネルギーを費やすことができないと思ったのか，結局，招待を断った．

ニュージャージー州のクレスキル（Cresskill）に住む理学療法士のジョン・モア（Joan Mohr）女史は，アメリカ神経発達学的治療（Neurodevelopmental Treatment）協会のインストラクターと，後年，成人中枢神経疾患患者への国際ボバース講習会会議（IBITA）シニアインストラクターになるが，この協会の公開討論会のことをよく覚えていた．モア女史は「それはなかなかの討論会でした」と述べ，マーガレット・ノット（Margaret Knott），マーガレット・ルード（Margaret Rood），ベルタ・ボバース（Berte Bobath），ロバート・ドーマン（Robert Doman）の各氏による発表があったと話した．「すべての発表の終了後，彼らは，ドーマン氏をひどく批判する医師たちによってこきおろされました．司会が，発表者一人ひとりに，何か発言することはないかと訊ねましたが，ボバース夫人を除いて，ほとんど誰も発言しませんでした．ボバース夫人のコメントは単刀直入で的を得ていました．「もしここにいるすべての医療の専門家が，ドーマン氏を批判している医師たちと同様の意見を全発表者に感じているのなら，私たちはさっさと引き上げるべきだと思います」．ボバース夫人は，その医師たちに立ち向かった唯一の人物で，彼女はそのあとの発言によっても尊敬を集めました」．

もしシグネ・ブルンストロームが出席していれば，ボバース夫人の意見に全面的に賛同しただろう．

シグネの講義と臨床研究は，バーク・リハビリテーションセンターで続け

られた．トニー・デローザさんの協力のおかげで，シグネは学生が使うための片麻痺の手引書をさらに150冊入手できた．彼女は個人的に1966年12月22日にマルチリス印刷機でプリントされた教材を受け取り，コロンビア大学理学療法学科課程にそれを届けた．

　シグネのその年もまた，他の人々のことを考えながら終わった．彼女はテキサス州ガルベストン郡に住む，アフガニスタンとの国境沿いに位置するラホール（Lahole）に，西パキスタン障害者リハビリテーション協会で理学療法士養成校の設立を計画したルビー・デッカーさんから要請を受けた．ルビーさんは，ガルベストン（Galveston）郡にあるテキサス大学医学部附属理学療法学科での教授内容に基づいて教科課程を作成した．脳損傷患者とりわけ痙縮やアテトーゼを生じている人々へは，シグネ・ブルンストローム女史のプログラムを運動療法の中に盛り込んだ．1984年12月10日付の手紙には「シグネのアプローチは科学的で実践的な方法でした．彼女は治療手技に関する文献が欲しいという私の依頼に親切に答えてくれ，その文献は学校の臨床図書館に置かれました」と書いている．1966年12月27日のシグネの日記には「西パキスタンとルビー・デッカーさんに送る本を梱包した」と書かれていた．

　1967年の元旦，シグネは69歳の誕生日を迎えたが，祝いをする時間もなかった．彼女の心の中は心配事でいっぱいだったのだ．幹線道路に関する問題で多くの時間をとられ，仕事の妨げになった．大がかりな公道工事計画にはありがちだが，幹線道路84の工事は予定通りに開始されなかった．ヒルハウスに住む借家人の家族は，まだ立ち退いていなかった．それは大変な時期であった．

　様々な問題はあったが，片麻痺の手引書は完成した．1967年1月11日に，メアリ・キャラハンは，5部を職業的リハビリテーション事業局訓練所部門主任のセシル・ヒリヤー（Cecile Hillyer）さんへ送った．メアリは，総部数が150部になったこと，そして「1967-68学年度の春から，コロンビア大学の作業療法学科と理学療法学科の学生の運動学・臨床応用・運動療法の授業で使われることになる」ことを述べた．メアリは，シグネが手引書の改訂を

第6章　シグネの辞書に引退という言葉はない　　169

継続し，批判的な意見を求め，「最終的に，この本は専門的な目的で利用したい人すべてが利用できるものになる」と話していたと語った．手引書を受け取ったヒリヤーさんは1月18日付のお礼状に，次のように書いている．「この素晴らしい教科書を一緒に作り上げることができうれしく思います．この本は理学療法教育課程や卒業後の療法士にとって待望の一冊になることでしょう」．

シグネはこの手引書がすべての理学療法士の手にわたるようにしたいという強い意志をもっていた．それを実現するために，1967年1月初めに，原稿とたくさんの写真を携え，ニューヨークのハーパー＆ロー出版社のフランケンフィールド（Franckenfield）さんを訪ねた．彼女は手引書には追加作業が必要なこと，それをすべてやりきるための時間を何とか捻出せざるを得ないことを認識していた．彼女はまたコロンビア大学理学療法学科教育課程の運動学（108）を，アルシア・ジョーンズ（Althea Jones）さんと分担して教授し続けた．バーク・リハビリテーションセンターでのシグネの一連の講義は，1月の終わりに終了した．これによって新たに得られた時間を，手引書の加筆にあてた．第1段階の1つは，本の中の写真に使う患者選定の準備をすることであった．

シグネにとってまた名誉な知らせが，1967年2月16日に届いた．1967年9月8日のAPTAの年次学術大会で高名なメアリ・マクミラン（Mary McMillan）賞講演会の講演者として招かれたのである（ここでの講演者に授与される賞は，最も著名な研究活動をしているAPTA会員を称えて設けられたものである）．しかしシグネは，このような責任のある場での講演を引き受けることはできず，招待を再度断った．

1967年2月下旬，シグネはニューヨーク市内のゴールドウォーター記念病院（Gold Water Memorial Hospital）で3日間の研修会を開くことにした．彼女は，予定通り2つの研修会を担当したが，3つめの研修会は延期となり，後日の開催となった．予定の変更を余儀なくされたのは，シグネの中で片麻痺の手引書のことが気がかりであったからである．

ハーパー＆ロー出版社の片麻痺の本の原稿を作成するという契約もしく

は同意書に，1967年2月11日付でシグネが署名し，2月25日付で出版社によ
よる署名がされた．その契約は著者のシグネが1年以内に原稿を納品するこ
とが謳われていた（この期限は，数カ月経過するに従い，シグネにとり非現
実的なものとなった）.

　1967年3月19日，彼女は，神経研究所（the Neurological Institute）を訪
れた東京大学医学部附属病院の当時の中央診療部リハビリテーションセン
ター（現リハビリテーション部・科）の上田敏医師と理学療法士の福屋靖子
氏と会った．彼らは，神経学研究所を見学し，また片麻痺患者へのリハビリ
テーションについてのシグネの考えに大きな感銘を受けた．シグネはこの訪
問について，「日本の神経内科医師と理学療法士と過ごした1日は非常に興味
深く満足感のあるものだった」と書いている.

　1967年3月中旬のシグネの日記には，明るい話題があがっていた．日記に
は「クリーブランドにいる私の専門職の友人の何名かが，ケース・ウェスタ
ン・リザーブ大学へ私の専門職としての業績に対して，名誉博士号を授与す
るように働きかけてくれている」と書いていた．メアリ・エリーナ・ブラウ
ンは，1986年1月1日付の手紙で，次のように述べている．「ケース・ウェ
スタン・リザーブ大学の理学療法卒後教育課程についての教員会議にて，彼
女に名誉博士号の学位の授与が推薦されたことをはっきりと覚えています.
提案したのは私だったと思いますが，誰の考えであったかは大した問題では
ありません」．ジェネヴァ・ジョンソン氏は，推薦後の後日談について1986
年2月20日に当時のことを思い出しながら，「評議員会は彼女を名誉博士に
選びませんでした．この推薦がどの段階まで進んだのかは分かりませんが,
おそらくは，学長の段階で検討対象から外されたのではないかと思います」.
シグネはこの推薦を光栄に感じていたと思われるが，彼女の日記には，推薦
は可決されないだろうと書かれている．シグネはいつもの謙虚な姿勢で，「こ
の提案が成功するとは思えないけれど，私がその学位の授与に値すると思っ
てもらえたことだけでも励みになる」と書いていた.

　1967年の春，シグネが引き受けた遠方での唯一の仕事は，3月26〜28日に
デトロイトで行われた「職業的リハビリテーション事務局後援の，非常に興

味深い臨床的研究計画」のコンサルタントを務めることであった．メアリ・テイラーさんの依頼で準備が進められた．

　実のところ，シグネは家のあるバレットホールをわずかな時間も離れたくなかったようだ．2匹の犬の世話と幹線道路の工事の問題もさることながら，多くのビジネス上の問題にも対応せねばならなかった．1967年3月11日には道路用地の担当職員との会合がもう一度あったが，あまり芳しくない結果となった．州当局は，州が取得予定の土地の査定を実施し，それに基づいて債権を確定していた．その総額は15,000ドルであった．シグネは，妹のインゲゲルドへの1967年3月16日付の手紙の中で，州政府から提示された金額は，3エーカー（約12,000 m^2）の牧場と森林と，そして1エーカー（約4,000 m^2）の造園した土地に対する補償と，近隣を幹線道路が通ることによる母屋のヒルハウスや，物を冷やすために泉の上へ建てられた小屋（スプリングハウス）および泉の不動産価格の下落，ヒルハウス横に汚水浄化場ができることのすべてに対する補償になるだろうと書かれていた．彼女自身が控えめに見積もった金額では19,500ドルであったが，2人の不動産屋はそれより高い額を見積もっていた．シグネの見積もりには，4部屋ある小さな一戸建ての家，ガレージ，手斧で切り倒した木の梁，そして留め釘と四角の釘で建てられた築200年の「納屋」は含まれていなかった．シグネは，せっぱ詰まって，同じくらいの大きさの一戸建ての家はいくらするのかを調べてみると，擁壁と私有道路を含めず，建物だけでもおよそ22,650ドルかかることが分かった．州当局は例によって，シグネが自分で土地に施してきたあらゆる作業に関しても，彼女が植林してきた多くの樹木や灌木を植えかえるのは不可能なことも，認識することはなかった．妹のインゲゲルドへの手紙にはそれらの詳細について，次のように書かれていた．

　一戸建ての小さな家を下ると，私の誇りと喜びを象徴するような巨大な1本のシナノキと4本の普通のエゾマツ，1本のマツ，8本の他の常緑樹，大きなリンゴの木，バートレット種の西洋ナシ，杏の木，菜園，美しい芝，スイセンに満ちた坂，低木のセイヨウイボタノキの2つの生垣，レンギョウによる2つの生垣，45

cm ほどの深さの私道，そして8本の山月桂樹やたくさんの花々が咲いている茂み
があります．このすべてを再現することは，どれだけお金をかけても不可能です．

　シグネは不動産屋へ出かけ，ヒルハウスを 20,000 ドルで売りに出した．そ
こで彼女は，「売却価格は 18,000 ドル程度で，全部売れれば運がいいと思っ
た方がよいでしょう」と言われた．この売却に伴って，彼女はより多くの土
地を手放さなければならなくなった．幹線道路は相変わらず家を囲むように
走っており，3方向に道路が見えるようになってしまった．
　興味深い選択肢がシグネに示された．その選択肢とは，彼女が州政府から
小さな家と納屋を「残存価格」で買い戻すというものである．家は 75 ドル，
納屋は 25 ドルという最低価格である．彼女はこのことに対するジレンマにつ
いて，次のように説明した．

　もし私が小さな家と納屋を買い戻したら，倒壊させなければならなくなります．
コネティカット州のダンベリー（Danbury）にある会社なら妥当な価格で小さな家
を部分的に移動することができそうです．彼らはそれを 1,000 ドルで請け負い，
移動する家を掘られた穴を被ったポールの上に載せることで，家の土台を家の下
に造ります．建設業者でも，家を移動するのに十分な土地さえあればやってみる
だけの価値はあるでしょう．私は家が納められるおよそ 0.5 エーカー（約 2,000
m²）の土地を所有していますが，もし自分で手配するとなると，すべてを一から
始めることに近い状態となり，あまりにも多くの時間を要し本職の仕事に割ける
時間が無くなってしまいます．そのうえ，もしヒルハウスを速やかに売却できなけ
れば，私は2件の家を所有し続けることになり，税金，保険，管理費などかなり
の財政的負担が生じます．またこの新たな提案では小さな家の一部（新しい部分）
を買い戻すという選択肢はなく，すべて買い戻すか何も買い戻さないかという選
択肢しかなく，結局は建物全体を取り壊す責任がのしかかることになり，相当な
出費を覚悟せねばなりません．

建築後 200 年を経過した納屋を救うために，シグネはパットナム郡の歴史

協会へ寛大な申し出をした．彼女はそうすることで，この納屋が守られることになると信じていた．しかし，協会の代表者たちは残念ながらその納屋を取り壊し，家の貴重な部分のみを保存して移動する予算を持ち合わせていなかった．「結局私は納屋を寄贈することにしたのですが，高価な贈物になりました」とシグネは書いている．

　猛烈な嵐の中，2日間にわたって雪が降り，この悪天候でシグネは市内に出かけられなかった．ヒルハウスの地下で「デスクに向かって2〜3時間座り，それから1時間ほど外に出て，シャベルで除雪を何度も繰り返しました」．降雪は40〜45 cmであったが，シグネの2階の借家人は助けてくれなかった．シグネは借家人の1人の女性について「20歳代でクマのように強く————彼女の夫は家の入口から道路までの道の雪かきをしないで車の乗り降りができるように，路上に駐車しています」と言っていた．彼女の長年の友人のマーギット・アデン（Margit Aden）さんは，いくつかの助言をして助けようとしてくれた．しかしいつものごとく「助言は，大して役に立たない」とシグネは明言した．マーギットは，シグネに地区選出の国会議員へ手紙を書き，彼女が受けている扱いについて訴えるべきだと提案した．シグネによると「もう一人は，ロックフェラー（Rockefeller）知事に手紙を書いてみてはと言い，3人目などは，アメリカの大統領もしくは副大統領へ直接手紙で訴えるべきだと言うのです．これらの人たちの助言にはもちろん従うつもりはありません」．彼女が州当局の指示に従えば「ひどい扱い」を受けることになるというのが全員一致の意見であったため，シグネは公共事業局へ彼らの決定に抗議する手紙を書いた．「私が入手した規定を見る限り，無駄に終わることは分かっていましたが，それが私にできる最後のことでした」．シグネは問題を抱えた69歳の一人ぼっちの女性で，実際に役立つ援助をすぐに提供してくれる人は誰もいなかった．

　彼女はヒルハウスの価格を設定したものの，売却する前に汚水浄化場を整える必要があった．つまり，パターソン（Patterson）の町の調査員へ何度も電話をかけたり手紙を書いたりして，状況確認をしてもらう必要があった．調査員が来たのは3週間後であった．シグネは，資格のある技師を雇って，

汚水浄化場を準備できる会社を探すよう言われていた．彼女は，誰か家に興味をもってくれる人がいるかもしれないが，「汚水浄化場が整うまでは誰も購入してくれない可能性が高いだろう」と思った．また，公共事業局が移転のための支払にどれくらいの予算を取ってくれるのかの情報も一切なく，彼女へ責任だけを押し付けたことについても納得がいかなかった．「そのことについて彼らはどうでもいいという態度で，見積もりの詳細が欲しいという私の訴えを2度も拒否しました」と，彼女は書いている．

　シグネの計画は願わくは家を売却することであったが，まずは汚水浄土場を完成させ，「杭を打って区画の線引き」をせねばならなかった．州政府の土木技師や測量技師はこういった作業はしなかったので，区画測量には，民間の測量技師を雇って360ドル支払わなければいけなかった．彼女は，測量なしに，銀行がローンを承認してくれることはないと分かっていた．他の方法はなく，これをやるしかなかった．

　もし家が売れたら，シグネは所有地の中で残った三角形の土地に小さな家を建てるまでの間，少なくとも一時的に借りる家を探すつもりであった．あるいは，「もし2～3カ月以内に家を売ることができないなら，私は道路の建設が終わるまでここに残ることを考えています．その時点までくれば，家の売却はより容易になるでしょう．ですがブルドーザーや発破や土埃に耐えつつ住み続けるのは容易なことではないでしょう（以下略）」と語った．

　州政府からは多くの書類が送られ，シグネは公共事業局内の5つの異なる部門からの書類を抱えていた．どの書類も分量が多く，「各部局から出された書類はそれぞれ矛盾していることも多々ありました」とシグネは語る．

　1967年4月上旬に，事は落ち着くべきところへ落ち着いてきた．4月15日，シグネの家の上に住んでいた借家人が，「騒々しいパーティをした後，夜中の12時に」ようやく退出した．そのおかげで，掃除をしたりペンキを塗ったりする時間はとれたが，「4カ月間のきつい労働」となった．買い手の候補が，「数週の間，入れ代わり立ち代わり見学にやってきました」．この期間中，シグネは地下室に住みながら，「上の階の部屋を片付け仕上げをしました」．州政府との関わり，あらゆる種類の問題や悩みと直面した期間全体を通じ

て，シグネは，非常に並外れた性格の強さを見せた．このような事態でも，彼女は向かうべき方向を定め，片麻痺の本の仕事をおろそかにはしなかった．また彼女は運動学の講義も続けた．1967年5月5〜6日には，片麻痺患者への治療の講義と実演を行うために，ミネソタ州南東部にある都市のミネアポリス（Minneapolis）と州都のセント・ポール（St. Paul）へ出かけた．

5月17日には，州当局の代表者たちが法的書類へ署名を求めてやってきた．彼女は15,000ドルの移転補償のうち75%を受け取ることになっていた．この書類へ署名をしておくことで，将来の債権には影響が及ばなくなる．小さな家と納屋を州当局が接収するときが近づいていた．6月4日，長年愛してきたなじみのあるすべての場所をめぐって写真を撮るシグネの胸中は重苦しさでいっぱいであった．また彼女は，別の家をそのうち建てようと思っている三角形の土地にある，巨大な岩石を運び出すためにブルドーザーの手配もした．シグネの記録には，「1967年6月28日，小さな家と納屋と4エーカー（約1,600 m^2）の土地の所有権がニューヨーク州に渡った．他方，原稿の作成と本のための写真の準備は継続して進めている」と記述されていた．

1カ月後，シグネは，チャールズ・ヴァーダリーズ（Charles Verderese）さんから，ヒルハウスと1エーカーの土地を2万ドルで買うという申し出を受けた．このうち，1,200ドルは，手数料として不動産屋へ支払われるため，「手元には約18,000ドル残る」ことになる．シグネは売却に同意し，1967年8月28日に契約が成立した．ヴァーダリーズさんは，1986年1月27日付の手紙の中でシグネの印象について次のように語っている．

彼女はこの家や地所を所有していることを心底誇りに思っていました．ものすごい量の建築や造園をご自分の手で行っていたのです．彼女は大変強く，体力のある女性でした．大きな石を手押し車に放り込んで，新居の中の暖炉を作る場所まで運んでいくことなどは何とも思っていませんでした．彼女はまた自分のプライバシーを大切にする人でした．彼女が最期の家に住んでいた間，多くの人が訪れるのを見た記憶は一度もありません．2匹の愛した老犬と一緒に静かに暮らしていました．彼女は仕事のために定期的に町に出ました．あなたもきっと気づいた

と思いますが，彼女は記録の保管に関して非常に几帳面で，非常に細かい部分まで記録していました．残念ながら彼女は，かつてはリンゴ畑があり，心に平穏をもたらしてくれていた場所が物理的に変わってしまったことに耐えられないようでした．

またシグネは，1967 年 9 月にアンソニー・アッカマン（Anthony Ackerman）獣医師から，1 エーカーある土地の一部，正確には 0.824 エーカー（約 3330 m^2）を購入したいという要請を受けた．シグネは土地の価格 350 ドルに，測量費用と権利証書作成費用の 120 ドルを加えた金額で同意した．1986 年 2 月 9 日の手紙の中で，アッカマン獣医師は「私たちの知人でしたシグネは良き隣人の一人でした」と述べている．初めて彼女を知ったとき，アッカマンさんは「彼女は非常に勤勉で保守的な女性であると感じました．女性的にも年齢的にも例外的なパワーをもち，自分の地所に関わる作業は何でもこなす方でした」と述べている．そして，彼は次のようにも書いています．「私から見ると彼女は同年代そして他の年代と比べて高潔な人であるように見えました．彼女にとっての誠実さの基準は厳格で，他の人にも当然同じ基準を求めました．私が彼女の学問的な偉業に気づいたのは，私がシグネ・ブルンストロームという名前を理学療法士の学生との会話の中で出したときのその反応の大きさを見たときでした．まるで，エルヴィス・プレスリー（Elvis Presley）がご近所さんだと言ったときのようなものでした」．続けて彼女が家を失ったときのことについて，アッカマンさんは次のように述べた．

　私は，この件に関連した出来事が彼女の体調に明らかな影響を与えたと思っています．静かでプライベートな空間を奪われたこと，新しい家が建つまでの間引っ越しを強いられたこと，大きな家と広い土地を売却させられたこと，州政府との対立，道路建設が原因で生じた井戸の汚染，これらは彼女の生活を乱していた物事のうちのほんの数例に過ぎません．I-84 番地から聞こえてくる絶え間ない轟音は，彼女の以前ののどかな居住環境と比べて受け入れがたいものでした．

第 6 章　シグネの辞書に引退という言葉はない　　177

1967 年 9 月下旬，シグネは借りるかまたは購入する物件を探した［また彼女は，バーバラ・スティーブンソン（Barbara Stevenson）さんが手配していたニューヨーク州バッファロー（Buffalo）での講演を断っていた］．8 月 28 日には，彼女はバレットホール通りから 5 km ほど離れた農場の古い家へ移る準備ができていた．彼女はその農場の家について次のように述べている．「それは大きな暖炉付きの魅力的な古い家でした．その家は狭く埃っぽい町道に面したかなり辺鄙な所にありました．とはいえ町道だったので冬には除雪されました」．シグネは，2 匹の犬が自由に走り回っている姿を見て内心ほっとしていた．

彼女の日記には，引っ越しに関わらず彼女が研究を続けていたこと，そして「――――― 9 月中は本の原稿作りを続けた」ことが記述されていた．加えて彼女は，95 ドルの新しいタイプライターを購入した．1967 年 10 月中には「第 1 章のタイプが完了し，イラストなしで 44 頁となった」ことを記録している．同年 11 月に，フィリス・ライフォード（Phyllis Lyford）さんから 1968 年 2 月のフィラデルフィアでの講演に招かれたが，これも断った．

ニューヨーク州パットナム郡では鹿の狩猟シーズンが 11 月下旬に始まり，シグネはこの地域で多くのハンターを見た．この頃には，彼女は第 2 章と第 3 章もタイプライターで書き終えていた．彼女は仮の家の場所は気に入っていたが，農場内の家屋には多くの問題があった．暴風雨のあとの台所はいつも洪水のような状態となっており，居間のラジエーターからは水が漏れていた．11 月 15 日には電灯が消えた．石油ストーブは効果がなく，気温は 10 度以下まで下がってしまった．そして道路は氷と雪でいつも滑りやすい状態であった．シグネは，引っ越すことを決意し，パットナム・テラス（Putnam Terrace）にアパートを見つけた．そこへの入居可能日は 1 月 1 日だった．12 月 25 日に古い農家の家の「トイレの配管は凍りついた」ことから，引っ越しの準備に 3 日もかかってしまった．1967 年 12 月 31 日，彼女は自動車 1 台分の品を梱包し，荷物をまとめた．運送業者を雇い，トラックで，新しいアパートへ荷物を運んだ．吹雪の中での引っ越しは簡単なことではなかった．2 回目の荷物はシグネの 70 回目の誕生日でもあった 1968 年の元旦に運

送された．おめでとう！シグネ・ブルンストローム！

訳注
注1：『臨床運動学』は和訳書が出版されている．

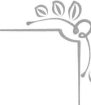

第7章
幾多の試練をこえて

　1968年1月はほとんど毎日，シグネは借りたアパートで片麻痺の原稿を書き続け，この本についてハーパー＆ロー出版社のフランケンフィールド氏と，ニューヨーク市でまた会議をすることになった．1週間後，シグネは編集責任者のマリー・シディロヴスキー（Marie Sidirovsky）さんと会い，タイトルが『脳卒中患者への運動療法（Movement Therapy for Stroke Patients）』という本の完成原稿を手渡した．この時点ですでに，この手引書を作成するための助成金を受け取ってから2年半経っていたが，執筆作業は完成には程遠い状態であった．ハーパー＆ロー出版社による製作作業は9月まで始まらない．書籍として出版されるのはまだ約2年先になることだろう！

　1968年2月14日，その当時ニューヨーク州立リハビリテーション病院（現在はヘレン・ヘイズ病院 Helen Hayes Hospital）のリハビリテーション部長であった故 モートン・ホバーマン（Morton Hoberman）医師は，シグネに電話をかけ，顧問としての職位を提示した．この病院はハドソン川を眺望できるニューヨークのウェスト・ハーバーストロー（West Haverstraw）に位置し，良く完備したリハビリテーション サービスを提供していた．シグネはこのような職位の可能性を与えられたことに大変喜び，何回かの交渉後に受け入れることにした．病院との取り決めの一つは，シグネと共に働く理学療法士の職員が1名配置されるというものであった．シグネは常勤職員の誰か

が，彼女が月曜日に行った治療に基づいて行動を起こし，その取り組みがその後1週間に渡って継続されるよう取り計らうことをしないかぎり，週に1度のコンサルタントでは実りある結果を残せないと感じていた．選ばれた人物は，キャスリン・A・ソーナー（Kathryn A. Sawner, 愛称キャシーKathy）さんで，1986年1月26日付の手紙で一緒に治療を行う理学療法士に選ばれた経緯を述べてくれた．

　当時私は理学療法士の臨床監督をしており，片麻痺のブルンストローム・アプローチについてはかなり精通していると周囲から思われていました．しかし実際は，ほとんどの他の職員と比べても，シグネのアプローチについてそれほど深い知識はもち合わせてはいなかったと思います．ただ理学療法士の研修生に対して，繰り返し講義をしていく中で彼女のアプローチの紹介を担当していたため，結果的に他の職員よりも文献を読んだ量は少し多くなったかもしれません．今でもはっきり覚えていますが，ある月曜日の朝，ホバーマン医師がシグネと共に理学療法室へやってきて，彼女に私と話すように促しました．私はその時彼女が誰なのか分かっていませんでした．その時以来，私はシグネの影となり，一心同体となり，まとめ役となり，そして親友ともなりました．片麻痺の指導書はその時は出版までの中間の段階に入っており，私も後の章の校正に若干関わることになりました．

　シグネについて知り，ハーバーストロー病院で一緒に勤務したことは，私の記憶に永遠に残る素晴らしい体験でした．彼女は私の知る人たちの中で，最も魅力的で愛情にあふれ，精力的で，謙虚な人でした．とはいっても彼女と一緒に働くことは，必ずしも容易ではありませんでした．なぜなら彼女の要求は厳しく，また彼女にとって最も愛すべき対象である「患者」のためであれば，平気で予定を変えてしまうなど，幾分身勝手な部分もあったからです．彼女は，一度スケジュールを要求しておきながら，自分たちの権利を主張して治療を要求してくる患者に合わせるため，スケジュールを無視し，自分の好きなこと，例えば，個々の患者に関する他の職員との会話の時間を長引かせたり，治療時間をみずから数分延長したりするのが常でした．もし私が彼女に対して愛情や尊敬の念をもっていなけ

れば，彼女の首を絞め上げていたでしょう．愛や尊敬の心ですべてを克服したのです！　私たちは患者を一緒に見て，講義をし，他の人たちの講義内容の作成を手助けしました．そして彼女がいない日は，彼女の前回訪問が実り多いものとなるよう，またその次の訪問も同様にそうなるよう精いっぱい取り組みました．

　ハーバーストロー病院に集中できるよう，シグネは別の活動を断念する必要があると感じていた．1968 年 2 月末日，シグネはコロンビア州立大学の親友ルース・ディッキンソンに電話をし，5 月の講義ができない旨を伝えた．

　ハーバーストロー病院で，シグネは，もう一人の非常に有能な理学療法士のジーン・ラヴィン（Jeanne LaVigne）さんと一緒に働く幸運を得た．彼女は臨床教育の主幹であった．ある時，シグネとキャシーとジーンの 3 人は，片麻痺の教科書に掲載されている評価フォームを改定することに決めた．キャシーは次のように説明した．「シグネはいつもそうでしたが，自分がこれまでやってきたことが最善だと誇示するような独りよがりなところはありませんでした．時には頑として譲らないこともありましたが，改善のための提案にはいつも耳を傾けてくれました．ですから，この改定を通して評価フォームの有用性がさらに高まるのなら，それはもとより彼女の望むところだったのです」．キャシーはこのプロジェクトが完成する前にハーバーストロー病院を去り，ニューヨーク州立大学バッファロー校の理学療法学科へ赴任した．しかし彼女は「離れた場所から，3 人全員が有益で，有効で，信頼性がある評価表であると満足できるものができるまで」，シグネ，ジーンと共に研究を継続した．

　ジーンは片麻痺の原稿を自由に見ることができた．このときハーバーストロー病院の学生であったキャスリン・ロマンスキー（Kathryn Romenski）さんが原稿を見たことを覚えていた［現在，彼女はペンシルバニア州北東部に所在するスクラントン大学（Scranton University）の医療保健の分野で理学療法学科長をしている］．キャスリン・ロマンスキーは 1984 年 11 月 26 日付の手紙で，次のように書いている．

ジーン・ラヴィンは，私に手書きの原稿を見せてくれました．このような大切な
ものを扱うのは恐れ多い気がして，私はまるで金箔で豪華に装飾された貴重な聖
書をさわるかのようにカバーを指で撫でました．2～3 ページ目を通した時には，
まるで繊細な薄い上質紙を扱うようにページをめくりました．ページをそうしてめ
くっている間，たぶん私は息すらしていませんでした！「完成した本」を購入する
のが待ちきれませんでした．自分が原本を見て扱ったことで，その本がより特別
なものに感じられました．この原稿の作成に携わったことを通して，私は感情のほ
とばしりを経験し，自分の仕事やこの原稿を作り上げた人々を含めた私たち自身
についてあまりに誇らしく，ぞくぞくし，喜びが体に満ち溢れました．

　シグネは依然として自分の所有地であるバレットホール通りの三角形の土
地に家を建てる計画を，春の間ずっと立てていた．初めは小さな家を建てよ
うとしていたが，パターソン（Patterson）の町の建築条例法規では，一戸の
宅地面積として「最小限 67.5 m^2（750 sq.ft）」が必要だとわかった．地元の
建築業者を使って，1968 年 7 月 31 日までには新居に引っ越す準備ができて
いた．
　引っ越しに伴う作業の傍ら，シグネはバーモント州で開催される研修会で
講師を務めるための準備を始めていた．1968 年 10 月 30 日，彼女はバーモン
ト州西部のバーリントン（Burlington）へ向かうため，ニューヨーク州のワ
レンスバーグ（Warrensburg）で一泊し，朝 6 時にモーテルを車で出発し，
ポート・ケント・フェリーに乗船，11 時 30 分にバーリントンへ到着した．
それから彼女はバーモント・リハビリテーションセンター（Vermont Reha-
bilitation Center）で，何名かの患者を検査・評価した．その日の夕刻，彼女
はスライドを使用して 2 時間半の講義をした．続いてシンポジウムが 11 月
1～3 日に，バーモント大学で開かれた．シグネは，この計画の成功を次のよ
うに語っていた．

　バーリントンでの研修会は非常に成功しました．近隣の州の療法士や，20～30
名ほどのカナダの療法士を含め，大勢が参加してくれました．またタイからの特

別研究員（フェロー）も出席していて，是非タイにも早く来てほしいと言ってくれました．家路に向かう途中，私は，マージョリー・シェルダン（Marjory Sheldon）さんという理学療法士を訪問しました．現在，彼女は引退していて，彼女の2人の甥が管理するバーモント州の家族農園に住んでいます．それは素晴らしい農園で，夜にぐっすりと眠りをとったあとは，私を農園に案内し，彼女が乗馬をするところなどを見せてくれました．それから私は彼女の甥たちの2家族と会いました．彼女は72歳になりますが依然乗馬をしており，たいていは小馬に乗った甥の娘と一緒でした．素敵な田園地帯を走り抜ける帰り道は，最高に楽しいドライブでした．ここへは，ずっと何年も来たいと思っていましたが，バーモント研修会の仕事でようやくその願望が叶いました．

1968年11月19日，シグネは理学療法士のメアリ・トープ少佐宛ての短い手紙を書き，そこに片麻痺の分類と経過記録の修正についても書いた．片麻痺の本に関連して，シグネは次のように書いている．「出版日はまだ決められていないのですが，発売まではまだ2〜3カ月かかると思います．時間のかかる退屈なプロセスです」．また彼女は，「三角形の家」への引っ越しについても触れていた．「残った土地に建てた新居へようやく移転しました．立地は前の家とは比べ物になりませんが，状況は好転しつつあります」と語った．

シグネは少し冷え込みが強くなる前までには，新しい家に住み始めた．そしてそこでの生活を楽しもうとしていた．彼女の計画は，家の下をすべて地下室にして，そこへ水道用ポンプ，重油燃焼器（オイルバーナー），電気給湯器，洗濯のためのたらいを設置するというものだった．そこは倉庫としても使用でき，シグネにとってはかなり贅沢なものであった．全般的に彼女はその新居をとても気に入っていたが，作業の質が悪かったため，すぐに多くの問題に直面した．初めて家の中がほぼ災害状態になったのは，地下の床にセメントが施され，それがまだ乾ききっていない時であった．家の周りがきちんと整地されていなかったため，激しい雨が降りドアの隙間から水や泥が入ってきて，地下室に流れ込んだ．シグネ曰く「床に排水溝があるにもかかわらず，水は30 cmほど溜まってしまいました」．そして水が引いた後には，

大量の泥が残っていた．数日間待ってから，シグネは水を吸うため，おが屑を使ったりもしながら6回ほど掃きのけた．シグネは「土地の整地に責任を負うべき土建業者は，泥を除く手伝いどころか何もしてくれなかった」と書いている．対する業者は「非常に激しい雨が降ったのが不運だった」としか言わなかった．

次の問題は，肉類などを低温の水で保存する貯蔵庫（スプリング・ハウス）に水を送る給水管の水漏れであった．この問題は最終的には是正されはしたが，それには数週間を要したため，その間，シグネは，ほとんどの間ポンプを切っていた．「2カ月後，依然水の濁りはありましたが徐々に少なくなっています．ようやく家でもきれいな水が使えるようになりそうです」と彼女は述べている．

もう一つの災害に近い状態に陥ったのは，給湯器が爆発しそうになった時であった．あるとき真夜中にガタガタする音で目覚めたシグネは，地下室の給水タンクや浴室のパイプの湯が沸騰し激しく揺れているのを見つけた．彼女は自分のとった行動を以下のように記述していた．「私は懐中電灯を持って地下室へ駆け下り，給湯器の主電源を捜しました．ラベルは貼っていなかったものの，運よく見つけることができました．揺れは止まり，最終的には熱湯を出して圧力を弱めることができたので，ほっとしました」．

10月の最初の寒波が到来した頃，別の問題が生じた．シグネが暖房器具のスイッチを入れたとき「すさまじい音がしたので，スイッチを切りました」．彼女は業者に連絡したが，作業員を派遣してくれることはなく，バーナーを扱う作業員を呼ぶように言われた．「これについては業者が責任を負うべき問題だと分かっていたので，きっぱり断りました」．シグネは，カーメル木材会社（Carmel Lumber Company）の作業員が故障した燃料ポンプの交換に来るまで，3日間，暖房のない状態で過ごした．その過程で，埋設管から油が流出し，栓では止めることができなかった．作業員が故障したポンプを取り除き新しいものを設置する間，シグネはしゃがみ込んで親指を栓代わりにして油の流出を止めていなければならなかった．散乱したものを片付けた後で，作業員はバーナーの下周辺の地下の床に多量の油がたまっているのに気

づいた．彼は，シグネがバーナーに火をつけたら爆発してしまうと思い，業者に電話して相談した．すると電話先の作業員は「バーナーを点火して，どうなるか見てくれ」と言った．彼は消火器を準備してからバーナーに点火したが，爆発は起こらなかった．とはいえ，またオイルが温められれば爆発の可能性があるため，その仕事は満足できるものではなかった．彼女はバーナーをほとんどつけず，石油をゆっくりと気化させるため控えめに使用していた．オイルの臭いは，家の中に充満していた．安全のため，シグネは部屋を暖めるのに，主に暖炉と小さな石油ストーブを使った．業者は一度も謝罪に来ることもなければ，様子を見に来ることもなかった．修理にシグネは2,000 ドルを支払ったのだが，業者はこれさえ受け取れば後は知らないという態度が露骨であった．彼女はさぞかし腹立たしかったことだろう．

作業員たちがそそくさと立ち去った後も，この家には，非常に多くの仕事がやり残しになっていたため，シグネは「冬がやってくる前に外側の窓を塗装したり，長いはしごに乗って屋根に上がり，水や葉が雨樋を詰まらせないように掃除をしました．それは，作業員が樋にネットを取り付けに来なかったためでした．垂直方向の水道鉄管で作業が終わっていないところに，間に合わせの竪樋も作りました．内装の仕事も完了しておらず，すべきことが残っていました」と書いていた．彼女はまた，緊急時にも暖炉を使えるよう，薪割りをしなければならなかった．そして除雪機から飛び散る雪の衝撃から特定の部位を保護するために柵を造らねばならなかった．「すべての仕事をすぐにしなければなりませんでした」．これらはすべて，1968 年 12 月 18 日付のスウェーデンの姉妹宛ての手紙に書かれていた．あと 2 週間もしないうちに，シグネは 71 歳を迎えることを忘れてはいけない！

シグネは結びの段落で，その地域を襲った 2 つの吹雪について書いており，「出入りができるよう，車道と玄関の雪かきが必要」と述べていた．吹雪のために一度，彼女はリハビリテーション病院への月曜日の出勤を休まねばならない日があった．「天気予報では，別の吹雪が明日襲って来るそうです．なので，再び雪に閉じ込められる前に，この手紙を持って郵便局へ急がなくてはなりません．皆さんがのんびりとしたクリスマスと新年を迎えることができ

るようお祈りしてペンをおきます」.

　シグネが前に住んでいた「鶏小屋」つきの小さな家と近くの納屋は，まだ完全には取り壊されてはいなかった. 彼女はそのゆっくりとした経過を見届けるしかなかった. さぞかし心が痛んだことであろう. くず拾いの人たちが彼女の地所に入り込んでいた. 彼女の言葉を借りると「―――――いろいろな人たちが納屋から勝手に，羽目板からオークの古材や栗の木の板などを持って行ってしまい，骨組みしか残っていませんでした. 家からは，石油のバーナー，窓，そしてガレージのドアがすべて盗まれ，さらに加えてあらゆるガラス製品が割られていました. あと1〜2週間もすればブルドーザーで完全に取り壊されてしまう予定です. すべてが終わってしまえば涙も止まるでしょう！」彼女は以前の幸せな日々を思い出し，悲しみが込み上げてきた.

　1968年12月3日，幹線道路の係員がやってきて，バレットホール通りのシグネの家側の数本の木を切ってしまった. 「彼らは前所有地に，1940年に植えたエゾマツ（Spruce）と，小屋の隣に植えてあったプンゲンストウヒ（Blue Spruce）も切り倒してしまいました」. 12月22日，彼女は雪の中を重い足取りで歩いて，古い納屋の数枚のクリ材の板を力ずくで何とか引き剥がした. たぶん彼女は良き人生の小さな思い出として，それを持っておきたかったのでしょう.

　休日は例年通り「クリスマスイブの晩餐とおしゃべり」を共にするためにやってきた，いとこのニニ（Nini）と一緒に過ごした. 彼らは元旦も一緒に過ごし，1969年を迎えた.

　1月に入り，シグネはリハビリテーション病院を訪問し続けた. ホバマン（Hoberman）医師の励ましもあり，彼女は施設長のカーパンデイル（Carpandale）医師と面会し，2週間の片麻痺の講習会をこの春季中のどこかで開こうと話し合った. 提案された企画にはジーン・ラヴィンとキャシー・ソーナーの援助が得られ，彼女は非常に喜んだ. この時以来，2人の理学療法士はシグネと非常に緊密に連携して仕事をする間柄となった.

　2月の第1週の積雪は少なくとも58 cm（24インチ）あり，吹き溜まりのところはそれ以上であったので，ジーンとキャシーは1月9日に予定してい

たシグネの家への訪問を延期しなければならなかったが，1月12日には訪問が可能となった．そこではハーバーストロー（Haverstraw）のリハビリテーション病院と，別のセントルイスのリハビリテーション病院が提案している2つの講習会の計画について話し合いが行われた．2週間後には，シグネは第1回目の講習会の概略を完成させていた．

1969年2月末のシグネの記録には，ハーパー＆ロー出版社の編集者との苦闘が続いていることが書かれている．問題点は，必ずしもシグネの執筆によるものではなかった．出版社の前編集者のデイビッド・P・ミラー（David P. Miller）氏は，1985年2月11日付で次のように書いている．

私ミラーは1969年4月にハーパー＆ロー出版社で働き始めましたが，彼女の本は1970年11月に出版されたため，私が勤務を始めた頃には明らかに順調に進行していました．私はその本を制作するうえで，どのような性質の問題があったのかは厳密には覚えていませんが，おそらくその時期編集部が陥っていたなんらかの機能不全のせいではないかと思います．

提出された原稿は，完成からはかけ離れた内容のものだった．シグネはいつも強く，活動的な人物として知られていた．どのような弱点があったにせよ，それが公的な場で見られたことはほとんどなく，自分自身のこと，特に問題を人に語る人ではなかった．バレットホールの家と土地を失ったことは，おそらく彼女の人生における最大の苦悩をもたらした出来事であった．衝撃的なショックを受ける出来事が起きたのは1969年3月10日であった．シグネは日記に次のように記録している．「―――――ウェスト・ハーバーストローから家に戻ると，小さな家は，何とブルドーザーによって倒され燃やされており，警備員も見当たりませんでした．火は納屋へと広がり，火花が貯蔵庫（スプリング・ハウス）のほうに飛んでいました．火は一晩中燃え続け，午後9時に警備員がやってきて，納屋を燃やすのは中止すると言いました」．

シグネは姉と妹へ1969年4月28日付の手紙の中で再度，「バレットホールでの幾多の試練」について次のように述べている．

2月から3月の間，私の前の家でもあった，築200年の納屋と農場内の古い家屋が破壊され燃やされるのを見ました．今はすべて跡形もなくなってしまいましたが，素晴らしい菩提樹の切り株だけが先日私の家のほうに押し上げられていて，それを見ると今も心が痛みます．土地の工事，建設に伴う立て続けの爆破作業が3月中旬から続いています．巨大な粉砕された岩石がたくさん，美しい私の家の前の芝生の上に捨てられています．家と同じくらいの大きさのトラックや，いかにも悪者のような形相のブルドーザーが朝早くから夜遅くまで，耳をつんざくような騒音を立てています．1週間に3〜4回，大きな爆破時には，作業員が来て家から退避するように言ってきました．「人を殺すよりは家屋を修理するほうが安くつくから」と言いました．そのため私は2匹の犬を自動車に乗せ，かなり遠くまで車で離れ，そこで爆発音が止むまで，時には1時間くらい座って待たねばなりません．非常に厄介なもので，私が仕事で家を空けている時には，2匹の犬のことがとても心配でした．犬たちはとても怖がって，拒食状態になってさえいました．今のところ，私の新しい家に岩石は当たっていません．しかしこの地域内の他の一軒には岩石が2度当たり，大きな岩が屋根を突き抜け，建物の要を成す梁の1つを破壊して居間に落ちました．私は壁から鏡をはずし，窓から離れて過ごすように言われました．このような状況はいつまで続くのかと聞くと「さあ，俺たちは夏の間ここにいる予定だけど」と答えが返ってきました．

　土地が完全な更地になってしまったのは，ひょっとするとシグネにとって良いことであったかもしれない．彼女自身が「自分の古い家がもう地図から消えた」ので気が楽になったと言っていた．彼女は新居にいっそうの関心を持ち始め，再び造園の作業を開始した．また，シグネは半日作業を助けてくれる男性を見つけることができた．彼の姓はシンプソン（Simpson）で，75歳であった．「私はあえて彼に重労働は頼みませんでした．彼はかなりの頑固者で，私にとってほとんど役に立っていません」と彼女は書いていた．その結果，71歳のシグネに重労働が回って来てしまった！
　1969年3月28日の時点で，2年前に占有された土地と建物に対する州からの補償金はまだ支払われていなかった．シグネは補償金の迅速な支払いのた

めに，弁護士のコステロ（Costello）氏と相談をした．間違いなく最終の支払いは，シグネが隣人から「地役権」を得ることにかかっていたが，それがなかなか進まなかった．4月28日，シグネは，州当局が彼女の小切手を処理することを可能にした権利譲渡証書を入手した．財務省の租税，財務課からの1969年6月11日付の小切手が7月3日に届き，その額は11,542ドル50セントであった．135ドルの過払いがあったが，これは最後の清算で差し引かれた．よって，シグネが受け取った正しい金額は11,470ドル50セントであった．その年の9月8日には，5,641ドル75セントを追加で受けとった．

　4日後に，シグネは2週間の片麻痺講習会を開くために西海岸沿いのワシントン州シアトルに出かけた．1969年9月13日に到着するとすぐに，シグネはノース・ウェスト病院（North West Hospital）での講習会の講師団と会った．そのグループには，アン・マクウィリアム（Ann McWilliam），フリッツ・ジョンソン（Fritz Johnson），マーサ・トロッター（Martha Trotter），ダーリン・ハートリング（Darlene Herteling），ウィルマ・フッス（Wilma Footh），フレデリック・ハリス（Frederic Harris）の各氏が入っていた．

　講習会が始まる前に，シグネはこの地域で最も有名な自然を楽しめる場所を見たいと思った．旧友のグドラン（Gudrun）さんやキャロライン・タウバーグ（Carolyn Tauberg）さんと会ったシグネは2人にレーニア山（Mt. Rainer）を案内してもらった．ジーン・ラヴィンとキャシー・ソーナーさんと，バッファロー大学の4年生のスチュワート・マックロバーツ（Stuart McRoberts）さんが，講習会の講師を務めるために日曜日に到着した．彼らは，71歳のシグネが高さ4,392mのレーニア山で登山をしていることを知ってもまったく驚かなかった．キャシーは，シグネを思い出して語った．「まさに元気を絵に描いたような人でした．私たちは，2週間の講習会とその間に土曜日のプログラムを開催したので，スチュワートとジーンと私キャシー・ソーナーは唯一予定の入っていない日曜にはへとへとに疲れ切っていました．でも，その日，シグネは再度ウォーキングシューズを履いてその山に向かいました．私たちは彼女にはすっかり恐れ入ってしまいました」．

まだ在学中であったスチュワートのこの講習会プログラムへの参加は，異例なことであった．彼はキャシーに，冗談まじりに「講習会でたぶんシグネは助手が必要でしょう」と言い，その結果シグネの指示の下，本当に助手をする運びとなった．シアトルへ出発する前に，スチュワートとキャシーはバッファロー退役軍人病院（Buffalo V. A. Hospital）で患者の治療の練習をかなり長時間行った．

　キャシーとジーンとスチュワートは，シグネと講習会前にシアトルで会い，業務分担を決めた．スチュワートは 1986 年 1 月 13 日付の手紙で「講義の間は助手の役割で，実習時間はグループリーダーとして参加した」ことを覚えていると言った．彼はまだ理学療法科の学生だったが，シアトルでは臨床経験のある療法士たちのグループをうまくまとめ，実習を成功させていた．

　スチュワートはまた，実習で協力してもらう患者を探しながらシグネが巡回し評価するのについて回った．ある時シグネは一人の患者を評価し，腹臥位で肘の伸筋の筋活動がほとんど，あるいはまったく誘導できない症例を見つけた．「私はシグネに，私に治療をさせて欲しいとお願いし，実際やってみたらその患者からもっと良い反応を引き出せたのです」とスチュワートは語った．そしてシグネからどれだけ誉められたかを思い出しながら「本当に嬉しかったです．実際に役に立つとはこういうことなのだという実感を与えてくれました」と話した．彼はまた，患者のやる気を引き出すシグネの能力の高さにも驚いた．「彼女は患者から最大限の機能を引き出しつつ，患者が自分に自信をもって帰れるようにする素晴らしい能力をもっていました．彼女は決して患者の能力を超えた要求はしません．また，患者が達成できる見込みのない動きをさせるようなことも決してしませんでした」．

　講習会は 1969 年 9 月 15～26 日に開催された．この講習会の計画に参加していたその地域の理学療法士の中に，バド・ヘイリー（Bud Haley）さんがいた．彼は現在，カリフォルニア州北部のモデスト（Modesto）で，「ゴールドベア理学療法サービス（Gold Bear Physical Therapy Services）」に所属しているが，1984 年 7 月 28 日付の手紙で，シグネとの出会いについて述べている．

第 7 章　幾多の試練をこえて　　191

当時，シグネは脳卒中のリハビリテーションについての講習会を行っており，その地域の療法士に，彼女のテクニックを実演するべく，治療に難渋している患者に来てもらうようお願いしていました．私は彼女の存在に畏敬の念を感じてはいましたが，彼女が相手にする患者を見たとき，いくらなんでも無理ではないかと，正直，疑いの念も抱いていました．しかし，その場で起こったことに私は驚嘆しました．複数の理学療法士が数週間も治療を試みても達成できなかったことを，彼女はほんの2〜3分で患者にさせることができたのです．なぜこんなことが可能なのか，私は自問しました．技術がもっと高いのか？　それとも彼女は超能力者なのか？　あるいは，何か他に理由があるのか．そのときの私の結論であり今日まで依然として信じていることは，シグネは患者に「あなたならできる」と語り掛けるような独特の関わり方をしていたということです．患者に活力を与えたのは，彼女の目の輝きであり，声のトーンでした．この日以来現在に至るまで，私は，治療においてこれらの本質を見習おうとしてきました．私の成功の大きな要因には，ブルンストローム女史と共に「幾多の試練を越えること（brief encounter）」が直接的に関わっていると感じています．

　金曜日の夕刻，キャシーとジーンとスチュワートとその地域の療法士は，夕食をとるために最高級のアジア料理のレストランへ出かけた．翌朝，講師団は丸一日参加者無制限の研修会を行う予定であったにもかかわらず，レストランでは席につくまで1時間以上かかり，食事が来るまではそれ以上の時間がかかった．モーテルへ戻る途中，一行は時間が遅かったので，シグネがひどく怒るだろうと心配していた．シグネはキャシーとジーンとプログラムの進め方の事前確認を行おうとしていたためだ．彼らがシグネの部屋に着いたときには，午後10時半であった．ところが，シグネは部屋に着くと，怒るどころかベッドに座り，ドレスの裾上げをしており「彼女が着ようとしていたのは新しいものではなく，両膝の下まである流行遅れのものでした」と当時のことを振り返りながらスチュワートは話した．「浴室に入ってドレスに着がえたシグネは，出てくると私に見せ『素敵なドレスよね？』となんと私に賛同を求めてきました．彼女は服装のことが何より気になっていたのです」．

朝食時にもまた，面白おかしい出来事があった．ジーンが何かコメントしたことがきっかけで「このような精神力をもっていれば，ブルンストローム女史，あなたは絶対成功するわ」という発言につながったことがあった．シグネはその言葉をとても気に入って，とても面白いと感じていた（片麻痺の理学療法治療分野では最先端を走っているシグネに，前段落でのエピソードのように，翌日の講習会の計画のことよりも外見を気にする幾分か子どもらしいところがあるのをいじっている）．後に，スチュワートはこの言葉で何度も彼女を笑わせた．

　講習会の間，5 cm × 5 cm のスライドを投影するのもスチュワートの役割であった．大きなプロジェクターが使用され，彼は投影する画像を変えるたびにスライドを交換する必要があった．あるとき，突然プロジェクターの熱のためスライドに泡状のものが現れ燃え始めた．「とてもつらかったです．シグネが要点を説明している最中に，スライドを取り出すなんて————しかし，それでもシグネは構わず講義を続けていました」とスチュワートは語っている．1 年後，スチュワートはこの領域を去ることになった．スライドの一部は 35 mm フィルムにコピーしていたが，すべてのコピーは完了しきっていなかった．そんな中，シグネは他の人にすべてのコピーを頼み，スチュワート自身が使用できるよう，スライド一式を彼に送った．シグネはそういう人であった．

　講習会を終え，キャシーとスチュワートはバッファロー大学へ戻っていった．スチュワートは無給を承知でシアトルへ行ったが，2~3 週後に，キャシーは彼を研究室に呼んで匿名の心づけとして 200 ドルの小切手を贈った．数年後，キャシーはその心づけの謝金はブルンストローム女史からの贈物であったことを認めた．「彼女は彼の役に立ちたかったが，そのことを彼に知られたくなかったのだ」と語った．

　卒業後，スチュワートと妻のクリス（Kris）はバレットホール通りのシグネを何度か訪れた．彼らは，いつも初めに電話をかけて彼女の都合を確認してからやってきた．シグネは彼らの訪問を喜んだが，彼女が「私は昼食をとらないので必ず食事をしてから来てくださいね」と念を押した．

シアトルでの講習会後 1969 年 9 月 27 日に家に到着すると，シグネは道路工事により続いている発破の音を不快に感じつつも，途中となっていた様々な仕事や作業にとりかかった．彼女の仕事や作業内容は次のようなものであった．3 日間かけて雨水のために溝を掘ること，州立リハビリテーション病院で次の講習会のプログラムを見直すためのジーン・ラヴィンとの打ち合わせを行うこと，井戸の傍の家に石壁を造ること，パットナム郡家庭保健局の専門家諮問委員会への出席，メアリ・テイラー（Mary Taylor）の研究報告を読むこと，15 cm ほど積もった雪の除雪，そしてハーパー＆ロー出版社の要望に応じて『片麻痺の運動療法』のページのための新しい書式の見直しであった．シグネは疲れ知らずだった！

シグネはまた，いつも喜んで学生たちと研究を行った．G・ゴードン・ウィリアムソン（G. Gordon Williamson）は，コロンビア大学の作業療法学科の学生であった．現在，彼はニュージャージー州エディソン（Edison）にあるジョン・F・ケネディ医療センター（John F. Kennedy Medical Center）のジョンソン研究所（Johnson Institute）の小児リハビリテーション科長を務めている．1985 年 5 月 5 日付で，次のように記述している．

私が初めてシグネに会ったのは 1969 年で，私たちの講師のシミー・シンキン（Simmie Cynkin）氏と理学療法学科長代理のルース・ディッキンソン氏と共に 2 人の作業療法学科の学生が車に同乗し，ニューヨーク州パットナム郡の彼女の家を訪れたときでした．彼女は家や素敵な森の中の土地を見せてくれ，とても親切に迎えてくれました．シグネは戸外活動を非常に好む運動選手のような人物でした．私たちはそのとき，彼女の正直で，かこつけや見せかけがみじんもないまっすぐな態度に感銘を受けました．これだけ熟達した人にはほとんど見られない素晴らしい人柄でした．

そのときまで，私は本を通じてしかシグネを知りませんでした．今までに彼女が書いた教科書は運動学の授業で読んだことがありましたし，現在も出版前の手引書（マニュアル）を使い彼女の片麻痺への運動療法アプローチ（therapeutic approach）を学んでいます．手引書は見事に書かれていたので，ニューヨーク大

学医療センターのラスク・リハビリテーション医学研究所（Rusk Institute of Rehabilitation Medicine）での臨床研究の実習配置中も，アプローチについて自主勉強をすることができました．

　シグネと過ごす午後は，片麻痺の評価と治療を討議しながら過ごしました．彼女はそのときの話のテーマについて，非常に熱心に，かつ新鮮さをもって語ってくれました．長年に渡り実りの多いキャリアを積み重ね，その終わりに近づきつつも，依然，臨床的議論では知的な部分でも個人的にも夢中になる彼女に，私は感動しました．彼女は謙遜した様子で，彼女の研究の成果を序章として受け止め，その土台の上に私たちが思考をいっそう発展させていって欲しいと強く求めました．彼女の探求心に満ちた心は，現状の答えで決して満足することはありませんでした．

　1969年11月の第4木曜日の感謝祭の前である12日から24日まで，ニューヨーク州立リハビリテーション病院（New York State Rehabilitation Hospital）で開かれた講習会に，シグネは主要な講師団の一員として参加していた．キャシー・ソーナーとジーン・ラヴィンと共に講師を務め，プログラムをこなす中で，シグネは2週間にわたって終日仕事をするエネルギーとスタミナを持っていることが明らかになった．

　シグネの1969年12月2日付の日記に「『臨床運動学（Clinical Kinesiology）』の日本語版がF・A・デイヴィス社から届いた」という興味深いことが書かれていた．

　クリスマスが近づいてきても，シグネはまだ片麻痺の本の改訂の仕事に埋もれていた．再度，いとこのニニが1970年の元旦を彼女と一緒に過ごすためにやってきた．また誕生日がやってきたのだ！

　1970年の初めの2週間シグネは『片麻痺の運動療法』の本に集中したが，改訂作業には多くの時間をとられることがすぐに分かった．彼女は宣伝用資料を送る人たちの名簿を，ハーパー＆ロー出版社のために準備した．校正刷りは1月9日に届き，15日までに修正された．数日後，シグネは校正刷りの要約と編集者への注釈を書いた．1月末前までに1章から5章までのレイア

ウト（割り付け見本）が出来上がった．1970 年 2 月の第 1 週に，第 6 章まで
の図解（イラストレーション）とその説明文の確認を完了した．冬の悪天候
にもかかわらず，シグネは街に出かけ 23 番街の出版社の事務室で，コブナー
（Miss Kovner）さんと本のデザイナーに会った．しかしシグネがこの書の作
業を終えるには，まだまだ時間が必要であった．

　1970 年 5 月 21 日，新しい宣伝用の文書が用意されねばならないことが決
まった．彼女はまだ多くの校正刷りを修正せねばならず，索引も仕上げねば
ならなかった．索引カードをすべて携えて，各編集者との会議のため 7 月 20
日にニューヨーク市へ出かけた．彼女の記録によると，その年の 7 月 31 日に
なってもまだ索引作りをしていたようである．8 月前半の 2 週間，シグネは
「索引作成と，道理に合わないことばかり言ってくる編集者や出版社の担当
者に悩まされました」と述べている．9 月 18 日までに索引の校正刷りが届
き，ハーパー & ロー出版社から『片麻痺の運動療法』が印刷に入ったという
良い知らせがやっと 11 月中旬にあった．5 年にわたる作業の最終結果を見る
までに，あと 3 カ月のところまできたのである．

　本の出版作業の合間に，シグネは，パットナム郡保健課に所属しハドソン
川の土手に 1976 年に建設されたモントゴメリー要塞の地区に勤務する理学
療法士のエレン・ブロジェット（Ellen Blodgett）さんの治療の手伝いに入っ
ていた．1970 年 2 月 27 日付でシグネは「脳卒中患者の訪問治療のため，エ
レン・ブロジェットに同行し始めました」と書いている．ブロジェットの記
憶によると，（1985 年 4 月 2 日付の記録）シグネはニューヨーク・ブルース
ター（Brewster）で，脳卒中患者の治療の手助けをしてくれた．そしてそれ
だけでなく，バレットホールのシグネ宅を訪問し，彼女がいかに自力で家と
土地を管理しているかも知った．「私は彼女が必要としていることは何でも
お手伝いさせていただこうとしましたが，シグネは自分で何でもできてしま
う人だったのです！」

　シグネは新居のことで頭がいっぱいだったので，出張の回数を減らした．
カナダ理学療法協会が 1970 年 3 月 12～13 日の期間，トロントで研修会を開
くことになったが，シグネは参加するのは無理だと判断して，キャシー・

ソーナーへ代理で出席するよう頼んだ．シグネが続けた専門家としての主要な職務は，ニューヨーク州立リハビリテーション病院に毎週出向き講習会の講師陣と会い，5月初めに企画されている講習会の準備として「実技の時間」での要点を説明することだった．

1970年3月17日，シグネは，以前の隣人でバレットホールの不動産の元所有者のラング（Lang）夫人が入院していることを聞いた．彼女は，翌日早々に病床を見舞った．彼女は，ラング夫人がツリー・ヘイブン・ナーシングホーム（Tree Haven Nursing Home）へ移る1970年4月14日まで数回見舞いに訪れた．この点についてシグネの日記をみると，シグネが長期間にわたりいかに心の広い人であったかが汲み取れる．「社会保障で引き継がれることになるため，私が長年払い続けてきた月額60ドルを，ラング夫人に渡す必要はなくなりました」．シグネは友人への経済的支援について，一切周囲に話すことはなかったが，思いやりにあふれた，人に真似のできないようなやり方で，その責任を引き受けていた．

その後の5カ月間，シグネはいとこのニニの病気のことをとても心配していた．彼女自身も問題を抱えていたにもかかわらず，シグネはいとこのためにたくさんの時間を捧げ，多くのことをしてあげていた．この期間も，片麻痺の本の出版に向けての作業は続いていた．

『片麻痺の運動療法』の本がほぼ完成するのに伴って，もう1つの企画が始まった．1970年7月29日，シグネはF・A・デイヴィス社のジョー・ウィッチャー（Joe Witcher）氏から電話を受け取った．それは，『臨床運動学』の改訂の依頼であった．シグネが校正に快く応じたところ，出版社は12月までに仕上げることを要望してきた．彼女はこのような仕事を引き受けるつもりはなく，2つの見事でかつ実行可能な解決策を提案した．1つは，運動学を教えている非常に有能な臨床教育者に，改訂3版の編集者を務めてもらうことであった．シグネは「片麻痺の運動療法に関与するヒトの動作（human motion）の神経生理学的側面を集中的に研究しているので，運動学については近年の解剖学と生体力学の文献に裏づけられた最新の情報をもち合わせていないこと」を返事に書いた．彼女はまた「コロンビア大学の内科医・外科

医の運動学課程で教職から離れた後，学生と接触する機会を失っていて運動学の教科内容についての彼らの批評や考え方を活用することはもはやできなくなった」とも言った．シグネは，コロンビア大学のルース・ディッキンソン氏が，『臨床運動学』の第 3 版の改訂を務めるに理想的な人物であると思った．

2 つ目の策は，当初の契約に沿って，校正についての責任を伴うという条件で，アメリカ理学療法協会（APTA）へこの校正の作業を「差し出す」というものだった．ウィッチャー氏が訪問してきたちょうどその日に，シグネは APTA のメアリ・エリザベス・コルブ（Mary Elizabeth Kolb）副会長への手紙をタイプで打っていた．以下はその内容である．

あなたがワシントン D. C. へ移る前に話し合いたいと思っていることの一つは，私の著書の『臨床運動学』についてです．その著書が最初に出版されたのは 1962 年で，それ以後販売部数が伸びています．第 2 版は 1966 年に出版され，1968 年には 5,000 部が増刷されましたがそれも間もなく売り切れそうです．

私はこの本の契約を APTA に譲渡したく思います．このことは APTA が著作権の利益を著作権料（印税）として得ることを意味し，最近の額で年間 1,000 ドルを優に超えています．しかし，このような譲渡には，同封しました元の契約書に明記されているように，責務も発生します．このような案件を扱う，当該の委員会にこのことをお伝えいただけると幸いです．

シグネは「もし譲渡がただちに実施されれば，APTA には改訂のための資金を提供していただく必要があります」と働きかけた．彼女はまた，運動学の講師等，この書をよく知っている人が改訂作業に加わるのが最もふさわしいとも思っていた．仮に APTA が申し入れを断ってきたとしても，誰が改訂を行うにしろ，その名前は新しい教科書にシグネの名前と共に掲載し，著作権も共有しようと考えていた．

APTA 事務局長のロイス・ノーランド（Royce Noland）氏は，1970 年 8 月 5 日付でシグネに返事を送り，その中で新たに譲渡契約した場合の譲受人

の責任についてと，改訂をする最も有能な人物をどのように見つけるかの質問をした．シグネは8月15日付で返信をし「著作権譲渡後の責任は，契約の中でかなり明瞭に説明されている」ことを強調した．それからシグネは，APTAから本を改訂する高い能力のある人物を見つける重責を解くため，そして「時間もない」のでニューヨークの同僚と連絡をすでに取っており，本の改訂をお願いしているがそれはどうかと提案した．「彼女が肯定的な回答が返って来ることを心から望んでいる」とルース・ディッキンソンのことについて話をした．

1970年9月1日，ルースはシグネに電話をして『臨床運動学（第3版）』の改訂を準備したいとは思っているが，12月30日までの完了は難しいと回答した．2週間後に，ロイス・ノーランドAPTA事務局長から次の手紙が届いた．

　　あなたの本の著作権の譲渡契約についてのご配慮あふれる提案について，ミッチェル協会長と話し合いました．彼は，このような活動についての理事会の方針について調査を行いましたが，この契約に責務が伴うと仮定すると，理事会の方針とは一致しないであろうとのことでした．

　　私たち理事会はあなたの申し入れについて大いに感謝いたしますが，ミッチェル協会長と私はAPTAがこの件を受け入れるのは不可能ということで意見が一致しました．

シグネにとって大変嬉しいことに，1970年9月16日，ルースが改訂について相談をするためバレットホール通りの新居を訪れた．ルースは，たとえシグネが改訂を手伝ったとしても，F・A・デイヴィス社の言う12月30日の締切日までに完成させることはできないと言った．それから2〜3日以内に，『臨床運動学（第3版）』についての参考資料を集めるためニューヨーク州立リハビリテーション病院の図書館に行った．9月28日，シグネはルースに宛てた手紙に「運動について読みたい記事を集めました．それから，あなたが見てみたそうな，臨床運動学の本の参考資料に使えそうな運動生理学につい

ての記事も見つけました」と書いている．彼女はルースに「大文字の使い方
や，著者のイニシャルなどについて，第3版に使おうと思えるような文献の
スタイルを決めたほうがよいのではないでしょうか．そして，出版社が望む
ようなスタイルついて，ウィッチャー氏と話し合うのがよいと思います．校
正しながら正しい参考文献カードを作っておけば，後々手間がずいぶん省け
ます」といくつかアドバイスもしていた．シグネはルースに第3版の作業を
してもらうことについては大いに歓迎していたものの，それを達成する過程
から完全に身を引くことができないのは明らかだった．

　ボニー・ブロッサム（Bonnie Blossom）さんは，現在アトランタ在住で，
1970年8月から1974年まで病院の理学療法所長だった．ボニーは1984年11
月20日付の手紙に，シグネとよく会ったことを思い出し書いている．

　　シグネが病院を訪れたときにはあちこちで，彼女のささやきが聞こえたり姿が
　ちらっと見えたりしました．彼女が図書館や他の資料を借りにくるときには，まる
　で教会に入ってくるような様子でやってきました．誰にも不都合をかけず，誰の邪
　魔もしないという配慮が見えました．自身の理学療法に対する貢献についてもと
　ても控えめにとらえていました．彼女は明らかに思考のプロセスのことしか頭に
　なく，自身の業績が認知されることや評価されることへの関心はほとんどあるい
　はまったくありませんでした．問題を解決し，その解決策を他の関係者と共有す
　ることに意欲的で，それが彼女の使命だったのです．

　シグネは講師としても活躍を続けていた．シグネの継続的卒業後教育プロ
グラムに，理学療法士や作業療法士たちは参加したがった．その中で彼女は，
片麻痺の患者向けの治療テクニックのデモを行った．作業療法士のセシラ・
サッタリー（Cecila Satterly）さんは，1970年9月21日付のシグネ宛の手紙
で，1971年4月12日にニューヨーク市ブルックリン区のダウンステート
（Downstate）のニューヨーク州立大学で予定されている作業療法研修会での
招待講演を依頼した．シグネは研修会の企画のため，数回ミーティングに参
加し，10月15日にはダウンステート医療センター（Downstate Center）へ

出張した．2日後，企画委員会がシグネの家で開かれた．

1970年10月下旬，シグネは彼女のスウェーデン在住の姉妹の訪問の準備をしていた．エルサとインゲゲルドが到着すると，シグネは自家用車フォードファルコンで地方の名所巡りをして歓待した．シグネは姉妹を，ベアマウンテン（Bear Mountain）州立公園，陸軍士官学校のあるニューヨーク州のウェストポイント（West Point），そしてポンドリッジ（Pond Ridge）へと車で案内した．それから三人で，ナーシングホームに入所しているラング夫人を訪問した．研修会がウェスト・ハーバーストローのリハビリテーション病院で予定されていたが，シグネは家族と過ごすため，キャシーとジーンの二人に研修会を任せた．

シグネは，マンハッタン区北部にあるハーレム病院付属センター（Harlem Hospital Center）でのいくつかの臨床検討会にも招聘された．彼女は出席できないと思い，アルシア・ジョーンズに代わりに行ってもらえないか要請し，その了解を得た．

1971年1月1日のシグネの73回目の誕生日は「大雪の夜！」で終わった．この天候のせいでシグネは家にこもっていたが，怠惰に過ごしたわけではなく，雪かきの合間に『臨床運動学（第3版）』に挿入される抄録を書いていた．

1971年2月9日，ハーパー＆ロー出版社から『片麻痺の運動療法』が10冊，ようやく届いた．やっとのことで，シグネはその仕事の成果を享受することができた．彼女は，自筆の署名入りの本を特定の限られた人々に送ることを決めた．これらの人物の中には，ドイツのジネット・エルミガー（Ginnete Elmiger）氏，フランスのアンドレ・アルバート（Andre Albert）氏，ハーバート・エルフマン（Herbert Elftman）医師，アンソニー・デローザ（Anthony DeRosa）氏，そしてジャック・ホフコッシュ（Jack Hofkosh）氏がいた．

この1971年2月の初めに『臨床運動学（第3版）』の改訂の作業をルースとしているときに，シグネは第3版で使用する文体の形式についてF・A・デイヴィス社のジョー・ウィッチャー氏に手紙を書いた．また彼女は，ウィ

スコンシン州南東部湖畔のミルウォーキーにある傷痍軍人センターの運動学研究室長のパット・マレー（Pat Murray）さんとも連絡をとっていた．シグネは，1971 年 2 月 12 日付の手紙で，パットに健常な女性の歩行研究に関するいくつかの論文のコピーが欲しいと伝えた．パットは 2 月 18 日付の返事の中で「あなたの優れた運動学の教科書の中で，私たちの研究が言及されることは名誉なことです」と記していた．パットは，シグネが彼女の論文をどのように使用するのだろうと気になったが，シグネへの信頼を示して次のように書いた．「私は，科学論文を発表するとき，あなたの学究的アプローチについてしばしばコメントをしてきたので，あなたが私たちの研究についてどのようなことを発言しても，内容を確認する必要はないと感じています」．

1971 年 2 月 24 日，作業療法研修会の企画会議が今度はコロンビア大学で開かれた．その場の出席者には，アルシア・ジョーンズ，シグリッド・ハンセン（Sigrid Hansen），キャシー・ソーナー，G・ゴードン・ウィリアムソンの各氏がいた．シグネとキャシーは，またテネシー州のメンフィスとプエルトリコで研修会を開催する際に招聘する講師についても話し合った．

1971 年 3 月中も，シグネは 4 月 12 日の作業療法研修会に向けての企画を続けた．シグネは，研修会で使用するための 50 枚の文献カードをタイプライターで打った．研修会中，シグネはある一人の男性患者が「体の修理の責任者はどこ？　われわれの身体の仕組みについてよく分かっている人なんだが」と尋ねてきたことを書き留めていた．

G・ゴードン・ウィリアムソンさんは，その研修会での自分の役割について以下のように語っている．

　　私はシグネの実習助手を務める幸運を得ました．彼女の下で働く講師団の一人として選ばれたことは大変名誉なことで，私はわくわくしていたのと同時にためらいもありました．何しろ私の臨床経験は 1 年に過ぎなかったのです．しかしシグネの支援ですぐに安心して取り組めるようになりました．研修会の目玉は，彼女の患者と一体になった治療を見ることでした．それは素晴らしい経験でした．みんなの期待通り，彼女は運動分析や，次第に治療へと変化する過程や，治療ハ

ンドリングに申し分のない技能を示しました．彼女と英国のベルタ・ボバース（Berta Bobath）夫人は，片麻痺の運動療法の分野で長く歴史に名を遺すことでしょう．しかし，本当に印象強かったことは，患者を理解し，また個々の患者と人として関わることのできるシグネの能力でした．彼女の患者とのコミュニケーションは，明瞭なものでした．彼女は患者が動機づけられ，自信をもてるように，治療内容を個別化して適用する方法を知っていました．彼女の治療には，弱みではなく強みを生かして取り組めという古い格言が体現されていました．この素晴らしい天与の才能は，シグネの独特なスカンディナビア訛りが言葉の壁になっていることを考えると，かなり驚くべきことでした．そしてその訛りは障壁にならず，むしろぱっと温かな笑顔にぴったりな素敵な性格となって表れました．

　ステュー・マクロバーツ（Stu MacRoberts）さんも，またニューヨーク市内にあるダウンステート・センターでの研修会の関係者であった．彼は，評価と治療のデモンストレーションのモデル役として協力してくれていた．そんな彼が，当時起こったある愉快な出来事を思い出し教えてくれた．シグネは前鋸筋の活動の促通の適切な方法を説明するために，ステューに受講者の前に立ってもらった．ステューは次のように書いている．「私の肩甲骨はかなり分かりやすく翼状肩甲骨（ウィンギング・スキャピュラ，winging scapula）を呈しています．シグネはデモを始めるとすぐにその解剖学的偏位に気づき，受講生の皆に指し示しました」．しかし彼女のスウェーデン語訛りのせいで，受講者には「あなたは VINGING scapula（ヴィンギング・スキャピュラ）をおもちですね」と聞こえてしまい，当時は皆面白がった．

　1971年4月29日，ルース・ディッキンソンは，『臨床運動学』の改訂版についての話し合いのためにシグネを訪問した．シグネはルースへ「進捗具合は良いけれども，まだすべきことがたくさん残っています」と忠告した．ルースへの5月4日付の別の手紙の中で，シグネは「立脚相後期における膝屈筋としてのヒラメ筋」に関連する参考文献を追加する必要性について指摘した．「私はいま歩行の章全体を読み直している途中で，もし他に訂正すべき重要なことを見つけたら，また伝えます」．シグネは「あなたが訪れてくれて，と

ても楽しかったです．あなたとの話し合いは，いつも有意義ですね」という
コメントと共にルースへの短い手紙を締めくくった．

シグネはついに，『片麻痺の運動療法』の本に費やしたすべての時間への金
銭上の対価を受け取った．ハーパー＆ロー出版社から 1971 年 4 月 28 日付
で，321 ドル 46 セントの小切手が届いた．1970 年 12 月 30 日を締めとする著
作権の使用料の分であった．

1971 年 5 月 10 日の週末に，幹線道路 84 が開通し車が走り始めた．シグネ
は，この日が来ないことを祈っていた．昼も夜もトラックの騒音を聞くこと
になった．幹線道路の開通は，シグネが強く望んでいた平穏と静寂を破壊す
るという最悪の結末を招いたのであった．

同じ 5 月に，シグネはオハイオ州クリーブランドでの APTA の次期学術大
会で，メアリ・マクミラン賞授与時の講演（the McMillan lecture）に招待さ
れた．そして前回と同じく，彼女はこの栄誉ある招待を断った．なぜそうい
う行動に至ったかについて彼女の日記に説明はなかった．

1971 年 5 月 25 日付のもう一つの手紙には，『臨床運動学（第 3 版）』につ
いてのルースへの祝辞があり，これは原稿が完成したことを示していた．シ
グネは「どれだけ素晴らしい仕事がなされたのか，ほとんどの人にはわから
ないでしょう．私には分かります」と書いている．彼女はまた，校正刷りが
準備されたら，出版社のほうで索引付けを行う人員を配置してもらうことを
提案した．

『臨床運動学（第 3 版）』においてルース・ディッキンソンが果たした多大
な業績を評価し，シグネはルースに F・A・デイヴィス社と直接契約をする
ように勧めた．シグネは印税を寄付金として大学の事務方が計上してしまう
ことを恐れて，大学ではなくルース個人に契約当事者となってほしかった．
このような言動は，シグネがルース・ディッキンソンに抱いていた真の友情
をよく物語っていた．

シグネは，今度は犬のカヤ（Kaya）について大きな問題に直面した．数週
間以上，カヤは短い間隔でてんかん発作を起こしていた．薬は処方されたが，
効果は見られなかった．1971 年 6 月中旬までに，カヤの両側後肢は弱化して

いた．シグネはカヤと一緒に芝生の上で数時間，時には太陽が沈むまで座り続けることもあった．その年の7月15日の午前5時30分，カヤの状態が悪化したことにシグネは気づいた．彼女は，カヤに起こったことを，次のように書き留めている．

　　カヤはかごの中で横たわっていましたが，私が動くところへは，どこへでも目で追ってきました．私はカヤの表情を決して忘れないでしょう．いとこのニニがやってきて，私たちはカヤをかごに入れて，車でトーマス（Thomas）獣医師のクリニックまで運んで行きました．カヤは静かに横たわっていましたが，両目を大きく見開いていました．ニニはすべてが終わるまで，獣医の待合室で待ってくれました．ニニは，カヤが両腕を伸ばす音を聞いたと言っていました．家に戻り，とても悲しい気持ちでもう1匹の犬のレベルを散歩に連れて行きました．1年間もしくはそれ以上，私はカヤを裏切ったような気がしていて，彼女の目が私をいつも追っているように感じました．なかなか眠れず，集中するのも難しく，私はテネシー州メンフィス（Memphis）での講習会の間も毎晩泣いていました．

レイ・パターソン（Ray Patterson）さんが準備したメンフィスの講習会は，1971年8月15日に開始された．シグネは前日の5時に到着し，部屋代が一泊10ドルのシェラトン・モーター・イン（Sheraton Motor Inn）に滞在した．第1週目の講習会は理学療法学科の学生を対象としたもので，第2週目は現役の療法士のみが対象であった．ここで再びシグネは，キャシー・ソーナーとジーン・ラヴィンの格別のサポートを受けた．メンフィス滞在中，シグネは「クイーン・オブ・メンフィス号（Queen of Memphis）」に乗ってミシシッピ川沿いを観光した．講習会のプログラムは，大学の学部会館での祝宴で終了した．ニューヨーク市内のラ・ガーディア空港（La Guardia Airport）に着くと，グランド・セントラル駅（Grand Central Station）までタクシーに乗り，自宅に近いブルースター（Brewster）まで列車で戻った．

1971年9月，シグネは新しい三角形の家を売却することに決めた．幹線道路84の騒音は，彼女にとって耐えがたいものであった．9月中ずっと，シグ

ネは白い2ドアのフォードのマベリック（Ford Maverick）の新車に乗って新しいアパートないし家を探した（車の購入価格は売上税など諸費用を含めて2,422ドルであった）．彼女は，ある人の家の地下の部屋を見つけたが，月に180ドルという使用料は「あまりにも高く，また暗いアパート」だった．彼女は新居を探し続けることにして，不動産屋へあたってみることにした．

1971年10月5日は良い日となった．著作権料の小切手がハーパー＆ロー出版社から，2,415ドル15セント届いたからである．シグネの記録には，「私が期待していた以上でした」と書かれていた．ハーパー＆ロー出版社から前回支給された4,291ドル49セントと，F・A・デイヴィス社から支給された1,175ドル85セントを合算すると，印税は両方の書籍で合わせて5,467ドルとなった．これは1972年1月1日以前に販売された書籍についての支払いも含んでいた．

シグネは，ルースへの『臨床運動学』の譲渡契約を完了させようと決意していた．シグネは10月7日付で，F・A・デイヴィス社のロバート・クレイブン社長へ手紙を送った．ルースへもコピーが送られた．その中で，シグネはルースへの譲渡形態を詳細に述べている．シグネは次のように書いている．

ルース・ディッキンソンは，長年にわたり運動学を教え，この分野での新たな進歩に通じている非常に有能な人物です．彼女は『臨床運動学（第3版）』を現在準備しており，ほぼ出版できる段階まできています．ディッキンソンさんがこの書についての責務を引き受けて下さり，私は大変嬉しく思っています．もちろん彼女は，第3版および今後出版されるであろう改訂版における著作権料（印税）を受け取る権利をもっています．1972年1月1日以降の本の販売における印税を全額彼女が受け取ることにしてはどうでしょう．

犬のカヤが死んで6カ月が経過したが，カヤを亡くしたことの痛みはまだ癒えてはいなかった．1971年12月2日，シグネはパットナム郡の動物愛護協会へ50ドルの寄付をした．「この寄付は，18歳まで生き，7月15日に亡くなった，愛犬カヤへの追悼の意を込めたものです．カヤは，私がこれまでに

私がもった友人の中でも最高の友人でした」.

　1971年を締めくくる数週間に，シグネは彼女の2つの人気のある本の著作権を，親友のキャシー・ソーナーとルース・ディッキンソンへ譲渡する手続きを済ませた．譲渡内容には，今後生じるすべての印税の移転も含まれていた．キャシーは『片麻痺の運動療法』の著作権，ルースは『臨床運動学』の著作権をそれぞれ得ることになった．『臨床運動学（第3版）』とその後に続くであろう新しい版に関する最終契約と著作権の譲渡について，1971年12月30日にF・A・デイヴィス社のロバート・クレイブン社長とジョン・ポール・ダルシマー（John Paul Dalsimer）氏，ルース・ディッキンソン氏，そしてシグネ・ブルンストロームによる署名がされた．

　キャシーは当時のことを次のように思い出している．

　シグネを知る人はよく分かっているでしょうが，彼女はやりかけのことをそのまま放置するのは大嫌いでした．彼女は私にアメリカでの片麻痺への取り組みを任せられると考えてくれていたのです．私は長い間，初めて知り合ったときから，私にこの準備をさせようとしてくれていたのだと思っています．初めて片麻痺の運動療法の本を私に譲渡すると話したときのことは覚えていませんが，最終的に彼女の希望を受け入れるまで長期間，辞退し続けていたのはよく覚えています．最終的に受け入れたときには彼女は非常に喜び，そのときになって初めて，私の頑なな拒絶が彼女をどれだけ苦しめていたかに気づきました．この行動によって，彼女は1973年にスウェーデンへ戻ることになりました．

　1971年12月9日の手紙の中で，ハーパー＆ロー出版社のデイビッド・P・ミラー氏は「どうかあなたの弁護士または税理士とこの著作権譲渡について至急話し合ってください．なぜなら，この契約のもつ重要性や性質は，あなた個人に影響を及ぼすからです」とシグネに書いていた．しかし，シグネはすでに決めていた．キャシーへの契約は12月23日にシグネがサインをして，1972年1月1日から効力を発することになった．シグネは2冊の定評のある

教科書から，もはや著作権料（印税）を受け取ることはなくなった．

1971年は，ナーシングホームに入所しているラング夫人に面会し休日を過ごして終わった．そしてシグネの日記には「私はシカを見ました．それは若く美しい牡鹿で，私たちの私道を歩いて近づいてきた後，オルソン（Olson）夫人の所有地を横切って走っていきました」と書かれていた．

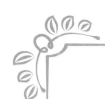
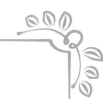

第8章
晩年のシグネおばさん

　1972年1月，シグネはまだ新しい居住地を探し続けていた．彼女は25,000ドルの価格で5つの部屋のあるコテージを見つけたが，部屋が狭過ぎることに驚いてしまった．姪のエルサ・ディール（Elsa Diehl）と共に，ピーサブル・ヒル通り（Peaceable Hill Road）の三部屋の借家も見た．彼女は「その家は散らかってはいましたが，片付けはするでしょうから」と書いていた．その家は3月1日には入居可能となる予定であったので，彼女は家主のディディオ（DiDio）夫人へ，手付金として20ドルを支払うことに決めた．

　バレットホール通りの彼女の三角形の地形の家を売るため，シグネは公有地譲渡証書業者に依頼し24,000ドルの価格で広告を出した．その翌週から数週間，家を見に人がやってきて「多少なりとも関心をもってくれていましたが，幹線道路の騒音が購入を思いとどまらせてしまっていました」．多くの不動産業者が電話をかけてきて，売却希望の名簿に載せるように勧めてきたが，シグネは「私は承諾しません」と言って断った．

　1972年3月14日，シグネは決断をし，ピーサブル・ヒル通りの家を借りる保証金としてディディオ夫人に追加で200ドルを支払った．

　幸運にもほぼ同じ時期に，同じパットナム郡のマホパック（Mahopac）に住むハリー・ベイツ（Harry Bates）さんが三角の家を見にやってきて，購入への高い関心を示した．ベイツさんは，1986年1月20日付の手紙の中で，シグネの小さな家を購入しようとしていた1972年の日々を次のように思い

出した.

　ほかの人たちも関心を示していて，私はその人たちほどの金額を提示できませんでしたが，彼女はその家が私と息子にまさにふさわしいと判断してくれました. かなりの損が出ることを承知で，彼女は買い手として私を選んでくれました. 彼女の行動はその頃にしても非常に珍しいことでした. 私は，われわれが彼女に会いにいったその日のことをはっきりと覚えています. 彼女は州政府に没収された土地のすべてを見せてくれ，それから「彼らが私に残してくれたのは，この岩だらけの片隅だけです」と言いました. 家と土地を失ったことは，彼女にとって間違いなく衝撃的な出来事であったでしょう. ブルンストロームさんは人を疑わない性格の方でした. 私は，この家を見てもらうために週末に両親を連れて来てよいかと尋ねました. 彼女は構わないと言いましたが，われわれがそこへ到着したときには留守でした. とはいえ，われわれの訪問を忘れていたわけではなく，すべてのドアは鍵をはずしたままにしてあり，家の中へ自由に入ることができました. こんな女性がいるでしょうか？　知り合いだった期間は短かったのですが，私は，彼女が寛大で，親切で，理解のある女性であると感じました.

　1972年4月5日までに，ベイツさんはシグネに売却価格の一部として2,300ドルを支払った. シグネは，このお金をF・A・デイヴィス社から追加された印税の523ドルと一緒に，パットナム郡貯蓄銀行の新口座へ預金した. 彼女はまた会計士のところへ行き，記入済みの税金の申告書を受け取った（シグネは，1971年度は連邦政府税946ドルと，州政府税218ドルを払った）. また，1972年度の予定納税額の1回目の分割払込金237ドルも支払った. 「私はこの高い予定納税額について，ロンバーグ（Romberg）氏へ異議を訴えました. なぜなら，1972年1月1日付で2冊の本の著作権をルース・ディッキンソンとキャシー・ソーナーへ譲渡したことにより，1972年度の収入はかなり減少することが分かっていたからです. しかし，ロンバーグ氏は予定納税額の変更を拒否しました」.

　ベイツさんへの家の引き渡し日は1972年4月20日に設定された. シグネ

は時間を「家の掃除や，ピーサブル・ヒル通りへの家具の移動，借家の床の研磨など」に費やした．彼女の記録には，多くのものを手放したことも書かれていた．

　　バレットホールの家の新しい所有者へいくつかの家具を残し，折りたたみ式ベッドを貸しました．リアリー（Leary）家には，アメリカの時代物の古い整理箪笥，ベルンハルト・ブッターザック（Bernhard Buttersack）の絵画．サラ（Sarah）へは紺色のチェスト．少年には学校の長椅子を贈り，そして小さなはしご，ペンキ塗り用のローラー，ガーデニング用の道具等々を手放しました．ベランダから運ばれた長椅子は，リアリー家で保管してもらうことになりました．アッカマンズへは粘板岩の敷石を贈り，ブラッツ（Blatz）へは，2個の楔と大槌を贈りました．

　1972年4月16日，ルース・ディッキンソンさんとシャーロット・リター（Charlotte Ritter）さんは，ほとんど空になったシグネの家を訪問した．二人は車で新しい家に向かい，外観だけを確認した．翌日にはシグネは引っ越し作業を終えていた．4月20日，三角型の家を空け渡す手続きを完了するため，シグネはこれまで担当してくれた弁護士のコステロ氏と新所有者のベイツさんに，パットナム郡連邦貯蓄融資協会のマホパック（Mahopac）支局で会った．彼女は家の鍵をベイツさんへ渡し，ついに32年間のバレットホール通りとの付き合いが終わった．

　シグネはこのとき74歳になっていた．彼女はバレットホール通りの納屋，鶏小屋，庭，小別荘，そして彼女の最後の家に素晴らしい思い出をもっていた．彼女は，この地の景観が変わっていくのを見てきた．人里離れた場所から，いつしか数軒の住宅が立ち並び，やがて大きな幹線道路が横切るようになった．きっととても気が滅入っていたであろうに，シグネは自身の性格の強さで，日々の営みを継続し，いくつかの専門職の活動に参加しようと決めていた．キャシー・ソーナーは「シグネは喪失感に苛まれており，完全には立ち直っていなかった」と感じていた．キャシーは，家を失ったことに関連するすべての問題が「スウェーデンに戻って余生を過ごそう」とシグネが思

うきっかけになったと考えていた.

　1972年5月2日，シグネはワシントンの国務省のウィリアム・リード（William Reed）氏から，11月にブラジルのリオデジャネイロで開催される神経学的リハビリテーションのカンファレンスについて電話を受けた．彼は，シグネに招待状が届いたかどうかを確認したかった．引っ越したばかりのせいなのか，その招待状は彼女の元へはまだ届いていなかった．リード氏は，招待状がブラジル神経学的リハビリテーション学会（Brazilian Congress of Neurological Rehabilitation）会長のアラウジョ・ライタオ（Araujo Leitao）教授からのものであることを説明し，リオにおけるすべての費用を学会側で負担する旨についても伝えた．またシグネには，片麻痺患者への運動リハビリテーションに関して4から8コマの講義と実技をしてもらいたいという話であった．彼女は招待されたことを名誉と感じながらも，このような冒険的なイベントは断ろうと決め，招待状が届いたときにはその情報をキャシー・ソーナーへ転送した．キャシーは1972年11月のブラジルでの学会へ出席するための準備を進めた．彼女の学会に向けての旅支度は順調でうまくいっていたが，ライタオ教授より「不十分な運営により学会は延期されてしまった」という連絡が入った．その後キャシーが，彼から連絡を再び受けることはなかった.

　1972年5月21日，シグネはヴァージニア州フィッシャーズビル（Fishersville）にあるウッドロー・ウィルソン・リハビリテーションセンター（Woodrow Wilson Rehabilitation Center）に勤務するスーザン・フリード（Susan Freed）さんから，片麻痺の講習会をお願いしたいとの依頼状が届いた．シグネは考え抜いた末，参加しないことに決めた．この情報はキャシー・ソーナーに伝えられ，結果キャシーの参加によって講習会は開かれた．キャシーにとってこのプログラムは，自身が全責任をもって担当したおそらく初めてのプログラムであった．彼女は当時のことを思い出しながら「これが，シグネが私に任せた初めてのプログラムであったかどうか覚えていませんが，おそらくそうだったと思います」と語った.

　ルース・ディッキンソンによって改訂された『臨床運動学』の第3版が

1972 年 5 月 12 日に届いた．それは 1970 年 7 月 29 日の出版社の改訂の依頼
の電話から，たった 22 カ月後のことだった．ルースはこの教科書の前文に次
のように書いた．

　　第 3 版では，ブルンストローム女史が私たちに残してくれた知識の代名詞とも
　　いえる，運動学的な正常と異常に関する部分についての変更はありません．この
　　第 3 版の中で適切な変更がなされたうちの一つは，第 1 章の中の基本的な力学の
　　原理の部分の改訂です．

　ルースは続けて，この本に追加された最近の解剖，筋電そして臨床に関す
る研究についても触れた．そうしてこの序文を，以下のメッセージで締めく
くっている．「前版で非常に有用であった本の構成は，基本的に変わっていま
せん」．第 3 版の価格は 7 ドル 50 セントであった．販売状況は非常に良かっ
たに違いなく，1973 年中に第 2 刷と第 3 刷が増刷された．
　ルースとアルシア・ジョーンズは，1972 年 7 月 5 日にシグネを訪問した．
シグネは好意の印として，ルースへバーモント州のカエデ材のサラダボウル
と何冊かの書籍を贈った．贈った書籍は，ウィルヘルミナ・ライト（Wil-
helmina Wright）の 1928 年出版の『筋機能（Muscle Function）（第 1 版）』，
第二次世界大戦後に書きあげられたカリフォルニア大学の歩行運動研究の原
本の写し，ルドルフ・フィック（Rudolph Fick）の『関節の解剖と力学』の
ドイツ語版 1・2 巻，そして多くがドイツ語で書かれた様々な解剖学図解で
あった．アルシアへは，手製の緑色のカナダ製の花瓶，メキシコ製の陶磁器
の皿，そしてシグネの講義のためにクルースタジオ（Crew Studios）で作成
された 5×5 cm のスライド 56 枚が贈られた．
　1972 年の 7 月から 8 月の間に，シグネは自分の庭の手入れをただ楽しみ，
たくさんの用事をして過ごした．まずはリハビリテーション病院まで車でた
くさんの本や雑誌を運び，図書館へ寄贈した．そしてボニー・ブロッサム
（Bonnie Blossom）さんとトリシア・サリヴァン（Tricia Sullivan）さんと話
をした．それ以外にも，いとこのニニの訪問を受け，ニューヨーク州カーメ

第 8 章　晩年のシグネおばさん　　213

ルの理学療法士ハーベイ・マーゴリン（Harvey Margolin）さんとの打ち合わせの日程を決め，彼と会って打ち合わせ，新しいパスポートのための申請書の作成と写真撮影を行った．

シグネの愛犬レベルは年をとるにつれ暑さにも弱くなり，手がかかるようになっていた．シグネは病んだ犬の世話について「湿布で毎夜冷やすことを繰り返したのは効果的でした」と言った．

夏季の後，再び専門職としての活動が突然一気に舞い込んできた．1972年9月7日，ハリエット・ギレット（Harriet Gillette）医師から1973年4月にイリノイ州シカゴで行われる可能性のある講習会について電話があった．また，9月23日には，ジーン・ラヴィンが「片麻痺の評価に関する論文についての助言」を受け，話し合うためにやってきた．そして1972年10月から11月にかけて，シグネは複数の手紙を受け取った．1通目は，ノースカロライナ州チャペルヒル（Chapel Hill）にある小児発達研究所（Child Development Institute）に所属するキャロル・アン・パー（Carol Ann Parr）さんからの手紙であった．2通目はプエルトリコのグループからの研修会の要請で，3通目はペンシルヴァニア州の作業療法協会からの手紙であった．10月6日には，郵便配達員がシグネに著作権料として534ドルの小切手を届けに来た．彼女は，すべての著作権が今ではルース・ディッキンソンさんに譲渡されていることをF・A・デイヴィス社へ知らせ，小切手を返還した．同じ1972年10月6日，シグネが冬に向けて車で南へ出発する直前に，いとこのニニが再度訪れた．それはシグネがニニに会った最後のときであったであろう．

1972年12月中ずっと，シグネは自身の論文をまとめていた．彼女はキャシーとアルシアへ神経生理学の冊子を送った．クリスマス前後にシグネを訪れたのは姪のただ一人であった．シグネは自動車の騒音のことを含め，賃貸中の住宅についての不満を伝え続けた．心の中で，彼女はスウェーデンに戻ることを準備しつつあった．

1972年は悲しい知らせで終わった．いとこのニニが，12月25日，アラバマ州のバーミンガム病院で逝去したのだった．大晦日は静寂に包まれていた．シグネはただ一人，いとこと過ごした日々のことを思い出しながら過ご

した．1973 年の到来と共に 75 歳の誕生日を迎えるが，この活発な女性にとって，このときは重苦しさを伴っていたにちがいない．

　本書の出版に当たり，多くの情報は，シグネによって保存されていた実際の日記のような索引カードに基づいている．しかし 1973 年以降，毎日もしくは週単位の活動の記録は残されていない．そのため，これ以降の彼女の物語は，彼女を知る人たちによって書かれた手紙，書類や個人的なコメントを基に続いていく．

　キャサリン・ソーナーによると，シグネは 1973 年 1 月にスウェーデンへ「短期旅行」をすると話していたという．そして 3 月 15 日にスウェーデンへ発っている．その当時彼女とキャシーはサンファン（San Juan）に滞在しており，シグネはストックホルムへの飛行機に乗るため，そこからケネディ空港へ向かったのである．彼女はストックホルムで妹のインゲゲルドを，ルンド（Lund）で姉のエルサを訪問した．

　ルンドでの滞在中に彼女は，ルンド大学の理学療法学科で上級講師をしていたカースティン・ルンドブラッド（Kerstin Lundbladh）さんと会った．カースティンさんはそのときのことをはっきりと覚えていて，1986 年 6 月 3 日の手紙の中で次のように書いている．

　　私は，ルンド大学病院のリハビリテーション病棟に勤務していました．ある日の夕刻，その日はなぜか遅くまで残っており，帰ろうとしていたときに，二人の年輩女性が私に近づいてきました．そのうちの一人が話し出し，アメリカから戻ってきた妹のシグネ・ブルンストロームを紹介できる理学療法士を探していると言いました．

　　当時，スウェーデンの理学療法士は，彼女が出版した書籍，主に『臨床運動学』を通してシグネ・ブルンストロームを知っていました．私は，彼女がスウェーデンで理学療法士としてのトレーニングを受け，人生のほとんどすべてをアメリカで送ってきたことを知っていましたが，そのほかのことは何も知りませんでした．

　　初めて彼女に出会ったときに，唐突に次のように言われてかなりあっけにとられました．「ここには片麻痺の患者さんはいますか？　私はスウェーデンに戻るつ

第 8 章　晩年のシグネおばさん　　215

もりですが，姉の住むルンドか妹の住むストックホルムのどちらかに移りたいと考えています．移る先を決める条件は，片麻痺の患者さんへのアクセスがあるかどうかであり，姉妹の好みは関係ありません」．

そのとき，片麻痺患者は確かにいると大まかには回答できましたが，患者と接触する前に当然，彼女からの提案を管理職や専門職の同僚と話し合う必要がありました．私はシグネに，翌日，病院で理学療法士たちへ彼女の評価と治療の方法を実演してくれるように強く依頼しました．彼女は英語でよければ喜んでデモンストレーションをすると言いました．偶然にも，リハビリテーション病棟にイギリス人の患者さんが入院していたので実現でき，私は彼女と患者の類まれな関係性の築き方を今でも思い出します．また彼女は，アメリカへ戻る前日に，理学療法学科の学生へも講義をしてくれました．私は，彼女が50年間離れていた母国スウェーデンへ本当に戻るのかどうか確信をもてず，アメリカへの出発前に彼女との間で今後の約束のようなものはしませんでした．

シグネのスウェーデン語の話し方は，少なからず独特でした．私は，彼女になまりがないことに感心し，また1930年代以降は話されなくなった彼女の話し方に魅力を感じました．彼女がそれに気づいていたかどうかは，そのときには定かではなかったのですが，彼女は自分の書くスウェーデン語がもはや使われていないと分かったとき，困惑していました．

アメリカへ戻ってから，シグネはキャシーに，スウェーデンの大学での体験について語り，「久しぶりに姉妹に会えてとてもうれしかったわ」と言った．

1973年の晩春，シグネは専門家として活動的に仕事をするのは控えないといけないとよく分かっていた．彼女は胃痛を伴う病気になり，あちこち移動するのがつらくなっていた．一人だけでやっていくのが難しくなってきた今が，引退の時期だと考えた．1973年4月25日，彼女はニューヨークのピーサブル・ヒルの賃貸住宅を去り，コネティカット州ニューケイナン，ガウア通43番地（43 Gower Road, New Canaan）の姪のエルサ・ディールの家へ移った．

1973年5月23日，シグネは特別招待でニューヨーク州立大学バッファロー校での学位授与式に出席した．そこで彼女は「臨床研究における先駆者，そして優れた教師として，リハビリテーションの理学療法分野で傑出した業績をあげたことによる」大学からの表彰状（University Citation）を受けることになった．シグネを表彰するアイデアは，同大学保健関連の専門学校のJ・ワレン・ペリー（J. Warren Perry）学部長の支援のもとに，キャシー・ソーナーから提案された．シグネはその週末をキャシーと共に過ごした．表彰式後はシャンペンでシグネの栄誉が称えられ，キャシーとペリー学部長主催の晩餐会も行われ，多忙な2日間であった．

表彰状の授与にあたってのスピーチで，ロバート・ケラー（Robert Keller）学長は次のように説明した．「この賞はニューヨーク州立大学の全キャンパスにおいて，個人に贈られた賞の中でも最高の栄誉ある賞である．この表彰は多くの教育機関で贈られる名誉博士号に相当するものだが，授与する教育機関のみでなく，アルバニーの評議員会の承認を必要としている」．学長は，ニューヨーク大学や米国内科学会でのシグネの早期専門教育とそれへの役割，コロンビア大学内科外科校，同様にスタンフォード大学での協力，ギリシアでのフルブライト基金による講師としての貢献についてスピーチを続けた．

彼女は，身体的リハビリテーションへのアプローチや技術の発展における先駆者でした．治療テクニックが経験主義から導き出されていた時代に，彼女は「探求する臨床家」という発想を切り拓きました．彼女の探求は，長年に及ぶ観察，文献調査，患者治療の試行錯誤を要しました．彼女は，自身の研究結果を出版することで自分の信念に裏打ちされた勇気を実証し，同業の全医療従事者に彼らの治療方法も文書化していくよう強く働きかけました．彼女は，アメリカ全土で，医療従事者そして教育者として，尊敬と賞賛を得ました．

シグネは，学長が演壇で公式な大学の表彰状を読み上げている間，演壇で彼と隣り合わせに並ぶように求められた．表彰状には以下のように書かれて

いた.

　シグネ・ブルンストローム女史，あなたは，アメリカにおける身体的リハビリ
テーションの発展に45年間の人生を捧げてくれました．あなたは患者により良い
ケアを提供していくために，知識と臨床技能を統合していくよう，すべてのコメ
ディカルを奮い立たせることのできる，並外れた能力の持ち主です．あなたの専
門職としてのあらゆる取り組みの中で常にその核心にあったものは，常に患者を
人間としてとらえる姿勢でした．あなた自身の専門は理学療法ですが，コメディ
カルの専門家同士がそれぞればらばらに治療を行っても治療を成功させ目的を達
成させることはできないということをいつも認識されていました．治療の発展の
ために医療従事者間で協議を重ねていくというあなたの夢は，コメディカル校に
おける目標でもあり，あなたの教育分野での成果と学究著書の中で実現されてい
ます．あなたは頻繁に論文に寄稿していましたので，あなたの数多くの出版物が
理学療法，作業療法，リハビリテーション医学の専門誌に掲載されました．著述
した『臨床運動学』と『片麻痺の運動療法』の2冊の書は，アメリカやほかの国
の理学療法士と作業療法士の基本図書となっています．多くの分野における医療
従事者が，臨床研究の先駆者であるあなたから恩を受けています．患者の治療に
おけるあなたの傑出した指導に対して，ニューヨーク州立大学バッファロー校が
あなたに表彰状を贈呈できることは大学にとっても光栄なことです．

シグネは，青い革のフォルダーに入った最も魅力的な賞を授与された．
ニューケイナンへ帰ってから，彼女はキャシーへ，週末を非常に楽しんだこ
とを書いた．「キャシー，あなたが仕事上また個人的にしてくださったことす
べてに，大変深く心より感謝しています．あなたの心遣いは非常に特別で，
あなたと一緒に過ごした時間は私にとってとても大切なものです」．キャ
シーからの返事は次の内容であった．「私が，シグネに仕事上してきたことで
すって！　私のしたことなんて，彼女の功績を評価したことくらいです．シ
グネは栄光を求めたことは一度もなく，それどころか，そのような状況に対
して消極的ともいえるぐらいでした．彼女にとっての栄光はほかの人々を助

218

けることであり，栄光を手にすることではありませんでした．私はそのように他の人々に献身的であった彼女が大好きでした」．

キャシーはシグネから 1973 年 6 月 12 日付の手紙を受け取った．その中には，彼女はまもなくスウェーデンに向かうことに加え「そのためこれからはアメリカで理学療法の仕事についての連絡を取ることはできなくなります」と書いてあった．この時点で，キャシーはシグネのアメリカにおける片麻痺の講習会や，ほかの「ブルンストロームに関連する活動」の連絡役となった．

1973 年の夏，愛犬のレベルは弱り始め歩けなくなり，静かに息を引き取った．レベルがいなくなった後，シグネにはこの国に留まる理由がほとんどなくなったため，スウェーデンへ向かう準備を始めた．

彼女は，ルース・ディッキンソンへ手紙を書き，『臨床運動学』からの論文を資料として使う許可を出す方法をルースへ助言した．ルースはその手紙への返事で，私は二人分の著作権料の小切手を受け取ったと書いていた．10 月 9 日付の手紙には「著作権使用料は別々の銀行の積立金の中に入れて，私たちがその積立金をそのうち理学療法教育の推進に使っていければと思っています」と書かれていた．その積立金についてシグネは，10 月 20 日付の手紙で「F・A・デイヴィス社からの著作権料を受け取り，理学療法教育の発展を頭に浮かべ，この件について私に知らせてくれたなんて，あなたは本当に素晴らしい」と書いた．彼女はまた，スウェーデンへ「出発するところです」と述べ，そこで今後ずっと暮らすつもりであることを語った．シグネは，出発前に理学療法学科へ挨拶に行けなかったことを残念に思い，個人的に「キャル（メアリ・キャラハン）とアルシア（ジョーンズ）へくれぐれもよろしく」という言葉を送った．彼女が残した最後のコメントは「あなた方は全員，非常に良き仲間であり，多くの点で私を大変援助してくださりました．本当に心から感謝しています」という内容であった．

1973 年 10 月 22 日，シグネはスウェーデンに向かい，自分の住まいを見つけるまでの間，ルンドの姉の家に一時滞在することにした．

11 月中旬，ハーパー＆ロー出版社のハロルド・マーチンソン（Harold Martinson）編集員から一通の手紙が転送されてきた．「国際部があなたの

『片麻痺の運動療法』の本の日本での出版権をもつ医歯薬出版株式会社が，1974 年 4 月頃に日本語版の出版を予定していると知らせてくれました」と書かれていた．シグネはマーチンソン氏に「私はスウェーデンにずっといることになると思います」と書いた．彼女はまた，日本語版のコピーを「私の定住所，Norrevang 12, S-240 17 Sodra Sandby, Sweden」へ送付してほしいと依頼した．

　シグネはしばらくしてまたすぐに活動を始めた．彼女はカースティン・ルンドブラッドさんを訪問して「私はここで，仕事を始める準備ができています」と語った．前回の訪問以来，カースティンは指導監督理学療法士（Superintendent Physical Therapist）になっていた．そのため，病院の施設がシグネの仕事に適するように便宜を図った．シグネは就労許可を必要としていた．カースティンはこのときのことを思い出し「75 歳という年齢でスウェーデンの公的医療機関で仕事に就くということはまず考えられないことです．シグネにとっては受け入れがたい事実でしたが」と語った．しかし，シグネは歓迎され「あらゆる快適条件の整った施設で迎えられました」．カースティンの援助があって，シグネは再び大好きな環境で過ごすことができるようになった．カースティンは「シグネの仕事は，スウェーデンの理学療法全般において広範囲に渡って大きな影響を与えましたが，とりわけルンドの理学療法士や大学での養成教育に大きく寄与しました」と説明した．

　そのときの状況を「古巣のスウェーデンで落ち着いてきたところです」と表現していた．彼女はスウェーデンで起こった就労許可の問題についても書いていた．実際のところ許可が下りるまでには 3 カ月がかかり，彼女にとり大きな悩みの種となった．

　1974 年 1 月，シグネは，大学病院で，週 3 日間勤務した．神経学病棟とリハビリテーション病棟をかけもちしており，またカースティンによれば，「シグネは自分の出勤と同時に私がすべての手を止めシグネとの仕事を優先することを期待していました．通常業務は継続しなければなりませんでしたが，私たちは可能な限りシグネと一緒にいるような体制を組んでいました」．カースティンはそのときのことをよく覚えていた．

私たちの勤務時間は長くなっていました．しかしシグネの存在，彼女の意見，そして私たちの討議は，理学療法士としての仕事を刺激的で心ときめくもの，そしてやりがいのあるものにしてくれました．治療室での時間は，彼女を愛した患者さんにとっても同じくらい豊かなものになり，彼らは彼女を「シグネおばさん（Aunt Signe）」と呼んでいました．

　彼女は，病院にいないときには，大学の図書館で文献を探し回っていました．ルンド市内から10 kmほど離れた彼女の自宅で開くセミナーで私たちが分析を加えるためです．彼女は土曜日と日曜日も治療をしましたが，私たち全員に，週末くらいは一緒に過ごそうと待っている家庭があることを理解していないように思えました．

　彼女の献身的な姿勢は周りの人たちに伝染し，仕事が増えたにもかかわらず，彼女と一緒に過ごした時間の1分たりとも惜しいと思う者は誰もいませんでした．

　このような生活は1年間続きました．シグネは疲れを知らず，何かおもしろいことを思いついたときや，討議の題材が浮かんだときにはよく「土曜日に特に予定はないわよね．ぜひ私の家に来てください．話をしましょう」と電話をしてきたものでした．彼女の討議の仲間の一人となれたことを本当にありがたく思います．

　同時に，シグネはスウェーデン中の療法士に向けた「片麻痺の運動療法」の講習会を計画していた．シグネは1974年3月のキャシーへの手紙の中で，次のことを書いていた．

　ルンドの病院での私の責務は急速に増え，理学療法士養成校での講義と実技も加わりました．聴講者たちは熱心です．私は正しいスウェーデン語を学習するまでにかなりの時間を要しました．時折まだ英語の表現を使わねばなりませんが，以前よりは上達しつつあり，あなたへの手紙の中にもそのうちスウェーデン語が登場するでしょう．

　現時点で，私はこの町の外での仕事はお断りするようにしています．私は講習会のためにグループ指導者の養成に集中しており，そのような業務は多大な労力を伴うからです．

カースティンは，シグネの目標が，片麻痺患者の評価と治療の連続講座を設けることだと気づいた．「彼女は，私たちを資格のあるアシスタントとして養成可能であると確信できるまで，おそらくこの計画を誰にも明かすまいとされていたのだと思います」．

ルンドの冬の数カ月は，寒く雪が舞い，雨が降り，風が吹き，濃霧に包まれていた．シグネは，手紙で次のように書いている．「今，春が近づいており，陽のさす日もたまにはあります．芝生も育ってきて，マツユキソウやクロッカスが芽を出し蕾を膨らませています」．こんな多忙な日々においても，シグネは周囲の環境と自然を楽しむ時間をなんとか見つけていた．

いつもどんなことでも前もって計画する性格のシグネは，1974年5月6日付で遺言を用意した．葬儀の方法に関しては火葬を希望し「骨壺は，スウェーデン，ヘルシンボルグ（Helsingborg），クウォーター B，473-474番のブルンストローム家の墓へ安置してください」と書いてあった．

1974年5月18日，非常に特別な名誉と表彰がシグネに与えられた．スウェーデン認定理学療法士協会（The Swedish Association for Registered Physical Therapists, Legitimerade Sjukgymnasters Riksforbund, LSR）は，彼女に名誉会員という称号を贈った．協会の会議の場で，グリータ・シフバート（Greta Sifvert）協会長は「理学療法士の融合に向けて顕著な貢献をした者」という理由の下，表彰状の受取人としてシグネを指名した．シグネは，感謝の言葉を以下のように綴った．

　　私ブルンストロームは，LSRの名誉会員に選ばれたことを示す素晴らしい証書を受け取ったことに感謝を申し上げます．1974年リンコッピング（Linkoping）でのスウェーデン理学療法士の全国大会と関連して，カースティン・ルンドブラド（Kerstin Lundbladh）氏は，非常に多くの理学療法士が出席している中で，私に証書を贈呈してくれました．心より感謝申し上げます．

1974年6月，シグネはルンド大学を通して特別な連続講座を開催することができた．カースティンと彼女の同僚たちは，シグネを突き動かしているも

のが何なのか気になり，それについてよく話をした．その答えの一部はこの連続講座で教える中で見えてきたのであった．連続講座は大成功に終わり，カースティンによると「これは，シグネにとってものすごく精神的疲労を伴うものでした．ですから，終了したときに彼女は消耗しきっていました．シグネは，片麻痺患者の機能が改善する潜在性に関する知識を共有したいという自らの願望に気が付いたのです．それは，彼女がスウェーデンに戻ってきた主な理由の一つでもあったのです．彼女の中での片麻痺患者に対するすべての責務が果たされたのです」．

1974年7月5日付の当時アメリカ理学療法協会学術誌（Journal of Physical Therapy）のバーバラ・ホワイト（Barbara White）副編集長への手紙の中で，彼女は自分がスウェーデンに戻っていることを学術誌に掲載することに同意した．しかし，スウェーデンに戻ったのは「引退生活を続けるためではない」ことを強調した．彼女は，リハビリテーションに関する講義と実技を行ったルンドへの前回の旅で，ルンドの医療スタッフや理学療法士たちは，「私にスウェーデンへ帰国するよう望んでいることを知り，私にとって帰国する価値があるような仕事のことも考えてくれていることを知りました」．シグネは次のように手紙に書いていた．「私はスウェーデン語の正しい表現と医学用語を学ぶことに苦労していますが，徐々に上達しています．ルンドの職場まで週2〜3日通勤していますが，私の現在の住所からは車で15〜20分ほどで行けます．庭のある自分の家へ帰れるというのはよいものです．その庭で育てているのは花が多いのですが，トマトも栽培しています．私は都会暮らしがいいと思ったことは一度もありませんでした」．

バーバラ副編集長は学術誌の記事には写真も必要とシグネに連絡をした．シグネは「私はそのような写真を持っていませんが，もし写真が不可欠と思われるなら，私の仲間であり良き友人のキャシー・ソーナーが入手してくれるかもしれません．私が約1年前に大学表彰を受賞したときにニューヨーク州立大学バッファロー校で撮影した写真です」と返事を書いた．

カースティンは，ルンドでのシグネとの交流を通じて，彼女が多くの問題に直面しており，スウェーデン社会の変化に適応するために多大な労力を要

していることに気付いた．カースティンは「彼女は理学療法に集中さえできればこれに耐えることができ，並々ならない頭脳明晰さを見せた」ことを手紙に書いてくれた．

シグネはまだコロンビア大学で郵便物を受け取っていた．ルースは，重要な手紙は転送されるよう手配してくれていた．1974 年 7 月 17 日付のこのような手紙の一つに，シカゴのイヤーブック・メディカル出版社（Yearbook Medical Publishers）医療部のウィリアム・D・ウィンストン（William D. Winston）編集長のものがあった．彼はシグネに「運動学に関する簡明な実践的手引書」を書いてみるのはどうかと提案した．シグネは 8 月 10 日付の手紙でその提案に対して「まずその手引書がどの専門学科の学生や講師のためのものなのかを，明確にする必要があります」と述べた．彼女はまた「あなたの手紙からは，主に理学療法士とほかの医療従事者向けに書かれた拙著『臨床運動学』をご存じなのかどうかが推察できません．この書は 1972 年現在第 3 版まで出版されていますが，第 3 版はコロンビア大学のルース・ディッキンソンさんにより編集されました」と書いた．シグネはウィンストン氏に，彼女をイヤーブック・メディカル出版社に関わらせて大西洋を越えるやり取りに時間を浪費するより「アメリカのルースならおそらく良き助言をしてくれるでしょう」とルースに連絡するよう促した．

シグネはまた「このような手引書が必要とされているなら，ディッキンソン教授こそ，短く簡明な運動学の手引書の執筆にふさわしい人物でしょう」と述べた．ルースへ送られたカーボン紙のコピーに書かれたコメントを読むと，シグネが非常に友人たちを懐かしがっているのが分かった．「キャルやあなたやアルシアとおしゃべりをしたいと思うことが何度もあります．今となってはあなた方に，挨拶ぐらいしかできませんが，そういえばいつも手紙を転送してくださってありがとう」．

シグネがスウェーデンへ戻ったことについての報告がアメリカ理学療法協会（APTA）誌へ掲載されたときに，一人の療法士，シャーロット・ウェイサム（Charotte Weithem）さんが，シグネへ宛てて 1974 年 12 月 9 日付で下記のような手紙を書いた．

親愛なるブラウンストローム女史へ

　APTA の協会誌で，私はあなたがアメリカを去ったことを読みました．おそらくあなたは私を覚えていないでしょうが，あなたとはニューヨーク大学のラスク研究所で会っています．私はあなたの魅力的で非常に興味深いテクニックを決して忘れることはありませんし，あなたの講習会に出席させていただいたことにも，非常に感謝しています．その後あなたにお会いしておりませんが，あなたがアメリカを離れられたことを，本当に残念に思っております．1975 年もその後もずっと，ご幸運をお祈りいたします．

シグネはスウェーデンでも同じように忙しくしていたが，その手紙にもきちんと返信している．

　12 月 9 日付のお手紙，ありがとうございます．あなたのことは，もちろん大変よく覚えています．そしてあなたがラスク研究所で得たことの中で何か一つでも，あなたの担当の切断者や片麻痺患者，あるいはほかの疾患の患者などに役立ったとしたならそれはとても嬉しいことです．私はルンドのリハビリテーションクリニックで，主に片麻痺患者の治療で忙しくしています．家では，スウェーデン全域から理学療法士が集まる予定の片麻痺の講習会のために必要な概論をスウェーデン語で書いており，多忙な毎日を送っております．理学療法士は容易な仕事ではありません．うまくいくときもあればうまくいかないこともあり，くじけそうになることもありましたが，それが人生というものですね．あなたの健康と幸せを祈っています．

敬具

シグネ

　1974 年 12 月中旬，著者の私はニューヨーク州立大学ストーニー・ブルック校の理学療法学科長として，シグネと手紙のやりとりをした．手紙はシグネをニューヨーク州ロングアイランドに招待し，1 週間の卒後継続教育研修会と週末のセミナーの実施をお願いしたいという主旨の決定を知らせるもの

だった．その決定は，学科長と教授陣のマイケル・ヘランド（Michael Helland），クリフトン・S・メレデイ（Clifton S. Mereday），バーバラ・シルベストリ（Barbara Silvestri），および職員のグロリア・ミッチェル（Gloria Mitchell）各氏によってなされた．アメリカ理学療法協会のロングアイランド支部が協賛者となるということであった．シグネはその申し入れを受けた．彼女の同僚のキャシー・ソーナー，ジーン・ラヴィン，メアリ・アン・スダ（Mary Ann Suda），スーザン・スキア（Susan Scheer）を含む数名も，研修会での補佐として招待された．シグネからは，最近撮った写真を送って欲しいという別の手紙への返事として，1975年2月27日付で私に手紙が届いた．そこには，講習会の開催にあたっての準備に対する気遣いが綴られていた．

　1973年に撮った私のスナップ写真を同封します．私が持っている写真はこの一枚だけです．これがあなたの思っていたようなもので，目的を果たせればよいのですが．シンポジウムの準備が引き続き行われていると聞いて，あなた方にとってはきっと大変な仕事でしょうが，私は大変うれしく思います．

　シグネは1975年5月下旬にコネティカット州を再び訪れた．ストーニー・ブルック校で6月6日と7日の週末カンファレンスがあったため，ルースが車でシグネを送っていった．この各セッションは大学の南キャンパスの大きな部屋で開かれた．週末のセミナーへは，144名の療法士と32名の学生が参加した．発表中，彼女の記憶は瞬間的にしばしば途切れた．時折，彼女は混乱しているように見え，話を完結できないこともあった．キャシー・ソーナーは，シグネの話のニュアンスをすべて汲み取り，話し合いが続くようにしばしば会話に入った．シグネは自分の思ったように発表ができていなかった．

　講習会はオーク・ホロー・ナーシングセンター（Oak Hollow Nursing Center）で開かれ，参加者は16名の療法士に限定されていた．シグネはここでもまた，治療の実演を思うようにできなくなっていた．今回のプログラムの

評価はすべて非常に高かった．しかしこれが自分たちが直接見る，シグネの最後の片麻痺患者への運動療法についてのプレゼンテーションになるだろうということは，そこにいた多くの療法士にとって明らかであった．

　シグネの栄誉を称えて，セミナー後の夜にストーニー・ブルック校内のスリー・ヴィレッジ・インで歓迎会と晩餐会が開かれた．シグネは，みんなの注目の的であった．彼女は彫刻された時計と花束を贈られた．「理学療法の達人」はここでもなお謙遜しあまり反応を返さなかったが，出席者の多くは，彼女の長年にわたる専門職への奉仕に対して温かな喝采を送った．その場にいたすべての人にとって，感動的な夕べであった．

　2つのプログラムでの講師料としてシグネは，謝金と交通費や宿泊費を含めて 1,264 ドルを受け取った．スウェーデンへの往復航空券の費用はこれとは別に支払われた．彼女は学生への思いを心から表し「必要とする学生のために使ってください」と言い，ニューヨーク州立大学ストーニー・ブルック校とバッファロー校の理学療法科へ数百ドルの寄付をした．バッファロー校は，臨床研究に向けた臨床活動への参加を希望する優秀な学生のために，臨床教育奨学金と貸付金の基金を創設した．ストーニー・ブルック校は，学生たちの経済的問題を解消するため，短期貸付金を必要とする学生のための助成金制度を作った．シグネの慈善的行為は，現在もなお，それまでに多くの学生たちが助けられたように，多くの学生の助けになっている．

　スウェーデンに戻ったとき，シグネの体調はすぐれなかったが，カースティン・ルンドブラッドと共に片麻痺の本の執筆を続けた（それは，共著の80 ページほどの小冊子で，タイトルは『片麻痺の運動療法の紹介』であり，1976 年 9 月，スウェーデンにて出版された）．カースティンは，シグネが病院と大学で勤務していたときのことを，次のように追想している．「ブルンストローム女史がスウェーデンの理学療法学生を教えている姿はまるで何かに急きたてられているかのような様子でした．私はシグネと多くのことについてよく話しましたが，彼女は自分自身のことは多くを語らず，私も決して尋ねることはありませんでした．彼女の心は，いつも理学療法のことでいっぱいでした」．カースティンは「50 年間，外国で暮らした後に，スウェーデン

になじむのは容易ではなかったのです．そして彼女はアメリカのことを母国のように話していました．彼女は，アメリカ市民であることに誇りと喜びを感じていたのです」と語った．

　1975年の晩秋になると，シグネは時間と空間を正しく認識するのがますます困難になってきており，彼女が一人で暮らしていけるかどうかもあやしくなってきた．1975年11月，シグネはルンドの大学病院を受診した．精密検査によって，十二指腸潰瘍であると診断された．手術を勧められたが，シグネはアメリカへ戻り，コネティカット州のノーウォーク病院（Norwalk Hospital）で手術を受けることを希望した．姪のエルサは，彼女をアメリカへ連れて帰るためにルンドへやってきた．11月下旬になってシグネがノーウォーク病院へ入院したところ，彼女の胃痛は5年前からのものであり，内服薬で保存的に治療されていたとの所見が出された．ノーウォーク病院で胃亜全摘出術が実施され，シグネはちょうどクリスマス前の12月23日に退院し，ニューケイナンの姪のエルサの家へ向かった．エルサ・ディールは，アメリカで頼りにできる唯一の親族であった．エルサは，伯母の介護という大きな責任を引き受けた．シグネの心身の健康状態は急速に悪化していった．まもなくして，エルサが家ではシグネに適切な介護を提供できないことが明らかとなった．ウェイブニー・ケア・センター（Waveny Care Center）への入所が決まり，1976年1月28日の3時45分にその施設へ入所した．しかしシグネは非常に扱いの難しい患者であったため，センターへは適応できなかった．彼女はますます混乱し衰弱した．4月21日に，彼女はより大きな施設のダリアン回復期センター（Darian Convalescent Center）に入所した．

　1983年11月，フィラデルフィアで開かれたアメリカ・コメディカル協会（Society of Allied Health Professions）の年次総会にて，著者の私はキャシー・ソーナーと話す機会があり，シグネについて尋ねた．キャシーは，シグネが介護施設に入所していると語った．彼女の口からシグネの心身の状態を話すことは差し控えたいという思いがはっきり伝わってきた．2〜3日後，私は，シグネの姪のエルサ・ディールに手紙を書き，彼女の健康状態について聞いてみた．エルサの返事からは状況の深刻さがうかがえた．

シグネは残念ながらダリアン回復期センターで暮らしています．そこに，ここ8年間入院し続けています．そこで彼女は，ベッドと椅子の間の移乗を介助してもらっています．彼女は身の回りのことを何もできず，話もしません．私は，週に1回，彼女に話しかけ食事の手伝いをするため，病院を訪れます．長い間継続的に訪問していますが，彼女は姪の私が誰なのかさえ分かっていないのかもしれません．私は，時折，彼女が歌や詩，また話に出す人を思い出してくれるように話し続けています．悲しく奇妙で，無力に感じます．彼女は「生」に執着し，私は私で，彼女に苦しみはなく，この状況の中に，私が理解できないだけで，本当は何かが，何らかの意味があるのかもしれないという思いにすがっています．

　著者の私はエルサ・ディールからの励ましもあり，シグネの伝記を書くことを決意した．シグネについてのすべての資料の利用を承諾してくれたエルサの協力に感謝する．おかげで多くの書類と写真が手に入り役立ち，シグネの人生と仕事の概略を時系列でとらえることができた．シグネの多くの専門家の同僚たち，友人，教え子たちからの私信の中にはたくさんの逸話やコメントで溢れていた．それらすべての資料が伝記全体の中にまとめられた．

　1985年12月，私はシグネの二人の姉妹に会うためスウェーデンへ行く計画を立てた．ストックホルムで妹のインゲゲルド・ブルンストローム・ウェスターランド（Ingegerd Brunnstrom Westerland）から，執筆にあたっての十分な協力を得た．それからシグネの姉のエルサ・ブルンストローム・ディール（Elsa Brunnstrom Diehl）を訪問するために，スウェーデン南部のルンドへ飛んだ．ルンド滞在中に，シグネの親友のカースティン・ルンドブラッドにも会うことができた．

　伝記の原稿が進んできた頃に，APTAの情報サービスと理学療法誌のコーディネーターのフィリス・クィン（Phyllis Quinn）氏とのやり取りの中から，理学療法の歴史を宣揚するもう一つのアプローチが生まれた．私は，1986年6月8〜12日にシカゴで開かれるAPTAの学術大会の「ブルンストローム女史」に関連するポスターセッション内容の要約を提出した．APTAの教科課程発展委員会のフランク・アレンダー（Frank Allender）委員長は，ポスター

セッションについて例外的に特別な対応をするよう勧めてくれた．そのため，ブルンストローム女史の写真入りの歴史が書かれたポスターは1日のみならず，3日間連続で展示された．そのポスターの大きさは「約120 cm×480 cm」で，家族や幼少期の写真，教育の記録，軍隊当時の書類，特別な原稿，専門的書面，私物など，シグネ・ブルンストロームのこれまでの87年の人生と，専門家としてのすべての活動の足跡を辿るように構成されていた．

　このポスターセッションは好評で，ボストン大学のキャロル・M・デイヴィス（Carol M. Davis）教育学博士は，1986年10月6日付の文書で次のように述べている．

　　あなたが写真入りでシグネ・ブルンストローム女史についての歴史を書いてくださったことに深く感謝します．私たちよりも前の時代に確固たる基礎を作り上げてくれた，彼女たちのような理学療法士の貢献を大変貴重だと考えています．そしてそれは今日の健康管理への介入や予防における，より深い理解や意義につながっています．あなたは，理学療法の成長と，その偉大な貢献者である人物の人となりを記録してくれました．ブルンストローム女史の人生は非常に豊かで貴重で，あなたのカメラが雄弁に捉えた彼女の事績は彼女の仕事や人生の中で生き続けています．ジェイさん，私たちのためにポスターを展示してくださり本当にありがとうございます．私たちは皆そのおかげで，一歩自分を高めることができます．

　シグネ・ブルンストロームはどのように人々の記憶に残るべきだろうか．リハビリテーション分野の人は，彼女の専門的研究について知っているが，シグネ・ブルンストロームの個人的側面を実際に知っている人はほとんどいない．彼女はみずからの貢献に対して注目や称賛を浴びたが，仕事のために生きた孤独な人物であった．彼女は，また執筆者，臨床家，研究者，教育者，自然主義者，建造者，博愛主義者，そして友人でもあった．彼女の存在は，この大地で多くの人に感動を与えた．彼女は何を遺してくれたか．そして，彼女の人生がなした貢献をあなたはどうまとめるのか．おそらくそれは，シ

グネと親密であった専門職仲間に残されているはずである.

　テキサス州ヒューストンのジェネヴァ・ジョンソンは次のように述べている.

　　彼女が患者の治療として行ったアプローチは，科学的でありながらも思いやりあふれたものでした．患者との治療の中で達成した結果には必ず科学的な裏付けがありました.

　　彼女の患者治療のアプローチに非科学的要素が幅を利かせるようなことはなかったのです．そういう姿勢が見えたときは，どのような代替的アプローチがあるかを調べるよう促しました．彼女は私たちの分野における開拓者であり，優れた知性と誠意ある性格を持ち合わせた，実に多くの論文の寄稿者でもある非凡な理学療法の臨床家でした.

　　続いてニューヨーク市のジャック・ホフコッシュからである.

　　みずからの治療に対する考え方や治療手技が実を結ぶのを見ることは，シグネにとって心温まる瞬間であったことに違いありません．シグネ，あなたの理学療法士としての30年以上にわたる指導，励まし，そして忍耐のすべてに感謝します．切断者や脳損傷者におけるマネジメントの技能のみならず，知的好奇心や寛容さ，そして何よりも自分が実現できる最高レベルを目指す志を持つ姿勢を教えてくれました.

　次は，ニュージャージー州エディソン（Edison）のG・ゴードン・ウィリアムソン（G. Gordon Williamson）から贈られた言葉である.

　　よくよく考えてみると，この素晴らしい人物が私の個人的，かつ専門家としての人生にとても大きな影響を与えたのには一つの大きな理由があります．シグネはまさに学究的な臨床家のお手本であったのです．彼女は重要な臨床課題に集中し，何年間も勤勉に探究し続けました．まずは課題に関する広範な領域を研究し，そこから得た知識を実践に落とし込み，実験と研究を重ね，それによって分かった結果を紙面にしました．彼女は長いキャリアの中で，理論と実践と専門家とし

第8章　晩年のシグネおばさん　　231

ての著述を意識的に関連づけていました．このようにして3つのことを関連づける
サイクルのような考え方を，彼女は切断患者や脳血管障害患者のリハビリテーションを行う際や，臨床運動学の本を執筆する際にも適用しました．シグネはほかのことを犠牲にし，学究的な仕事に専念しました．彼女は凄まじいペースで仕事をし，図書館での研究や学習の時間を作るために，パートタイムの雇用で生計を立てることもありました．よって，暮らしは大変質素でした．彼女の価値観では明らかに，患者のためになるような実用的な目的のための知識の探求に重きが置かれており，結果として，リハビリテーションの全領域で質が高まりました．これらのシグネの貢献に私たち皆は感謝しています．

ニューヨーク市のメアリ・キャラハンからは，次のような言葉が寄せられた．

シグネ・ブルンストロームという名前は，無数の体験と印象を思い起こさせます．彼女は私からみて，理学療法の科学的…そして技能的発展に大きな影響を与えてくれた代表的な人物です．シグネは，多くのことに関心をもっていました．教えること，特に若い人々に対する情熱が強く，動物への愛（とりわけ犬を愛しました）もあり，料理上手で，自然や自分の所有地の庭や土地を愛していました．彼女は芝を刈ったり，薪を割ったり，また木を伐採することにも動じることはなく，万能で完璧主義者でした．

アラバマ州バーミンガムのベティ・キャナン（Betty Canan）さんからは次の手紙が届いた．

彼女がアメリカへ移住したことは，私たちにとり何とも幸運なことでした．知識，独自の技能そして教科書の出版といった彼女の遺してくれたものがなかったとしたら，この理学療法の分野がいかに空虚であったか想像してみてください．

バーモント州バーリントンのサミュエル・ファイテルバーグ（Samuel Feitelberg）さんは次のように書いている．

患者に触れることを通して動きを誘導するときに，タッピングをしたと思った

ら，引いたり押したりする（pulling and pushing）彼女の両手の使い方には驚愕
しました．彼女はまるで特別な記念写真を撮影するために患者へポーズをとらせ
る写真家のように見えましたが，実際は患者の動きを引き出して患者の自動的な
運動を促通していたのです．彼女が意図した通りに患者が動いたときには，どれ
だけの満足感と喜びが得られたことでしょう．彼女のテクニックは奇術ではあり
ませんが，彼女が直接触れる手は癒しの手そのものでした．

テキサス州ヒューストンの L・ドン・レムカルさんからの文書である．
　　彼女は実に偉大な臨床家，臨床的研究者，そして専門職の教育者の一人でし
た．知的好奇心の旺盛さに加え，鋭い観察力や演繹的な論法を使った結論の導き
方をもっていた彼女は，損傷した神経系の回復の自然経過について大量の記録を
残していました．そしてそれに関連する研究について学生や臨床家へ役立たせる
ために，シグネは文献を翻訳し英語での要約を作成しました．彼女は神経生理学
的メカニズムの理解に基づいて，神経学的損傷の評価と治療の手順を体系づけた
最初の理学療法士の一人でした．

ジョージア州サバンナのスチュワート・マクロバーツさんは次のように述
べた．
　　私は，シグネを知る機会をもてたことを誇りに思っています．そしてすべての人
が同じようにその幸運をもち，彼女について知ることができたらと思っています．
彼女は非常に謙虚な人でしたが，彼女の分野においては指導者でした．彼女は患
者の治療を改善する方法を探してきました．第二次世界大戦中の切断者の研究
は，私たち全員にとってとても有益なものでした．そして彼女は脳卒中のリハビリ
テーション治療に，切断者の治療に関するいくつかの独創的な考えを応用しまし
た．彼女が，新しくより改良された方法を模索することをやめたことは一瞬として
なかったと思います．彼女はどんな提案にもオープンで，相手の知識の有無にか
かわらず，すべての人の話に耳を傾けました．提案が適正なときには，テクニッ
クを向上させるためにその提案を活用しました．
　　私は，シグネが他人の悪口を言うのを一度も聞いたことがありません．彼女は

第 8 章　晩年のシグネおばさん　　233

自身で，自分の治療原理は一つの方法に過ぎないと主張しており，その治療方法が作用しないときにはほかの別な方法を試すように勧めました．唯一の治療方法などというものはなく，多くの方法が存在するのです．個々の患者にとってどの治療方法が効果的かよく見定め，それによって治療を進めていくべきです．しばらく使ってみてその方法が効果を発揮しなくなったときは，問題点を再考し，臨床推論を再度行い，異なるほかのテクニックを用いること，そして改善するため，常に心を開いて，新たな方法を模索し，また意見に耳を傾けなさい．シグネの原理原則は「患者に資することをなせ」というものでした．おそらくこの概念が，私に最大の影響を与えてくれたのだと思います．

スウェーデン，ルンドのカースティン・ルンドブラッドさんからの報告です．

シグネ・ブルンストロームがスウェーデンで理学療法の仕事を活発に行っていた1年間は，スウェーデンの理学療法の発展のうえで重要な役割を果たしました．綿密で批判的な姿勢の結果として，シグネは今日のスウェーデンの理学療法の方向性を特徴づける問題志向性に多大な貢献をしました．具体的手技は多かれ少なかれ変化していっているものの，最終的な意味は変わりません．彼女は独自のアプローチを教えながらも，試すことを促しました．「あなたが何を求めているかがはっきりしていて，それに対して患者が体の反応で返してくれさえすれば，患者にどんな方法や手技を使おうと関係ありません」．このような治療に対する自由な姿勢は，多くのスウェーデンの理学療法士にとって斬新でした．

私の意見ですが，シグネ・ブルンストロームのルンドでの仕事は，機能分析の先行研究の重要性を浮き彫りにしたと思います．機能分析の先行研究は個人の理学療法技能をより有効性のあるものへと変化させていくための基礎となるものです．スウェーデンの理学療法は，シグネ・ブルンストロームに多大な恩恵を受けたといえるでしょう．

コネティカット州ノースフォードに住むハロルド・E・ポッツ（Harold E. Potts）さんは次のように語った．

234

シグネ・ブルンストロームは，誠実で思いやりのある友人で，精力的でやる気を奮い立たせる教師で，非常に尊敬すべき臨床家で，活発で人々から愛される人物として記憶に残っています．彼女の面前では誰もが，この女性に対する深い尊敬の念を感じずにはいられませんでした．分析的で洞察力あふれる知力が彼女の顕著な特質でした．臨床家として，人体の構造を視覚的に詳細に分析し，正常と異常な運動に関係する筋関節の活動を触察し説明する彼女の能力は超人的なものでした．

　シグネ・ブルンストロームは，理学療法を実に刺激的なものにしました．

ニューヨーク州立大学バッファロー校のキャシー・ソーナーの言葉である．

　シグネは「フルタイムで勤務しながら，よい治療をするために必要なことをすべて学ぶことはできないので，常勤をしたことは一度もありません」と，かつて私に話しました．私たちは，脳卒中患者や切断者のことだけにととまらず，シグネから多くのことを学ぶことができました．彼女は内気で，あれこれ構われるのを嫌いましたが，人と知り合うことが大好きな方でした．シグネからたくさんのことを教わりました．彼女と知り合えたというこの上ない幸運に永遠に感謝します．彼女は理学療法への献身を通し，無数の人生に触れてそれを豊かにしました．そして患者は私たちの治療を信頼してくれるようになりました．彼女の片麻痺患者への取り組みは，ポリオの流行後に始まりましたが，その始まりは元はと言えばアメリカ中を回って出会った療法士たちに対するフラストレーションからでした．ポリオ患者に対するマネジメント方法として当時指導されていた内容は，中枢神経疾患患者へたやすく応用できるものではなかったのです．当時の療法士たちも，自分たちが脳卒中患者にしている治療が良いものであるとは思っておらず，実際，患者も改善していませんでした．それでシグネは，ポリオと中枢神経疾患の両方の分野の治療におけるチャンピオンとなったのです．治療をよりよいものに変えていけると気づくこと，そして，よりよい治療に変えていくために努力すること，この考え方こそが彼女の遺産といえるでしょう．

1988 年 2 月 21 日，日曜日の朝，長い闘病生活の後，シグネ・ブルンスト

ロームは90歳で逝去した．彼女は1976年4月以来，コネティカット州ダリアンに所在するダリアン回復期センターの入居者だった．

彼女の遺言通り，遺体は火葬され，スウェーデンのヘルシンボルグ（Helsingborg）の家族の墓に埋葬されることとなった．

シグネの親族は，彼女の集めてきたあらゆる資料をルンドに置いておくべきか，あるいはアメリカに送り返すべきか，カースティンに意見を求めた．

彼女は次のように答えた．「シグネを知るようになり，彼女がアメリカの市民であることを大変誇りにしていたことを知りました．シグネは私に，アメリカ政府とアメリカの理学療法士は自分の仕事について，ほかのいかなる国の人たちよりも深く理解してくれたと言っていました」．シグネがアメリカで人生の大半を暮らし，最も偉大な業績をアメリカで成し遂げたことも，スウェーデン人理学療法士のカースティンはよく知っていた．「よってシグネならばかなり高い確率で，すべての資料のあるべき場所はアメリカだと言うことでしょう」とカースティンは書いている．

私は光栄にも，ブルンストローム女史が書いた論文等の整理をするという責務を与えられた．「私はこのことについて，あなたの決定に，最大の信頼を置いています」と，カースティン・ルンドブラッド女史は書いてくれた．

1989年5月，スウェーデンのルンド大学から6個の箱と，姉のエルサ・ディールさんから1個の大きな箱が私のところに届いた．内容は，手書きの草稿，シグネが数々の出版物に使った数百枚の写真，通信記録のコピー，プロジェクトの報告書，公文書，論文の再印刷であった．

収集したものが後世の理学療法士にとって興味深いものになってくれることを期待して，ブルンストローム女史の論文等は，ヴァージニア州アレクサンドリアにあるアメリカ理学療法協会（APTA）によって管理されている理学療法資料館（Archives of Physical Therapy）に所蔵される予定である．

付記 I

シグネ・ブルンストロームの著書・映画の紹介

著書と映画

著　書

Leg Amputee : Preprosthetic Training. Rehabilitation Series No. 3.(Co-author, D. Kerr). West Orange, New Jersey : The Kessler Institute for Rehabilitation, 1951. Illus., 44pp.
『下肢切断者：義肢装着前トレーニング』共著．イラスト使用．

Training of the Lower Extremity Amputee.(Co-author, D. Kerr). Spring-field. IL : Charles C Thomas, 1956. Illus., 272pp.
『下肢切断者のトレーニング』共著，イラスト使用．

Clinical Kinesiology. Philadelphia : F. A. Davis Company, 1962. Illus., 339pp. Second Printing, 1966.
『臨床運動学（初版）』イラスト使用．

Clinical Kinesiology. Second Edition, 1966. Second Printing, March 1967. Third Printing, November 1968. Fourth Printing, November 1970.
『臨床運動学（第2版）』

シグネ・ブルンストローム：『臨床運動学（原著第2版）』田口順子・他（共訳），医歯薬出版，1969年（日本語版）．

Movement Therapy in Hemiplegia : A Neurophysiological Approach. New

York：Harper and Row, Publishers, 1970, Illus., 192pp.
『片麻痺の運動療法：神経生理学的アプローチ（初版)』イラスト使用.

Clinical Kinesiology. Third Edition, Revision by Ruth Dickinson. Philadelphia：F. A. Davis Co., 1972. Second Printing, 1973. Third Printing, 1973.
『臨床運動学（第3版)』

シグネ・ブルンストローム：『片麻痺の運動療法(原著第1版)』佐久間穰爾・松村秩（訳), 医歯薬出版, 1974年（日本語版).

Hemiplegia：Introduktion Till Rorelsebehandling. Swedish language edition with Kerstin Lundbladh. Lund, Sweden：Studentlitteratur, 80pp.1977.
『片麻痺』共著, スウェーデン語版.

Movement Therapy in Hemiplegia. Spanish Edition. Revision by Maria Victoria Carbo De Valls. Barcelona, Spain. Editorial JIMS, 1977.
『片麻痺の運動療法』（スペイン語版).

Movement Therapy in Hemiplegia. Second printing in Spanish, 1979.
『片麻痺の運動療法』（スペイン語版第2刷).

Brunnstrom's Clinical Kinesiology. L. Don Lehmkuhl & Laura K. Smith, Editors. Philadelphia：F. A. Davis Publishers, 453pp.1983.
『ブルンストロームの臨床運動学』

他者編書内の特定の章の執筆

The Lower Extremity Amputee, Chapter XIX, *Physical Medicine in General Practice.* Edited by Bierman & Licht, New York：Paul B. Hoeber, 1952.

『下肢切断者』第XIX章.

Anatomical and Physiological Considerations in the Clinical Application of Lower-Extremity Prosthetics. Chapter 9, *Orthopedic Appliances Atlas*, Vol. 2, Ann Arbor, MI.：J. W. Edwards, Ed. American Academy of Orthopedic Surgeons. 1960.
『下肢義肢の臨床応用における解剖学的生理学的考察』第 9 章.

映画

Aftercare of Leg Amputations. Prepared at U. S. Naval Hospital, Mare Island, CA, 1945–46. 16 mm., silent, color, Running time：one hour.
『下肢切断のアフターケア』アメリカ海軍病院，無声，カラー，上映：1 時間.

Peripheral Nerve Injuries.(2 films) Prepared at U. S. Naval Hospital, Mare Island, CA, 1945–46. 16 mm., silent, color, Running time：20 min.
『末梢神経損傷（1・2 巻）』アメリカ海軍病院，無声，カラー，上映：20 分.

Suction Socket Amputee Training. Prepared at the Prosthetic and Testing Laboratory of the Veterans Administration, New York, N. Y., under the auspices of the Advisory Committee on Artificial Limbs of the National Research Council, 1948. 16 mm., silent, black and white. Running time：about 20 min.
『切断者の吸着式ソケットと義肢トレーニング』退役軍人管理局義肢測定研究所，無声，モノクロ，上映：約 30 分.

Training of the Arm in Adult Patients with Hemiplegia. Prepared at the Institute of Physical Medicine and Rehabilitation, New York University-Bellevue Medical Center, 1955. 16 mm., silent, black and white. Running

time：about 30 min.
『成人片麻痺患者の上肢の治療』ニューヨーク州立大学ベルビュー医療センター，無声，モノクロ，上映：約 30 分.

Neurophysiological Influences in the Restoration of function in Adult Patients with Hemiplegia.(In cooperation with Glenn C. Reynolds, M. D.) Prepared at the Institute of Physical Medicine and Rehabilitation. New York University–Bellevue Medical Center, 1957. 16 mm., silent, color. Running time：about 30 min.
『成人片麻痺患者の機能回復における神経生理学的関与』ニューヨーク州立大学ベルビュー医療センター，無声，カラー，上映：約 30 分.

付記 II

シグネ・ブルンストロームによる執筆論文

1. Faulty Weight Bearing : With Special Reference to Position of Thigh and Foot. *The Physiother. Rev.*, Vol. 15, No. 3, 1935.
   『誤った荷重：大腿と足部の特異な位置関係』

2. The Changing Conception of Posture : Methods of Dealing with Faulty Posture. *The Physiother. Rev.*, Vol. 21, No. 1, 1940.
   『姿勢について変化している概念：誤った姿勢の改善方法』

3. Muscle Group Testing. *The Physiother. Rev.*, Vol. 21, No. 1, 1941.
   『筋グループの検査測定』

4. Muscle Testing Around the Shoulder Girdle : A Study of the Function of Shoulderblade Fixators in Seventeen Cases of Shoulder Paralysis. *J. Bone & Joint Surg.*, 23：263-272, 1941.
   『肩甲帯周囲筋の検査測定：肩に麻痺のある 17 名の患者の肩甲骨安定筋機能の研究』

5. Some Observation of Muscle Function : With Special Reference of Pluriarticular Muscles. *The Physiother. Rev.*, Vol. 22, No. 2, 1942.
   『筋機能の観察：多軸筋の特異な関連』

6. Physical Therapy in the Aftercare of Amputations of the Lower Extremity. *U.S. Naval Medical Bulletin*, 43：634-644, 1944.
   『下肢切断後のケアにおける理学療法』

7. Comparative Strength of Muscles with Similar Function : A Study of Peripheral Nerve Injuries of the Upper Extremity. *The Physiother. Rev.*, Vol. 26, No. 2, 1946.
   『類似した機能を有する筋の強さの比較：上肢の末梢神経損傷の研究』

8. Walking Training of the Amputee : Some Biomechanical Consider-

ations. *The Physiother. Rev.*, Vol. 27, No. 3, 1947.

『切断者の歩行トレーニング：バイオメカニカルな考察』

9. Suction Socket Amputee Training. *The Orthop. Appliance & Limb Manuf. Assoc. Journal.* Autumn 1948.

『吸着式ソケットを装着した切断患者のトレーニング』

10. Amputee Training in Greece. *The Phys. Ther. Rev.*, 31：419-426, 1951.

『ギリシアの切断者トレーニング』［本論文はトムソン（Thomson）教授によりドイツ語へ翻訳され，Orthopedic-Technik, Vol. 4, No. 7, 1952年7月に転載された.］

11. Heltung, Chap. Ⅲ of *Korperstellung*（Body Posture）by Rudolph Magnus, translated and abstracted by S. Brunnstrom：*Phys. Ther. Rev.*, Vol. 33, No. 6, June 1953.

『姿勢』

12. Head Posture and Muscle Tone, Clinical Observations. A. Simons, translated and abstracted by S. Brunnstrom：*Phys. Ther. Rev.*, Vol. 33, No. 8, August 1953.

『頭部の位置と筋緊張：臨床的観察』

13. Center-of-Gravity Line in Relation to Ankle Joint in Erect Standing：Application to Posture Training and to Artificial Legs. *Phys. Ther. Rev.*, 34：109-115, 1954.

『立位での足関節に関連する重心線：姿勢トレーニングと義足への応用』

14. Associated Reactions of the Upper Extremity in Adult Patients with Hemiplegia：An Approach to Training. *Phys. Ther. Rev.*, 36：225-236, 1956.

『成人片麻痺患者の上肢の連合反応：治療への応用』

15. Methods Used to Elicit, Reinforce and Coordinate Muscular Responses in Upper Motor Neuron Lesions. *APTA-OVR Institute Papers*, Part Ⅲ, 1956. Adult Patients with Hemiplegia. pp.100-114.

『上位運動ニューロン損傷における筋反応の誘発，強化，調整のために使

用される方法』

16. The Use of Associated Reaction Patterns in the Training of Adult Patients with Hemiplegia. *Proceedings, Second Congress World Confederation for Physical Therapy.* pp.55-61, 1956. Published by the Am. Phys. Ther. Assoc., 1790 Broadway, New York, NY.
『成人片麻痺患者の治療における連合反応の使用』

17. Preliminary Report on Neuromuscular Function Testing of the Upper Extremity in Adult Hemiplegic Patients. Co-authors：G. Reynolds and N. Thompson：*Arch. Phys. Med.*, 39：303-310, 1958.
『成人片麻痺患者の上肢の神経筋機能テストに関する予備報告』

18. Problems of Sensorimotor Learning in the Evaluation and Treatment of the Adult Hemiplegic Patient. G. Reynolds co-author. *Rehab. Liter.*, 20：163-171, 1959.
『成人片麻痺患者の感覚運動学習の問題』

19. Motor Behavior of Adult Hemiplegic Patients：Hints for Training. *Am. J. Occup. Ther.*, 15：6-12, 1961.
『成人片麻痺患者の運動行動：治療の示唆』

20. Recording Gait Patterns of Adult Hemiplegic Patients. *J. Amer. Phys. Ther. Assoc.*, 44：11-18, 1964.
『成人片麻痺患者の歩行パターンの記録』

21. Walking Preparation for Adult Patients with Hemiplegia. *J. Amer. Phys. Ther. Assoc.*, 45：17-29, 1965.
『成人片麻痺患者への歩行の準備』

22. Motor Testing Procedures in Hemiplegia：Based on Sequential Recovery Stages. Accepted for publication in J. Amer. Phy. Ther. Assoc., 1966.（April Issue）
『片麻痺の運動テストの手順：連続的回復段階に基づいて』（1966 年 4 月発行）

研究報告

国立研究会議，義肢に関する委員会への報告への関与
『ヒトの移動運動の基礎的研究と義肢の設計に関連する他の情報』
カリフォルニア大学バークリー（Berkeley）校，1947 年

ニューヨーク州立大学工学部研究部門による報告書『義肢の設計・製作・評価に関連する調査』の第 2 巻，第 10 節の中で，切断者のトレーニングを担当した．
報告書提出先：海軍研究所 特殊自助具センター（ニューヨーク州），1948 年
住所：Office of Naval Research, Special Devices Center Sands Point, L. I. NY

報告書『片麻痺後の回復を促通するときの神経生理学的反応の研究』
ニューヨーク州立大学ベルビュー医療センター，リハビリテーション医学研究所，1957 年．共同研究者：G・レイノルズ（G. Reinolds）医師

付記Ⅲ

伝記ブルンストロームの情報収集のために
連絡をとった方々

＊氏名・職種・居住地・州または国名などを記載

Anthony Ackerman, 医師, Carmel, ニューヨーク州

William Ammerman, Athens, ギリシア

Harry Bates, Carmel, ニューヨーク州

Alice Berg, 理学療法士, Waukesha, ウィスコンシン州

Mary Binderman, Rockville, メリーランド州

Lucy Blair, Peterborough, ニューハンプシャー州（故人）

Ellen Blodgett, 理学療法士, Ft. Montgomery, ニューヨーク州

Bonnie Blossom, 理学療法士, Atlanta, ジョージア州

William Brooks, 理学療法士, Shosset, ニューヨーク州（故人）

Margaret M. Brown, St. Petersburg, フロリダ州

Mary Eleanor Brown, 理学療法士, Morro Bay, カリフォルニア州

Robert Burnham, 学部長, Washington Square, ニューヨーク市

Mary Callahan, 理学療法士, ニューヨーク市

Betty Canan, 理学療法士, Pelham, アラバマ州

Phillip Carson, Uniondale, ニューヨーク州

Paul Collura, 歯科医師, Carmel, ニューヨーク州

Virginia Consiglio, 理学療法士, ニューヨーク市

Robert H. Craven, Philadelphia, ペンシルベニア州

Lucille Daniels, 理学療法士, Belmomt, カリフォルニア州

Carol Davis, 教育学博士, 理学療法士, Boston, マサチューセッツ州

Ruby Decker, 理学療法士, Galveston, テキサス州

Anthony DeRosa, 理学療法士, Hartsdale, ニューヨーク州

Ruth Dickinson, 理学療法士, Ft. Lee, ニュージャージー州

Elsa Diehl, 姪, Westport, コネティカット州

Elsa Brunnstrom Diehl, 姉, Lund, スウェーデン

Harry Doppelt, 理学療法士, Cold Spring, ニューヨーク州

Editorial JIMS, JIMS 編集室, Barcelona 6, スペイン

Betty Edwards, 理学療法士, Bellair Bluffs, フロリダ州

Mildred Elson, 理学療法士, Boynton Beach, フロリダ州（故人）

Peter English, ニューヨーク市

Paul S. Entmacher, 医師, ニューヨーク市

Emily "Sue" Fairbanks, 理学療法士, Bradenton, フロリダ州

Sam Feitelberg, 理学療法士, Burlington, バーモント州

Mary Flickinger, 理学療法士, Hinsdale, イリノイ州

Marie Louise Franciscus, 理学療法士, 作業療法士, North Fort Meyers, フロリダ州

James J. Garibaldi, Rockville, メリーランド州

Louis Greenwald, 理学療法士, Dubuque, アイオワ州

Bud Haley, 理学療法士, Modesto, カリフォルニア州

Michael M. Helland, 理学療法士, Ormond Beach, フロリダ州

James Herrington, 理学療法士, Greensburg, ペンシルベニア州

Helen Hickey, 理学療法士, Waltham, マサチューセッツ州

Susanne Hirt, 理学療法士, Richmond, ヴァージニア州

Helen Hislop, 博士, 理学療法士, Downey, カリフォルニア州

Jack Hofkosh, 理学療法士, ニューヨーク市

Marjorie Ionta, 理学療法士, Weymouth, マサチューセッツ州

George Jessup, 理学療法士, Panama City, フロリダ州

Geneva Johnson, 博士, 理学療法士, Houston, テキサス州

Althea Jones, 理学療法士, Franklin Lakes, ニュージャージー州

Herbert Jones, 理学療法士, North Miami, フロリダ州

Helen Kaiser，理学療法士，Durham，ノースカロライナ州（故人）

Donald Kerr，Ruston，ルイジアナ州

Bruce Kodish，理学療法士，ニューヨーク市

Gary Krasilovsky，理学療法士，Westport，コネティカット州

Francoise Lamote，理学療法士・作業療法士，Ajaccio，フランス

Jeanne LaVigne，理学療法士，Yorktown Heights，ニューヨーク州

L. Don Lehmkuhl，博士，理学療法士，Houston，テキサス州

Colonel Matts Liljegren，Stockhorm，スウェーデン

Georgia Loescher，理学療法士，Kansas City，ミズーリ州

Kerstin Lundbladh，理学療法士，Lund，スウェーデン

Stuart MacRoberts，理学療法士，Savannah，ジョージア州

Harvey Margolin，理学療法士，Carmel，ニューヨーク州

Muriel Mahon，Ave., Flushing，ニューヨーク州

Harper & Row Publishers，医学書出版部，ニューヨーク市

Clifton S. Mereday，博士，理学療法士，Hauppauge，ニューヨーク州

Eugene Michels，博士，理学療法士，College Park，メリーランド州

David Miller，Baltimore，メリーランド州

Joan Mohr，理学療法士，国際ボバース講習会シニア講師，Cresskill，ニュージャージー州

Margaret Moore，博士，理学療法士，Holly Ridge，ノースカロライナ州

Marian Oliva，ニューヨーク市

Lorraine Paulson，理学療法士，Denver，コロラド州

Joseph Peleso, Jr.，Carmel，ニューヨーク州

Alice and William Polatnick，St. James，ニューヨーク州

Harold E. Potts，理学療法士，Northford，コネティカット州

Elfriede Prins，理学療法士，Gresham，オレゴン州

Phyllis Quinn，Alexandria，ヴァージニア州

Kathy Romenski，理学療法士，Scranton，ペンシルベニア州

Fred Rutan，理学療法士，Alburquerque，ニューメキシコ州（故人）

Kathryn Sawner, 理学療法士, Buffalo, ニューヨーク州

Barbara Schad, 理学療法士, ニューヨーク市

Martha Schnebly, 博士, 作業療法士, Detroit, ミシガン州

Sarah Semans, 理学療法士, Palo Alto, カリフォルニア州

Gladys Semeryan, ワシントン D.C.

Virginia Shaw, ニューヨーク市

Barbara Silvestri, 理学療法士, Valley Stream, ニューヨーク州

William Sippel, 博士, Albany, ニューヨーク州

Barb Skewes, Alexandria, ヴァージニア州

Arthur Spell, 理学療法士, Stratford, ニュージャージー州

Floyd Spurgeon, 理学療法士, Alliance, オハイオ州

Lucy Gore Stead, 作業療法士, Vancouver, B.C. カナダ

Gerald Stern, 理学療法士, Baldwin, ニューヨーク州

John R. Steves, Cleveland Hts., オハイオ州

Fran Tappan, 教育学博士, 理学療法士, Storrs, コネティカット州

Robert Teckemeyer, 理学療法士, Fort Royal, ヴァージニア州

Payne Thomas, Springfield, イリノイ州

Major Mary J. Torp, 理学療法士, 米国退役軍人 (USA-Ret), Del City, オクラホマ州

Anna Urband, ワシントン D.C.

Charles Verderese, Carmel, ニューヨーク州

Veterans Affairs (退役軍人局), Salt Lake City, ユタ州

Dorothy Voss, 理学療法士, Weymouth, マサチューセッツ州

L.S. Watts, Mare Island, カリフォルニア州

Ingegerd Brunnstrom, 妹, Westerlund, Lund, スウェーデン

G. Gordon Williamson, 博士, 作業療法士, Edison, ニュージャージー州

Catherine Worthingham, 博士, 理学療法士, Belmont, カリフォルニア州

Natalie Zucker, Santa Fe Springs, カリフォルニア州

付記IV

シグネ・ブルンストローム女史の栄誉ある名を
賞の名に残した経緯について

　1987年8月11日付けで，私シュライコーンは，アメリカ理学療法協会（APTA）のニューヨーク支部長であるリディア・ウィンゲイト（Lydia Wingate）博士に書簡を送り，シグネ・ブルンストローム女史の理学療法への貴重な貢献を認め，その栄誉を称え，賞を新設するのはどうかと提案した．それを受け，APTAのニューヨーク支部は，臨床教育における優秀な理学療法士に向けた新設の賞の名前を，「優秀な臨床教育者に与えられるシグネ・ブルンストローム賞（Signe Brunnstrom Award for Excellence in Clinical Teaching）」と命名することをAPTA理事会へ議案として提出した．

　ウィンゲイト博士は1987年9月のニューヨーク支部理事会でその書状を提出した．支部理事会で議案は通過し，総会決議にかけられることになった．

　1987年11月のAPTA理事会はジェイン・マシューズ（Jane Mathews）協会長の指導権の下で議案を可決した．その結果，1988年1月時点でブルンストロームの名が賞に付帯されることが決まった．

　優秀な臨床教育者に与えられるシグネ・ブルンストローム賞の第1回授与式は，1988年6月14日にラスベガスで行われたAPTA年次総会の場でなされた．受賞者はロサンゼルスの整形外科病院で治療部長を務めるキャサリン・メネラ（Kathleen Menella）氏であった．私シュライコーンは，光栄にもこの賞の表彰者としてその場に参加することができた．

付　記　249

著者ジェイ・シュライコーンの紹介

　理学療法士である著者の故 シュライコーン博士はニューヨークの出身であり，本名は Jacob S. Schleichkorn で，Jay Schleichkorn はペンネームである．

　氏は 1950 年にニューヨーク大学を卒業し，1952 年には同大学から理学療法の修士号を得ている．その後，シンシナチの合衆国連邦研究所で発達障害を研究し博士号を取得している（著書『ボバース夫妻物語』より）．

　臨床経験後の 1954 年，ニューヨーク州にあるアメリカ脳性麻痺協会で勤務を始め，1959 年から 1971 年まで同協会の理事長を務めた．1971 年 3 月，ニューヨーク州立大学ストーニー・ブルック校の保健学部に赴任し，理学療法学科を開設し，1987 年 12 月まで学科長を務めた．1987 年，氏は理学療法会報（PT Bulletin）の編集相談役に任命され，アメリカ理学療法協会（APTA）の全国向け週刊誌である発達障害部門の報告書の著述者となった．1990 年現在，APTA の理学療法資料館に所属していた．

　次の 4 冊の著書と，数多くの論文を執筆している．

1 ）『William John Little：Pioneer in Treatment of Cerebral Palsy and Orthopedic Surgery（脳性麻痺の治療と整形外科の先駆者）』 私費出版書である．英国の外科医のウィリアム・ジョン・リトル（1810-1894 年）の伝記で，痙直型両麻痺児を発見し，脳性麻痺児をリトル病と呼ばれた所以を述べている．
2 ）『Coping with cerebral palsy：answers to questions parents often ask（脳性麻痺への対応：両親からよく受ける質問への回答）』Baltimore, University Park Press.
3 ）本書『伝記 シグネ ブルンストローム』（原著）1990 年
4 ）『ボバース夫妻物語（The Bobaths)』紀伊克昌（監訳），日本ボバース研究会（出版），（原著）1992 年，（日本語版）1995 年

シュライコーン博士は，1990 年 6 月 3 日，享年 91 歳で，米国フロリダ州アポプカにて逝去した（https://www.abebooks.com/book-search/author/jay-schleich）．遺族には，マリアン（Marianne）夫人と 3 人の息子であるアポプカのレイモンド（Raymond），ニューヨークのピーター（Peter），シカゴのヘンリー（Henry）の家族，そして 9 人の孫がいる．葬儀は家族に見守られる中を改革派ユダヤ教の司式で進められた．

氏がブルンストローム女史の業績を後世に残すために，先駆者である理学療法士の果たしてきた歴史的貢献について書き留めた結果とその手法は偉大な医学的社会学的業績であり，深く敬意を表したい．

訳者一同

訳者の言葉

　訳者はこの原著を初めて読んだとき，実に大きな衝撃を受けた．私たちは
シグネ・ブルンストローム女史（1898～1988 年）とお会いしたことはない
が，原著を読んだときに，彼女の生涯にわたる活動はまさにアメリカにおけ
る理学療法，ひいては世界のリハビリテーション医療の発展の歴史に深く貢
献していることが感じられたからである．それは彼女が運動療法による機能改
善に力を注いだ理学療法士（PT）であると同時に，一貫して普遍性と実証性
のある科学的な臨床研究を探求していたことが基礎にあるからと考えられる．

　自国スウェーデンで体育学校を卒業した若き日のシグネは，卒業後，温泉
保養地で体育を取り入れたフィットネスを企画し健康の増進に関わった．そ
の後，スイスへ移住し，開業 PT として女子勤労者のフィットネスを試みた．
またそこではポリオ後遺症児へのリハビリテーション医療へも貢献した．シ
グネはアメリカへ移住した後，母国で学んできた体育を基礎に，女子勤労者
のフィットネスをメトロポリタン生命保険会社と提携し実施した．それは現
代の組織的で優雅なフィットネスへ繋がる先駆けといえる．

　「第二次世界大戦」で従軍したシグネ・ブルンストローム大尉は，ケスラー
医師とカリフォルニアで出会い，切断肢のマネジメントや義肢装着前後の運
動療法に関与することになる．切断者の運動療法を，社会復帰に向けてのリ
ハビリテーションサービスの概念に位置づけていることがうかがわれる．戦
後，ギリシアでの PT 養成校設立の準備に関与した折，そこでも切断患者へ
の援助を行っている．

　戦中にやり残した脳卒中片麻痺者への運動療法を，戦後，本格的に取り組
みだした．シグネの運動療法を講習会で見たフロイド・スパージオンさん
は，シュライコーン氏が原著を執筆するにあたり，治療の模様を手紙で書き
送ってくれた．「私の中で一番印象深かったことは，彼女の両手の使い方でし
た．彼女のタッチ，触り方は強くそれでいて柔らかく，しっかりとしていな
がらも優しく，患者は自分たちが何をしているのか気付く前に，彼女の指示

に従っているようでした．（本文 p.160 より引用）」

　学生教育において大学で非常勤講師として勤め，主に運動学を教えていた．卒後継続教育のシステム作りへも寄与し，脳卒中片麻痺者への運動療法の研修会をアメリカ理学療法協会州支部で開催することが多く，2 週間前後の期間が基準となっていることがうかがわれる．

　かつて本邦で PT や OT（作業療法士）になるための特例法が存在した．シグネの履歴を見ると，後年，アメリカでの PT の資格を取得するが，監督医師の下で病院内にてトレーニングを受けて療法士の資格を得る「特例法」が当時のアメリカでもあったことが分かる．1953 年 6 月 3 日時点で，シグネの理学療法士の資格は「グランドファーザー条項（grandfather clause）」すなわち「既得権者除外条項」として，法規の特別条項のもとで認定されたものであった．彼女には特化型外科病院のクリスチャン・ハンソン医師が指導責任者として登録されていた．その後，シグネは教育学修士の学位を取得した．

　女史による研究と執筆の業績があったからこそ，脳卒中片麻痺者への治療の現代への発展である姿勢コントロールと歩行や上下肢のスキルの関係，姿勢筋緊張の中の非神経原性要素への対応，学習理論の応用等への新たな段階へと進むことができたと考えられる．

　本書はシグネの「誕生」から「死」まで，その間の楽しく有益な成果を後世に知らせるのみでなく，悲惨ともいえるエピソードを交えた伝記である．シグネの個人歴を知るのみでなく，アメリカひいては世界のリハビリテーションの歴史を語るうえでも有用な役割をもつ参考書となることを確信する．

　一人でも多くの読者が，シグネの「患者ファースト」とも言える献身的な精神，そして治療の科学的根拠を探究し続ける姿勢を引き継ぎ，今後の理学療法界を引っ張っていく存在となってくれることを心から願っている．

　本書の出版の機会を与えてくださったシービーアール社の三輪敏社長と，実務を担当してくださった鈴木春香氏と小林俊二氏に深くお礼を申し上げる．

古澤正道，ラトン桃子

訳者略歴

古澤 正道（*Furusawa Masamichi*）

1950年生，理学療法士（神経系専門理学療法士）

国立療養所東京病院付属リハビリテーション学院 理学療法学科卒業

仏教大学 社会学部卒業

ボバース記念病院名誉副院長，国際ボバース講習会講師会議（IBITA）名誉会員

主な出版書：

編著 『脳卒中後遺症者へのボバースアプローチ（基礎編，2016）（臨床編，2017)』運動と医学の出版社

共著 「ボバースアプローチ」『神経障害系理学療法学』医歯薬出版，2007
「慢性期成人片麻痺の特徴と治療」『脳卒中の治療・実践神経リハビリテーション』市村出版，2010
「脳卒中後遺症者の歩行機能へのボバースアプローチ」『歩行と走行の脳・神経科学』市村出版，2013

共訳 Schleichkorn J『ボバース夫妻物語』日本ボバース研究会，1995
Boehme R『筋膜リリース：神経発達学的治療への応用』協同医書出版社，1996
ギー ZL，パッサレラ FM『リハビリテーション看護の実際：脳卒中編』パシフィックサプライ，1992

ラトン 桃子（*Lutton Momoko*）

1993年生，理学療法士

大阪府立大学 地域保健学域 総合リハビリテーション学類 理学療法学専攻卒業

ボバース記念病院リハビリテーション部 理学療法科在職

伝記 シグネ ブルンストローム

2018 年 11 月 10 日　第 1 版第 1 刷 ©

著　　　者　ジェイ・シュライコーン
訳　　　者　古澤正道・ラトン桃子
発　行　人　三輪　敏
発　行　所　株式会社シービーアール
　　　　　　東京都文京区本郷 3-32-6　〒 113-0033
　　　　　　☎ (03) 5840-7561　(代) Fax (03) 3816-5630
　　　　　　E-mail／sales-info@cbr-pub.com
　　　　　　ISBN 978-4-908083-38-9　C3047
　　　　　　定価は裏表紙に表示
印 刷 製 本　三報社印刷株式会社
　　　　　　© Masamichi Furusawa・Momoko Lutton 2018

本書の内容の無断複写・複製・転載は，著作権・出版権の侵害となることがあ
りますのでご注意ください.

JCOPY　＜(社) 出版者著作権管理機構　委託出版物＞
本書の無断複製は著作権法上での例外を除き禁じられています.
複製される場合は，そのつど事前に，(社) 出版者著作権管理機構
(電話 03-3513-6969, FAX 03-3513-6979, e-mail: info@jcopy.
or.jp) の許諾を得てください.